Volker Klimpel ❁ Chirurginnen

Volker Klimpel

Chirurginnen

KADEN

Dr. Reinhard Kaden Verlag Heidelberg

Autor:
Dr. med. habil. Volker Klimpel
Grazer Straße 3, 01279 Dresden

Bibliografische Information der Deutschen Bibliothek:
Die Deutsche Bibliothek verzeichnet diese Publikation in der deutschen Nationalbibliografie; detaillierte bibliografische Daten sind im Internet über http://www.dnb.ddb.de abrufbar.

ISBN [print] 978-3-942825-87-0
ISBN [eBook] 978-3-942825-88-7

Lektorat:
Norbert Krämer

Herstellung:
Christian Molter

Druck und Verarbeitung:
Beltz Grafische Betriebe GmbH

www.kaden-verlag.de

Inhalt

Geleitwort

Das Gesundheitssystem in Deutschland und insbesondere Die Chirurgie steht vor großen Herausforderungen hinsichtlich der Aufrechterhaltung der Patientenversorgung, sowohl unter qualitativen wie auch quantitativen Gesichtspunkten. Der Berufsverband der Deutschen Chirurgen (BDC) hatte bereits 2010 darauf hingewiesen, dass bis zum Jahr 2020 über 11 000 Chirurgen in Rente gehen werden, aber geschätzt ab 2010 nur jährlich 400 bis 600 junge Kolleginnen und Kollegen eine Facharztweiterbildung beginnen werden [1]. Dabei wird sich der Nachwuchs für Die Chirurgie nur aus den Medizinstudium-Absolvierenden rekrutieren lassen, die heutzutage zu mehr als 60 Prozent weiblich sind.

Es ist bekannt, dass Rollenvorbilder Entscheidungen beeinflussen können und unter diesem Aspekt erfüllt das Buch eine wichtige Funktion. Es zeigt sowohl Biographien unter medizinhistorischen Aspekten, als auch die aktuelle berufliche Aktivität vieler chirurgisch tätiger Kolleginnen auf.

Das Buch erhebt keinen Anspruch auf Vollständigkeit bei der Erwähnung der chirurgisch tätigen Kolleginnen, sondern zeigt vielmehr die Facettenvielfalt des beruflichen Engagements in den verschiedenen Disziplinen und macht Kolleginnen und damit Rollenvorbilder sichtbar. Die kurzen biographischen Vorstellungen lassen in zahlreichen Fällen die vorhandenen Schwierigkeiten auf dem beruflichen Weg erahnen. Sie verdeutlichen aber auch, dass es den Kolleginnen gelungen ist, ihren beruflichen Weg in dem gewählten Fach zu gehen.

Ich hoffe, dass auch angehende Medizinerinnen dieses Buch entdecken und es sie bei der Entscheidung unterstützt, in diesem faszinierenden Beruf eine Facharztweiterbildung zu absolvieren.

Prof. Dr. med. Doris Henne-Bruns, Ulm

1. Ansorg JU (2010) Nachwuchsmangel und Nachwuchsförderung in der Chirurgie. <QI1>

Vorwort

Gibt es in der zweiten Dekade des 21. Jahrhunderts noch eine „Frauenfrage“? Zweifellos ist das der Fall, wie ein Blick in die Nachrichten und täglichen Diskussionen zeigt. Es ist aber längst nicht mehr die sozial determinierte „Arbeiter- und Frauenfrage“ vom Beginn des Kampfes um die Gleichberechtigung im ausgehenden 19. Jahrhundert.

In der Chirurgie stellen wir fest, dass die Chirurginnen unaufhaltsam auf dem Vormarsch sind, dass ihre Entwicklung zu dem festen Platz hin, den sie heute in der Gesellschaft einnehmen, aber ein weißer Fleck geblieben ist auf dem Tableau der Geschichte der Chirurgie. So sahen Autor und Verlag die Zeit für gekommen, sich diesem Thema zuzuwenden, zumal Anzahl und Ansehen der Chirurginnen kontinuierlich steigen. Es sind Assistenzärztinnen, Fachärztinnen, Oberärztinnen, Chefärztinnen, Leiterinnen von Spezialabteilungen, Dozentinnen, Professorinnen und Ordinariae, die sich oft schon während des Studiums für die operativen Fächer begeisterten und sich durch nichts und niemanden davon abhalten ließen, diesen schweren, mit viel Stress verbundenen und mit so mancher Einschränkung im Privatleben einhergehenden Beruf zu ergreifen. Der viel zitierten Aussage, dass die Geschichte im Allgemeinen und die eines Fachgebietes im Besonderen immer auch Personalgeschichte ist, kommt hier eine besondere Bedeutung zu. Eine Auswahl unter den beeindruckenden Persönlichkeiten zu treffen, stellte eine nicht unerhebliche Herausforderung dar; sie musste zwangsläufig subjektiv und unvollständig bleiben. Ob sich die im Folgenden erwähnten Chirurginnen selbst als „Superfrauen“ sehen, sei dahingestellt. In jedem Fall aber haben sie Außergewöhnliches geleistet, um in einem der schwierigsten und anspruchsvollsten ärztlichen Berufe zu bestehen und gar Spitzenpositionen einzunehmen, wobei die unzähligen, hier nicht genannten Chirurginnen in Klinik und Praxis nicht vergessen werden sollten.

Der Verfasser bedankt sich sehr herzlich für das ihm vom Dr. Reinhard Kaden Verlag erwiesene Vertrauen und Entgegenkommen, allen voran Norbert Krämer, der als erfahrener Lektor aus seinem reichhaltigen Fundus schöpfen und viele Personalien ergänzen konnte; er hat das Werk in jeder nur erdenklichen Weise gefördert. Der Dank gilt auch dem Herstellungsleiter Christian Molter, der wie stets für eine gediegene Ausstattung und Drucklegung sorgte.

Dresden, im Herbst 2020 *Volker Klimpel*

Die *„Verdrossenheit, sich mit Geschichte zu befassen, ist weitverbreitet, und die Meinung, es lohne sich nicht, die Zeit aufzuwenden, um sich Erkenntnisse der Vergangenheit anzueignen, wird kräftig kolportiert“* (Bruno Mariacher [3], S. 3–4). Hier soll nun, dies konterkarierend, versucht werden, einen ganz speziellen Teil der Kultur- und Menschheitsgeschichte sichtbar zu machen: Die Kunst und Wissenschaft der Chirurgie, ausgeübt von Frauen. Während es über den langen und dornenreichen Weg der Frauenemanzipation im Allgemeinen eine Fülle von Literatur gibt, trifft dies auf das Spezialgebiet der sogenannten weiblichen Chirurgie nicht zu. Ein zeitgenössischer Arzt und Publizist hat es mit folgenden Worten auf den Punkt gebracht: *„Die Folianten der Chirurgiegeschichte künden überwiegend von männlichem Wirken, nur vereinzelt treten Frauen ins Rampenlicht. Und wenn sie Außerordentliches leisteten, fanden sie nur selten Chronisten, die von ihrer Tätigkeit in gebührendem Maße kündeten“* [36]. Man nehme eine Vielzahl medizinischer Lexika, Enzyklopädien oder Handbücher zur Hand und suche nach Chirurginnen – vergeblich [25, 27, 28, 43, 56, 92, 111, 120 u.v.a.]. Allenfalls stößt man auf Hildegard von Bingen, Justine Siegmundin, Dorothea Erxleben, Regina Siebold, Rahel Hirsch, Lydia Rabinowitsch-Kempner oder die Curies, alles nachgewiesenermaßen keine Chirurginnen. So ist es schon nicht mehr erstaunlich, sondern eher typisch, wenn man selbst die eben Genannten in einem ansonsten tiefschürfenden Werk vermisst: Kein Sterbenswörtchen über Frauen in der Medizin in der breitangelegten zweibändigen „Geschichte der Medizin“ des schweizerdeutschen Medizinhistorikers Charles Lichtenthaeler (1915–1993)! [79]. Und in der viel benutzten, aber dringend nach einer Überarbeitung heischenden zweiten Auflage von Hans Killians „Meister der Chirurgie“ findet man unter den knapp 200 Namen des Personenregisters nur zwei Frauen: Ursula Schmidt-Tintemann (s.u.) und Ilse Teubl, ehemalige Oberärztin des Departments Bluttransfusion und Serologie an der Chirurgischen Universitätsklinik Graz (S. 473–492 [56]). In dem aktuellen Wikipedia-Artikel über „Berühmte Chirurgen“ werden 42 Männer vorgestellt und keine einzige Frau! <QI2>

Dorothea Erxleben nimmt insofern eine Sonderstellung ein, als sie die erste promovierte Ärztin in Deutschland war und schon 1742 in ihrer Dissertation mit dem Titel *„Gründliche Untersuchung der Ursachen, die das weibliche Geschlecht vom Studieren abhalten. Darin deren Unerheblichkeit gezeiget, und wie möglich, nötig und nützlich es sei, dass dieses Geschlecht der Gelahrtheit sich befleissige“* die hier zur Debatte stehende Problematik umriss. Erxleben damals: *„Ich* *beschloss daher ernstlich, mich durch nichts vom Studium abhalten zu lassen und zu versuchen, wie weit ich in der Arzneygelahrtheit es bringen könnte. Zwar wusste ich wohl, dass es an solchen nicht fehle, die das Studieren des Frauenzimmers nicht nur tadeln, sondern auch auf eine recht niederträchtige und Gelehrten schlecht anstehende Weise durchziehen … ihr Gewäsche wird mich niemals verleiten, mir mein Studium gereuen zu lassen*". Es finden sich einige Ärztinnen unter den Erfinderinnen und Nobelpreisträgerinnen, aber Chirurginnen? Fehlanzeige! [31, 115]. Etwas ergiebiger sind da die US-Amerikaner Albert S. Lyons und Joseph Petrucelli mit ihrer 1980 ins Deutsche übersetzten „Geschichte der Medizin im Spiegel der Kunst" [81] sowie der Chirurg und Medizinhistoriker Ira M. Rutkow in seinem großangelegten Werk „Surgery. An illustrated history", das 1993 bei Mosby in St. Louis erschienen ist <QI3>.

Ganz anders heute. In der seit dem Jahre 2000 im Kaden Verlag Heidelberg, in dem auch dieses Buch herauskommt, erscheinenden *Chirurgischen Allgemeinen Zeitung* (CHAZ) sind in der Rubrik „Personalia" weit über 100 Chirurginnen, vorwiegend in Führungspositionen, erwähnt, und diese Zahl nimmt ständig zu. In der gleichnamigen Rubrik der BDC-DGCH-Mitgliederzeitschrift *Passion Chirurgie* sind fast monatlich Chirurginnen zu finden. Nun ist es aber nicht so, dass man annehmen könnte, Frauen in der Chirurgie seien etwas ganz Neues. Schon der große Altvordere Abulkasim meinte um 1000 n.Chr., dass sich Frauen, die an Blasen- und Harnsteinen litten, vorzugsweise an weibliche Chirurgen wenden sollten. Damit war der Arzt aus Cordoba mitnichten der Erste und schon lange nicht der Einzige, der diese Forderung vertrat. Dem Leser soll etwas von dem Pioniergeist und der Kraft nahegebracht werden, mit dem die Frauen in Vergangenheit und Gegenwart ihr Ziel verfolgt haben, es in der operativen Krankenbehandlung den Männern gleichzutun. Im Überwinden von Widerständen haben sie es mit ihren männlichen Kollegen nicht nur aufgenommen, sondern diese in vielen Fällen sogar übertroffen. Immer in der Minderheit, geben die Chirurginnen, die hier pars pro toto stehen, Beispiele für die mühevolle und an Auseinandersetzungen reiche, letztlich erfolgreiche Durchsetzung ihres Berufsbildes (S. 9–12 [60]).

Der Verfasser ist in seiner chirurgischen Vergangenheit selbst einigen Chirurginnen begegnet, die einen nachhaltigen Eindruck hinterlassen haben, sowohl in der sogenannten großen klinischen Chirurgie einschließlich der aufkommenden Spezialgebiete als auch im ambulanten Sektor. Überall haben sie „ihren Mann" gestanden und Tag und Nacht Beachtliches geleistet, manche auch noch Zeit für wissenschaftliche Arbeit gefunden, unabhängig davon, ob sie Familie und Kinder hatten oder nicht. Und mehrheitlich war – in den 1960er bis 1980er Jahren in der DDR – im Klinik- und Poliklinikbereich keine Form irgendeiner Diskriminierung spürbar, jedenfalls nicht im Arbeitsbereich des Autors. Das mag längst nicht überall so gewesen sein; einige Protagonistinnen wissen Gegenteiliges zu berichten, bis in die Gegenwart hinein. Wenn schon keine Frau, keine Chirurgin, dieses Buch schreibt, so kommen sie im Kapitel *Heute* mehrfach zu Wort.

Vorgestern

Beginnen wir mit dem aus der Antike stammenden Symbolzeichen für die Frau. Es ist das Pallas-Zeichen und steht für Pallas Athene, die Göttin der Klugheit und Beschützerin der ärztlichen Kunst. Aber es steht auch für Feuer und Schwefel, für die Kampfeskunst und Kampfeslust … Die Vorstellung, die Frauen seien „das schwache Geschlecht“ und zu nichts anderem zu gebrauchen, als Beeren zu sammeln, zu kochen und Kinder zu gebären, ist im wahrsten Sinne des Wortes steinzeitlich – und falsch. Wann genau in der tiefen dunklen Vergangenheit die des Sammelns, Jagens, Holzfällens und Nähens kundigen Frauen sich um die schwangeren und gebärenden Geschlechtsgenossinnen oder um die Jagdverletzungen der Männer kümmerten, wissen wir nicht. Erst mit der Erforschung der alten Kulturen, sei es im Zweistromland zwischen Euphrat und Tigris oder sei es in jener Epoche, die wir landläufig als Antike bezeichnen, sind Dokumente und Sachzeugnisse über Ärztinnen überliefert. Dank archäologischer Forschungen wissen wir einiges über

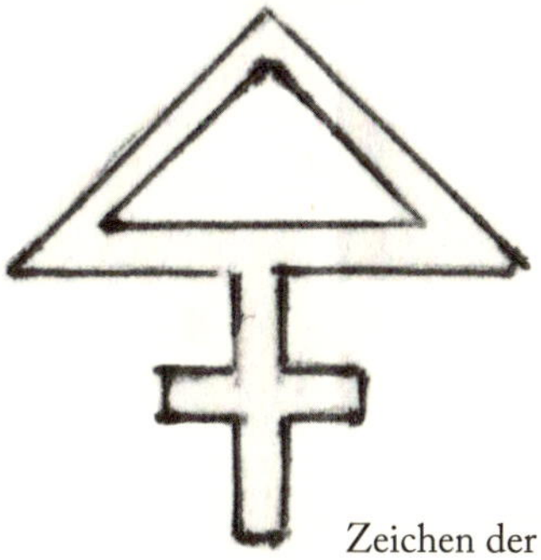

Zeichen der Pallas Athene, später in runder Form Symbol der Weiblichkeit.

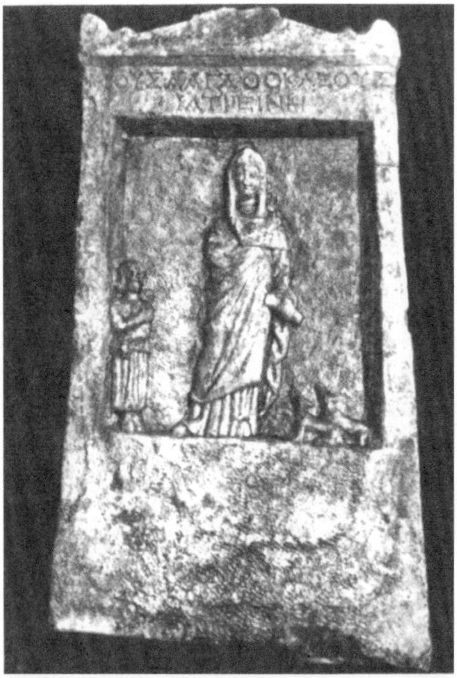

Grabrelief der Ärztin Mousa aus Byzanz (um 100 v. Chr.).

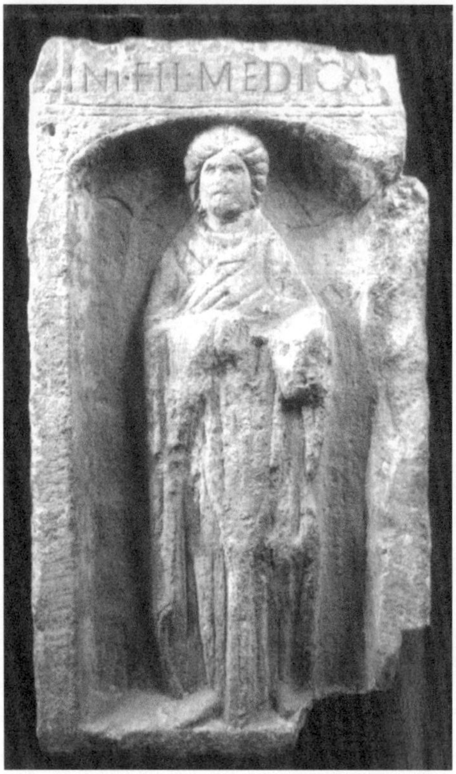

Grabrelief einer Ärztin aus Metz (1.–2. Jhdt. n. Chr.).

die Ärztinnen der Antike im weitesten Sinne und die Ausübung ihres Berufes. Bodenfunde, Grabreliefs und vor allem Grabbeigaben belegen das Wirken früher Ärztinnen, Zahnärztinnen, Chirurginnen und Hebammen. Sie machen diese als Personen fassbar und namhaft.

Die ältesten Zeugnisse für Frauen im Arztberuf gehen auf das 4. Jahrhundert vor Christi Geburt zurück. Auf einem Grabrelief in dem kleinen Ort Menidi in Attika finden sich, etwa zur Zeit Alexander des Großen (356–323 v. Chr.), Name und Darstellung der Ärztin und Hebamme Phanostrate, umgeben von Kindern [74]. Um 100 v. Chr. besitzen die heilkundigen Frauen ihre eigene Berufsbezeichnung: iatriné, Ärztin (im Gegensatz zum männlichen iatrós, dem Arzt). Ein anderes Grabrelief ungefähr aus der gleichen Zeit zeigt die Ärztin Mousa mit einer Buchrolle in der Hand, ein Hinweis darauf, dass sie ihr Wissen durch Studium erworben hat [68]. Sogar eine römische Kaiserin soll Ärztin gewesen sein: Livia Drusill (58 v. Chr.–29 n.Chr.). Töchter von Ärzten und selbst Ärztinnen waren ferner Pantheia aus Pergamon und Antiochis von Tlos. Letztere wird noch Jahrhunderte später von Galen (130–210 n.Chr.) erwähnt (S. 197 [68]). „Chirurginnen gab es bei den Römern schon im 1. Jahrhundert [unserer Zeitrechnung]“, so der Archäologe Ernst Künzl (*1939) in einer seiner zahlreichen Arbeiten zum Thema [73]. Rasiermesser, Skalpelle, Sonden, Zangen, Nadeln, Schröpfköpfe, Löffel, Salbenplatten und anderes mehr, meistens aus Frauengräbern, legen Zeugnis ab von vielfältigen chirurgischen und geburtshilflichen therapeutischen Aktivitäten. Eine bescheidene Terrakotta-Grabplatte bildet die Hebamme Scribonia Attice (2. Jhdt. n. Chr.) bei ihrer Tätigkeit am Gebärstuhl ab. Rom wird zum Zentrum der Chirurgie in der Antike. Hier arbeiten Frauen in Praxen und Operationssälen mit Skalpell, Nadel und anderen Instrumenten [76].

Aber auch außerhalb Roms, wenngleich unter dem Einfluss des Reiches stehend, sind Spuren der Chirurgie aus weiblicher Hand nachzuweisen: Im Grab einer Südspanierin zur Zeit vor Christi Geburt, in einem Grab in Strée/Belgien um 100 n.Chr., aus dem Hunsrück, aus Heidelberg-Neuenheim und Bernkastel-Wittlich, ebenfalls 1. Jahrhundert n.Chr. sowie aus Metz. Namen tauchen auf wie die der Ärztinnen Julia Sabina (Ancona, 2. Jhdt. n.Chr.), Asyllia Polla (Karthago) oder Metilia Donata (Lyon, 2. Jhdt. n.Chr.). Grabinschriften deuten auf chirurgische Gemeinschaftspraxen von Mann und Frau im alten Rom hin [75]. In Deutschland waren die auch auf heilkundlichem Gebiet tätigen Roswitha von Gandersheim (935–1002) und Hildegard von Bingen (1098–1179) mitnichten Chirurginnen. Unlängst wurde bei

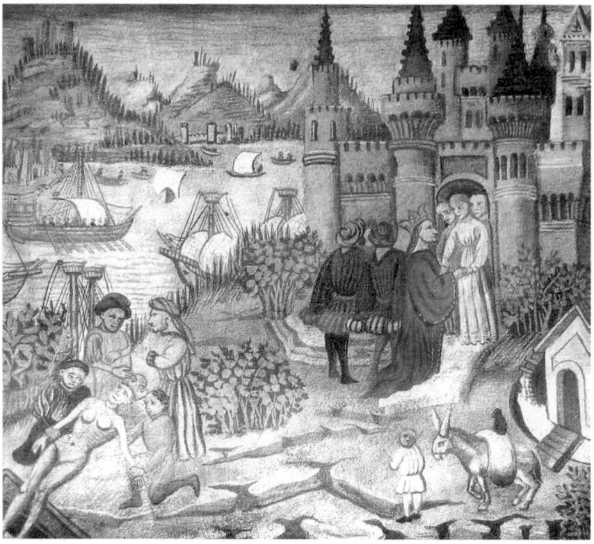

Die Medizinschule von Salerno aus einer Abschrift des *Canon medicinae* des Avicenna

Ausgrabungen in Südjütland ein Frauengrab mit einer Trepansäge gefunden, was eine chirurgische Tätigkeit dieser Frau nahe legt – vor 1800 Jahren in der Eisenzeit! [CHAZ 20: 272 (2019)].

Einem Quantensprung gleich etablierte sich im 10. Jahrhundert mit der Schule von Salerno die wissenschaftliche Ausbildung von Ärztinnen – „Mulieres Salernitanae" (S. 87–88 [88]). Männer und Frauen wurden gemeinsam unterrichtet. Viele Nachrichten sind legendär. Namhaft gemacht werden konnten die Ärztinnen Sigelgaita, Rebecca Guarna, Abella, Mercurias, Francesca Romana, Constanza Calenda, Dorothea Bocci und Trotula, die bekannteste von ihnen [71].

Magistra Hersend, auch „die Ärztin" genannt, war eine französische Chirurgin, die König Ludwig IX. von Frankreich (1214–1270) auf dem siebenten Kreuzzug 1249 begleitete. Sie war eine von zwei Frauen, die als Leibärztinnen bzw. Leibchirurginnen anerkannt waren. Magistra Hersend war dem König, der Königin und ihrem Gefolge adjustiert. Sie hat, so die Überlieferung, später den Hofapotheker geheiratet und eine lebenslängliche Pension erhalten. Bis 1259 ist ihre Tätigkeit in Paris nachgewiesen <Q4>. Die zweite Frau als Chirurgin im Dienste König Louis IX. war Guillemette du Luys, die als „Phlebotomistin" bekannt wurde <QI5>. Das war sehr ungewöhnlich für das 13. bis 15. Jahrhundert, als in England, Frankreich und Spanien Frauen als Chirurginnen nicht nur verpönt waren, sondern auch gerichtlich verfolgt worden sind. Ein Beispiel dafür war der Prozess gegen Peretta Peronne im Paris des frühen 15. Jahrhunderts. Sie hatte illegal praktiziert und ein Gewerbeschild als Chirurgin an ihrer Haustür angebracht. Trotz ihrer Behandlungserfolge wurde sie einer hochnotpeinlichen Befragung durch die Medizinische Fakultät und die Chirurgengilde von St. Cosmas und Damian in Paris unterzogen. Danach musste Peronne auf jegliche Werbung verzichten und sich demütigenden Einschränkungen unterwerfen. Der Druck der Bevölkerung war jedoch so groß, dass Madame Peronne stillschweigend als Chirurgin akzeptiert wurde <QI6>.

Zwischen 1273 und 1410 sollen in Neapel 24 Chirurginnen zugelassen gewesen sein. Im Königreich Neapel wurden den Frauen nach einem Examen vor dem Hofchirurgen die Lizenzen zur Berufsausübung als Chirurginnen verliehen. Aus den Akten sind u.a. bekannt Maria Gallicia, Lauretta, Clarice aus Foggia, Sibyl aus Benovento, Margarita aus Bitonto und Raymunda aus Taberna und deren Behandlungsspektrum. In Mainz wird ein weiblicher Arzt im Jahre 1288 erwähnt, in Frankfurt am Main half 1394 die Tochter eines Arztes verwundete Söldner zu (ver-)„arzten". Ebenfalls aus Frankfurt am Main stammte eine jüdische Ärztin, die sich in Augenoperationen auskannte. In Würzburg praktizierte mit Erlaubnis des Fürstbischofs eine jüdische Ärztin namens Sarah und in Nürnberg waren 1486 bereits 23 „ehrbare Frauen" zur Praxis medicinae et chirurgiae zugelassen [95]. Allerdings wurde es für die Frauen seit dem 14. Jahrhundert immer schwieriger, den Arztberuf zu ergreifen, und fast unmöglich, Chirurgin zu werden. Die medizinischen Fakultäten blieben ihnen verschlossen und rigorose Verbote der Kirche taten ein Übriges. Heinrich V. von England (1387–1422) verbot generell das Praktizieren von Frauen und drohte drastische Strafen an. Und Heinrich VIII. (1491–1547) verkündete, „dass kein Zimmermann, Schmied, Weber oder Frauen eine chirurgische Operation durchführen" durfte. Eine interessante Kombination ... In Paris standen 1322 fünf Frauen unter Anklage des unerlaubten Praktizierens. Kronzeuge der Anklage war der Chirurg Johann von Padua, Wortführerin der Beklagten Jacqueline Felice de Almania, die argumentierte, Frauen würden von einer Ärztin besser behandelt, weil sie auch „Brüste, Bauch und Füße" untersuchen könnte, was dem männlichen Arzt verwehrt war. Acht Zeuginnen unterstützten sie, doch das Gericht entschied – natürlich – zugunsten der Männer und verurteilte Felice de Almania und fünf andere Ärztinnen zur Exkommunikation. Damit hatten die Frauen noch Glück, die Strafe hätte viel schlimmer ausgehen können (S. 29 [24]). Die ausgeprägte Frauenfeindlichkeit im Mittelalter bezog ihre Rechtfertigung daraus, dass eine Frau, nämlich

Eva, den Sündenfall der Menschheit verursacht habe. In diesem Geiste wurden Traktate verbreitet, in denen die Frau gleich nach der Schlange kam und mit dieser in Verbindung gebracht wurde, denn „Frauen sind zum größten Teil giftige Geschöpfe“ [117].

Ein Ausweg führte über die Tätigkeit als Hebamme oder als Gehilfin bei Badern und Wundärzten, wobei eine eventuelle Übernahme des Geschäftes des Ehemannes möglich war. Die Frauen, sofern sie als „ehrbar“ erachtet worden waren, wurden in die Innungen und Zünfte eingegliedert, mussten Prüfungen ablegen und den Handwerkseid schwören (S. 197 [68]). Eine von ihnen war Agathe Streicher (1520–1581) in Ulm, die von ihrem Bruder, einem Wundarzt, ausgebildet und später von der Stadt angestellt worden ist (s. biogr. Teil) [70]. Es verwundert nicht, dass auch der Reformator Martin Luther (1483–1546) im Geschlechterkampf herangezogen wurde mit seinem Ausspruch: *„Es ist kein Rock noch Kleid, das einer Frau oder Jungfrauen über anstehet, als wenn sie klug sein will“*.

Auch ein Blick in fernere Regionen zeigt die absolute Dominanz des männlichen Geschlechts im Arztberuf. Sei es in Ägypten oder im sonstigen Arabien, in Mesopotamien, Tibet oder Mexiko – alles Kulturen auf hohem Niveau – überall ist ausschließlich von Männern die Rede, die die Heilkunst betreiben. Auch in Japan wird erst im 19. Jahrhundert unter dem Einfluss der europäischen Medizin in Einzelfällen möglich, dass Frauen chirurgisch tätig sind (s. „Porträts“).

Gestern

Jahrhundertelang sah es trübe aus für Frauen in der Medizin, insbesondere in der Chirurgie. Es gab – in der Antike und im frühen Mittelalter – schon einmal bessere Zeiten. Auch das Zeitalter der Aufklärung, von dem man es dem Namen nach eigentlich hätte erwarten können und das nach dem verheerenden Dreißigjährigen Krieg (1618–1648) langsam einzusetzen begann und bis um 1800 andauerte, brachte keine Besserung hinsichtlich der Emanzipation der Frauen im Allgemeinen und in der Heilkunde im Besonderen. Die Strukturen blieben patriarchalisch, und auch mit einsetzender Industrialisierung täuscht der Eindruck nicht, dass Niedertracht, wie sie schon Dorothea

Erxleben geißelte, Prüderie, vorgeschobene psycho-physische Gründe und durchaus auch Futterneid der männlichen Kollegen den Eintritt von Frauen in die medizinische Welt erschwerten, wenn nicht gar unmöglich machten.

Außerhalb Deutschlands war man da schon etwas weiter. Wenngleich es auch dort nicht ohne Kämpfe abging. In den USA verhinderten zum Beispiel männliche Studenten in Boston zunächst, dass ihre Kommilitonin Harriot Hunt (1805–1875) Vorlesungen besuchte. In ihrem Protest heißt es u.a.: *„Es sei beschlossen, dass keine Frau von wahrem Zartgefühl willens wäre, in Gegenwart von Männern der Erörterung von Gegenständen zu lauschen, die bei Studenten der Medizin zwangsläufig zur Sprache kommen. Es sei beschlossen, dass wir gegen die uns aufgedrängte Gesellschaft eines jeglichen weiblichen Wesens sind, das gesinnt ist, sein Geschlecht zu verleugnen und durch gemeinsames Auftreten mit Männern im Hörsaal seine Sittsamkeit zu opfern“* (zit. n. [81] S. 565–569). Man meinte, die Heilkunde, besonders da, wo sie sich mit sexuellen Dingen befasste, sei für Frauen ein unziemlicher Gegenstand des Interesses. Mit Hilfe ihres Dekans, des berühmten Oliver Wendell Holmes (1809–1894), wurde Miss Hunt dann doch noch in der Harvard School of Medicine aufgenommen und machte ihren Weg. Die fest in Männerhand befindliche „American Medical Association“ stellte 1871 fest: *„Noch eine Krankheit ist epidemisch geworden. Die ‚Frauenfrage' ist in Bezug auf die Medizin nur eine der Formen, in denen die ‚pestis mulieribus' die Welt verdrießt … steckt die Massen mit ihrem Gift an und dringt selbst durch den dreifachen Erzring, die des Politikers Herz umgibt“* (S. 571 [81]). Das war alles andere als ironisch gemeint. Und doch war es Amerika, wo die ersten Frauen Medizin studierten und promovierten: Elizabeth Blackwell (1821–1910) 1849 in New York und ihre Schwester Emily Blackwell (1826–

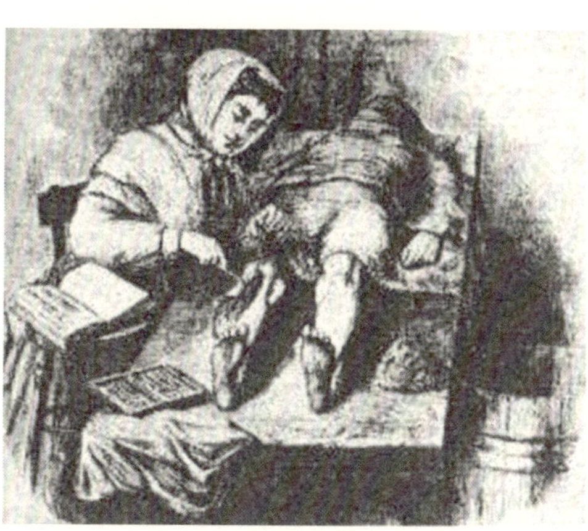

Elizabeth Blackwell operiert

1910) 1854 in Cleveland/Ohio. Letztere stand als Privatassistentin des Gynäkologen James Young Simpson (1811–1870) eine Zeit lang in enger Beziehung zur operativen Medizin und wurde dann zur Frauen- und Kinderärztin. Hier ist auch die Britin Sophia Jex-Blake (1840–1912) zu erwähnen, die um 1870 an der Universität von Edinburgh erlebte, wie männliche Studenten den Hörsaal verbarrikadierten und die Einlass begehrenden Frauen mit Schmutz bewarfen und beschimpften. Als die Frauen den Hörsaal erreichten, trafen sie auf Schafe und Bemerkungen, dass nun auch „niedrige Tiere" nicht mehr von den Vorlesungen ausgeschlossen seien. Jex-Blake setzte ihre Studien bei Elizabeth Blackwell in New York fort, gründete später in Edinburgh eine eigene Medizinische Schule, an der wiederum nach 1899 auch Blackwell lehrte (S. 100–101 [97]). Zulassungen zum Medizinstudium gab es für Frauen seit 1833 in den USA, 1863 in Frankreich, 1864 in der Schweiz, 1896 in England und 1878 in Holland. Bei aller Fortschrittlichkeit der Medizin in den USA dauerte es immerhin bis 1981, als sich die Chirurginnen in der „Association of Women Surgeons" organisierten.

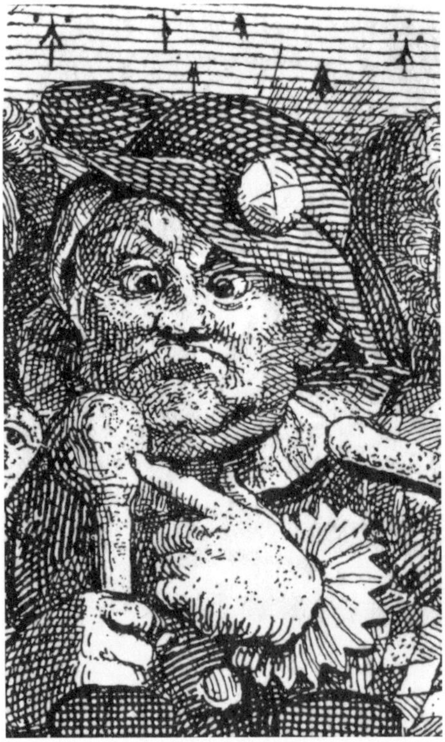

„Madam Mapp" – Satirische Darstellung einer Londoner Chirurgin, die vor allem Knocheneinrenkerin war, von William Hogarth (1697–1764).

Zurück auf den alten Kontinent. Mit einer Ausnahmegenehmigung ihres Schwagers Elias von Siebold (1775–1828), seines Zeichens Hofacchoucheur und Lehrer der Geburtshilfe, durfte Josepha von Siebold verw. Heiland (1771 1849) in Würzburg Medizin und Geburtshilfe studieren, musste dabei die Vorlesungen abgeschirmt hinter einem Vorhang hören. Nach einem vierstündigen, „mit Bravour" bestandenen Examen vor dem Darmstädter Medizinalkollegium erhielt sie ihre Zulassung als Ärztin und praktizierte zusammen mit ihrem Ehemann Dr. med. Damian von Siebold (1768–1828) in Darmstadt. 1815 verlieh ihr die Universität Gießen die Ehrendoktorwürde für Geburtshilfe. Josepha von Siebolds älteste Tochter Charlotte von Siebold-Heiland (1788–1859) promovierte sogar regulär 1817 in Göttingen und trat in die Praxis ihrer Mutter ein. Sie berichtete aus ihrem Studium von dem berühmten Professor der Geburtshilfe, Johann Friedrich Osiander (1759–1822), der sich in typisch männlicher Weise äußerte: *„... ich glaubte nie, dass beim Unterricht charakterloser Weiber und Mädchen viel Erfreuliches herauskomme ... Das Schwangerwerden steht ihnen auf jeden Fall besser an, als über Schwangerschaft zu schreiben"* (zit. n. [45] S. 111). Als 53-Jährige heiratete sie einen 14 Jahre jüngeren Mann – was für ein Skandal! Charlotte von Siebold, nun verehelichte Heidenreich, gehörte zum Geburtshelferteam, das 1819 Prinzessin Alexandrine Victoria, die spätere Königin Victoria von England (1819–1901), zur Welt brachte <QI7>.

Das mögen Ausnahmen gewesen sein, die aber schon das Streben um Frauenbildung und Frauenstudium ansatzweise erkennen lassen. Noch im Jahr 1872 verstieg sich der Münchner Anatomieprofessor Theodor von Bischoff (1807–1882) zu der Behauptung, die Frau sei geistig minderwertig, weil ihr Gehirngewicht geringer sei als das des Mannes und das Weib somit *„in seiner ganzen Organisation einen minder hohen Entwicklungsgrad erreicht hat und in allen Beziehungen dem Kinde näher steht als der Mann"* [13]. Im Fachjargon nannte man das ernsthaft den „Hirnbeweis". v. Bischoff stand als „Befürworter und Beschützer des natürlichen Berufes der Frau, nämlich Hausfrau, Gattin und Mutter zu sein" nicht allein. Eine stattliche Phalanx von Universitätsprofessoren und Ordinarien hatte sich geradezu gegen „studierte Frauen" verschworen. Der Berliner Anatom Wilhelm Waldeyer (1836–1921) zählte ebenso dazu wie sein Kollege von der Pathologie, Johannes Orth (1847–1923), der Nachfolger Rudolf Virchows. Orth wörtlich: *„Man denke sich nur die junge Dame im Seziersaal mit Messer und Pincette vor der gänzlich entblößten männlichen Leiche sitzen und Muskeln oder*

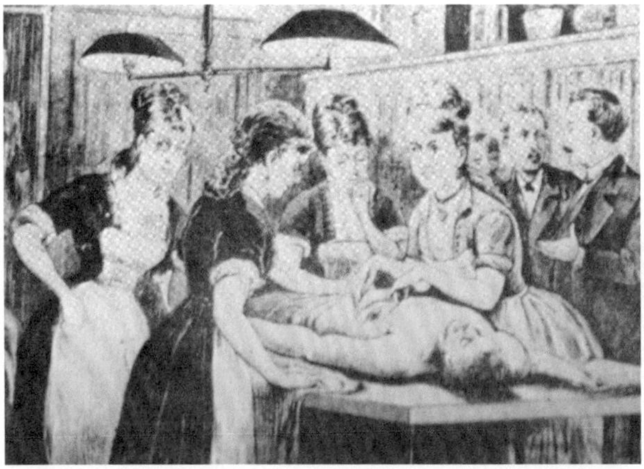

Medizinstudentinnen bei der Sektion (um 1900, vermutlich USA).

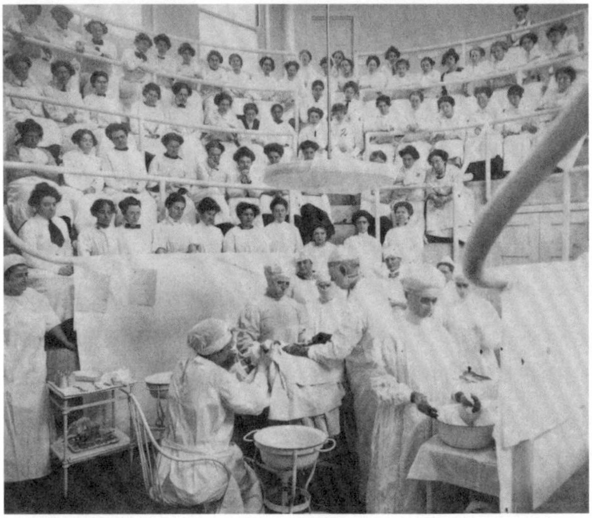

John Deaver (1855–1931) operiert 1914 mit und vor Frauen im Women's Medical College Philadelphia (aus: Rutkow <QI3>, S. 508).

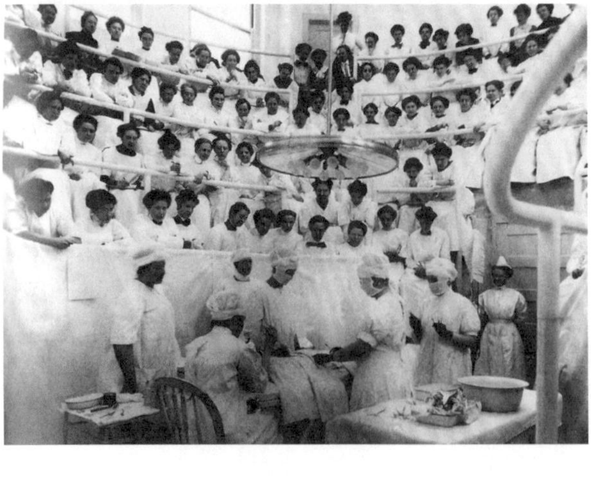

Ärztinnen bei einer Operation im Women's Medical College Philadelphia um 1900.

Gefäße und Nerven oder Eingeweide präparieren, man denke sie sich die Leichenöffnung eines Mannes oder einer Frau machen und zur notwendigen Aufklärung der Krankheitserscheinungen die Beckenorgane mit allem was dazu gehört, untersuchen … man berücksichtige, dass das alles in Gegenwart der männlichen Studenten vor sich geht, dass die männlichen wie die weiblichen in der ersten Zeit der Mannbarkeit stehen, wo die Erregung der Sinnlichkeit ganz besonders leicht und gefahrvoll ist, – man stelle sich das einmal so recht lebhaft vor und dann sage man, ob man junge weibliche Angehörige der eigenen Familie in solchen Verhältnissen sehen möchte! Ich sage nein und abermals nein!" [57]. Wie krank war das denn – Erotik im Angesicht der Formaldehyd-Leichen?! Der medizinische Enzyklopädist Julius Leopold Pagel (1851–1912) hoffte, dass „*diese ganze absonderliche Bewegung bald der Vergangenheit angehört*" und ließ sich zu der Äußerung hinreißen: „*Nur in einer Beziehung ist für mich die ‚Ärztin' diskutabel: nämlich als Helferin für die Krankenküche!*".[1] Selbst für einen so gebildeten Mann wie Pagel schien mit der Gleichberechtigung der Frau „das Ende der Welt" gekommen [91]. In das gleiche Horn stieß Professor Ernst von Leyden (1832–1910), Ordinarius für Innere Medizin in Straßburg und Berlin, indem er meinte, dass die physischen Kräfte der Frau geringer seien als die des Mannes, ebenso wie die geistige Begabung der Frau im Durchschnitt geringer sei als die des Mannes. Allerorten wurde die generelle Forderung nach Zulassung von Frauen zum Studium an deutschen Universitäten noch im März 1891 mit „ungeheurer Heiterkeit" quittiert <QI8>.

Den Vogel aber schoss aus heutiger Sicht der Leipziger Psychiater Paul Julius Möbius (1853–1907) mit seiner skandalträchtigen und in zahlreichen Auflagen erschienenen Schrift „Über den physiologischen Schwachsinn des Weibes" ab (1900 ff.). Auch Möbius schließt von der Gehirngröße auf die geistige Kreativität (oder Nicht-Kreativität) der Frau und weist auf ihre Hauptrolle für die Arterhaltung des Menschen hin. Die Ärztin und feministische Schriftstellerin Johanna Elberskirchen (1864–1943) konterte 1903 in ihrem Buch „Feminismus und Wissenschaft": „*Ich hätte auch schreiben können ‚Feminismus und Schwachsinn', denn die Kritik, die im Namen der Wissenschaft am Feminismus verbrochen wird, hat oft mit Wissenschaft wenig zu tun. Jedoch meine angeborene Courtoisie gegenüber dem männlichen Geschlecht verbot mir, auf den Wegen des Herrn Möbius zu wandeln. Meiner Ansicht nach sind die Herren Gelehrten, insbesondere die Herren Naturwissenschaftler und die Herren Medi-*

1 zit. n. EMMA 5/2003

ziner die ungeeignetsten Leute, sich kritisch mit dem Feminismus zu befassen. Sie stehen dem Weibe zu persönlich und zu materialistisch gegenüber und beurteilen es aus einer ganz schiefen und recht beschränkten Perspektive, jedenfalls von ganz unwissenschaftlichen Gesichtspunkten aus ... Nein, Herr Möbius, das Weib ist nicht schwach, nicht inferior, nicht ‚physiologisch schwachsinnig', aber das Weib ist krank – es leidet zu sehr unter der Herrschaft des männlichen Sexus" <Q19>. Johanna Elberskirchen erreichte aber längst nicht so eine große Öffentlichkeit wie Möbius. Fundament derartiger frauenfeindlicher Äußerungen war nicht zuletzt Arthur Schopenhauers Text „Über die Weiber" (1851), welche er „weder zu geistiger noch zu körperlicher Leistung fähig", sondern ihrer „Natur nach zum Gehorchen bestimmt" sah. Ein wenig später erklärte der Kulturhistoriker Wilhelm Heinrich Riehl: *„Unser Staat ist männlichen Geschlechts!"* (1855). Der Schweizer Rechtswissenschaftler und Politiker Johann Caspar Bluntschli bezeichnete die unmittelbare Teilnahme an Staatsgeschäften als unweiblich, für das Gemeinwesen gefährlich und für die Frauen verderblich. Da durfte der Zeitgenosse, Nicht-Arzt und geisteskranke Philosoph Friedrich Nietzsche nicht fehlen, der sagte: *„Wenn ein Weib gelehrte Neigungen hat, so ist gewöhnlich etwas an ihrer Geschlechtlichkeit nicht in Ordnung"* (S. 7 [45]). Als Anti-Feminist par excellence erwies sich auch der andere Nicht-Mediziner Max Funke, der in seiner 1910 erschienenen Schrift „Sind Weiber Menschen? Mulieres homines non sunt" die von ihm gestellte Frage umgehend verneinte und in der Frau das Bindeglied zwischen Mensch und Menschenaffen sah. Während

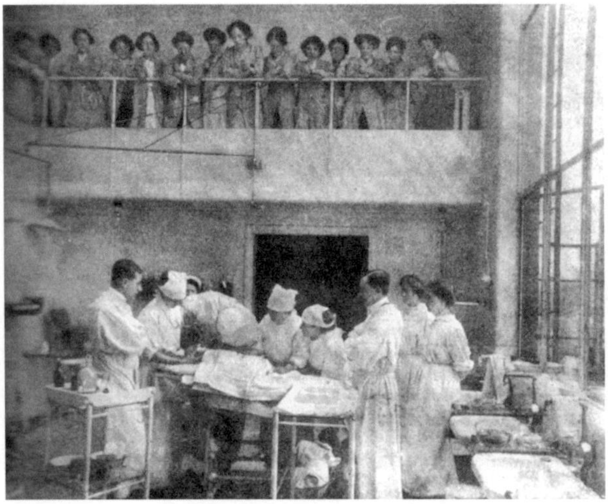

Angehende Ärztinnen schauen beim Operieren zu. Women's Medical School of London um 1900.

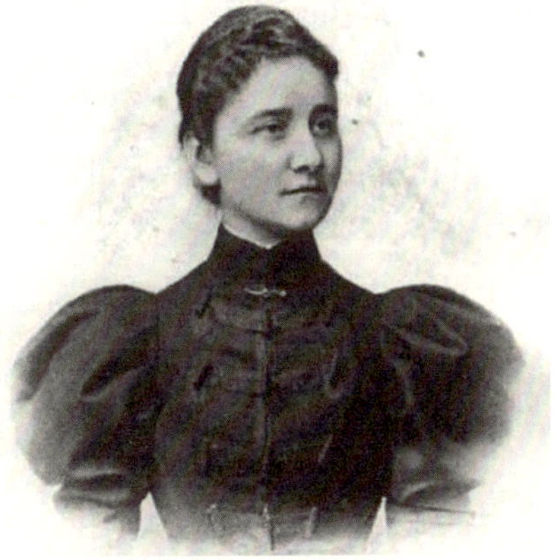

Gabriele Possanner von Ehrenthal

Funke und seine „wissenschaftlichen Quellen" in das Reich des Kuriosen und Absurden zu verweisen sind, erstaunt es doch, dass noch 1983 eine Art Ehrenrettung des Möbius'schen Pamphlets unternommen wird [112].

In Österreich sah es nicht anders aus. Der Zulassung von Frauen zum Medizinstudium brachten vor allem die Standesvertretungen Widerstand entgegen. So befürchtete die Wiener Ärztekammer 1895 in einem Gutachten einen durch die weiblichen Ärzte sich verschärfenden Existenzkampf und stellte die Frage: *„Gibt es denn wirklich nur im medizinischen Berufe Wirkungskreise für die Frau?"* Der Direktor der I. Chirurgischen Universitätsklinik in Wien, Eduard Albert (1841–1900), schrieb in seiner Broschüre „Die Frauen und das Studium der Medizin" (1895), dass die künstlerischen und wissenschaftlichen Leistungen der Frauen mit jenen der Männer nicht zu vergleichen seien, weil *„die Frauen doch nur viel kleiner Köpfe"* hätten. Dagegen lief nicht nur der „Allgemeine Österreichische Frauenverein" Sturm. Als 1897 mit Gabriele Possanner von Ehrenthal (1860–1940) die erste Frau an der Universität Wien zum Dr. med. univ. promoviert wurde, war es noch Brauch, dass die weiblichen Kandidatinnen zum zweiten Mal ihre Matura ablegen und den „Nachweis eines moralisch einwandfreien Vorlebens" erbringen mussten! [39]. Mit Bianca Bienenfeld (1879–1929)[2] promovierte 1904 nach Gabriele Possanner die zweite Frau an der Wiener Universität, und sie war 1908 die einzige weibliche Assistentin bei Friedrich Schauta (1849–1919) an der I. Universitäts-Frauenklinik in Wien sowie später Chefärztin eines Sanatoriums und 1912 die erste Frauenärztin mit einer Privatpraxis in der Bräunerstraße 10 in Wien [78].

Endlich beschäftigte sich 1891 der Deutsche Reichstag mit der Zulassung von Frauen zum Universitätsstudium, legte es aber in die Kompetenz der Länder, die ab 1899 schon Frauen generell als „Gasthörerinnen" an ihren Universitäten zugelassen und ihnen dann einen anerkannten deutschen Abschluss

2 nicht zu verwechseln mit der gleichnamigen Philosophin aus dem Sartre-Kreis.

ermöglicht hatten, wozu auch das ärztliche Staatsexamen, die Approbation und die Promotion zählten. Um Eintritt in das Reich des Äskulap zu erlangen, führte der Weg der Frauen meistens über das Lehrerinnenstudium. In entsprechenden Seminaren erwarben sie dann die Hochschulreife und konnten sich aber bis 1899 nur an ausländischen Universitäten zum Medizinstudium einschreiben [8]. Dieser Sachverhalt spiegelt sich auch in zahlreichen, weiter unten beschriebenen Lebensläufen wider. Die Medizinhistorikerinnen Johanna Bleker (*1940) und Sabine Schleiermacher (*1957) von der Berliner Charité publizierten im Jahr 2000 rund 850 Kurzbiographien von Ärztinnen aus dem deutschen Kaiserreich in Buchform, unter ihnen nur wenige Chirurginnen [9]. Darauf basierend hat die Charité 2015 eine Internet-Datenbank eingerichtet, die ständig aktualisiert wird, die Namensliste dort hat über 1500 Einträge! (Verweise dazu können wie unter [9] angegeben recherchiert werden). <QI10>

Interessante Ausführungen zu den ersten Ärztinnen in Europa und Amerika macht auch der Schweizer Pharmakologe und Medizinhistoriker Marcel H. Bickel (1927–2017) [7].

Die einzelnen Länder machten in unterschiedlicher Geschwindigkeit davon Gebrauch: In Baden konnten sich Frauen ab 1901 an einer Universität zum Studium einschreiben, in Bayern 1903/04, in Württemberg 1904/05, in Sachsen 1906/07, in Preußen 1908/09, nachdem die Universität Breslau in der preußischen Provinz Schlesien 1898 vorangegangen war, und zum Schluss

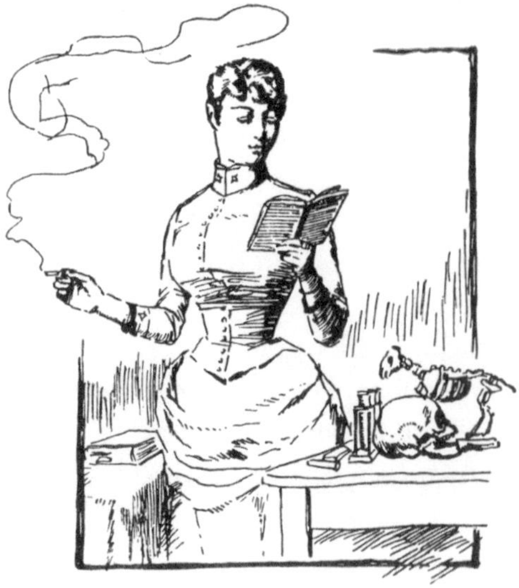

„Die Medizinerin" – aus der satirischen Zeitschrift „Kladderadatsch" (1887).

Mecklenburg 1909. In Breslau haben sich in der Ära der Chirurgen Hermann Küttner (1870–1932) und Karl Heinrich Bauer (1890–1978) auffällig viele Studentinnen für die Chirurgie interessiert und sich bei diesen beiden Klinikchefs eine Doktorarbeit mit chirurgischer Thematik geben lassen, die damals noch die ganze Bandbreite einschließlich Orthopädie und Urologie umfasste. Einige von ihnen sind nach erfolgreicher Promotion dann als Medizinalpraktikantinnen in die Chirurgische Klinik gegangen. Im festen Mitarbeiterstab von Professor Bauer stand allerdings um 1940 mit „Fräulein Fischer" nur eine Frau 12 männlichen Kollegen gegenüber [104]. Nicht verheiratete Frauen wurden bis weit in die Zweite Hälfte des 20. Jahrhunderts „Fräulein" genannt und bezeichneten sich selbst oft auch so.

Als erste Frau in Deutschland promovierte Mathilde Wagner (1866–1940) 1901 in Freiburg i. Br. zum Dr. med. Sie hat 1935 in Weimar noch die Mutter des Verfassers behandelt. Mit der Erlaubnis zur Habilitation mussten die Frauen in Deutschland bis 1918 warten. Dr. med. Adele Hartmann war die erste Frau, die sich 1919 Deutschland habilitierte – in München für Anatomie! Als im Juli 1933 „Fräulein" Dr. med. Erna von Arnim (1901–1978)[3] zur Leiterin der gynäkologisch-geburtshilflichen Abteilung des Roten-Kreuz-Hauses Bremen (Willehadhaus) berufen werden sollte, erhob die Regierung Einspruch, „da es nicht angängig sei, eine solche Stelle mit einer unverheirateten Frau zu besetzen, die keine Familie zu versorgen habe" (S. XXII [110]). Eine höchst widersprüchliche Aussage … In der Chirurgie ließ die Habilitation von Frauen noch lange auf sich warten. In der Chirurgischen Universitätsklinik Kiel z.B. findet sich in der Liste der 60 Habilitanden von 1794 bis 1986 keine einzige Frau! [116]. In Frankfurt am Main habilitierte sich mit Charlotte Mahler (s.u.) bei Rudolf Geißendörfer (1902–1976) erstmals 1946 eine Frau für Chirurgie.

Ein wenig schienen sich die Schleusen zu öffnen, auch wenn der Kampf noch längst nicht zu Ende war. Unter dem Motto „Frauen behandeln Frauen" gab es seit 1877 in der Reichshauptstadt Berlin die ersten Kliniken und Polikliniken weiblicher Ärzte, die anfangs mit ihren ausländischen Patenten die Tätigkeit nur privat und halblegal ausführen konnten. Im April 1908 – das Frauenstudium war inzwischen gesetzlich verankert – eröffnete die erste chirurgische Klinik weiblicher Ärzte in Berlin-Schöneberg. Die Chirurgin-

3 E. v. Arnim war die erste weibliche Assistentin von Walter Stoeckel (1871–1961) an der Universitäts-Frauenklinik (Charité) Berlin und leitete im 1. Weltkrieg ein Lazarett in Liegnitz.

nen waren hier Agnes Hacker (s.u.) und Franziska Tiburtius. Zur Jahrhundertwende hin war bereits in der Berliner Bülowstraße, ebenfalls im Ortsteil Schöneberg, eine moderne Frauenklinik mit chirurgischem Profil entstanden. Das Operationsspektrum bestand aus Laparotomien, Hysterektomien, Ovarektomien, Prolapsoperationen und weiteren nicht näher beschriebenen Bauchoperationen. Aufgrund der steigenden Operationsfrequenzen reichten Betten- und Operationssaalkapazität in der Bülowstraße 1905 schon nicht mehr aus, so dass erweitert werden musste. Hacker, Tiburtius und Kolleginnen führten ad absurdum, was u. a. der Internist Franz Penzoldt (1849–1927) in die Debatte wider die weiblichen Ärzte geworfen hatte: „*... Die geringere Körperkraft muss akut hinderlich sein bei der Durchführung schwerer chirurgischer und geburtshilflicher Operationen ... Dazu kommt, dass ... die Frauenärztinnen so gut wie ausschließlich die sogenannte kleine Gynäkologie und Geburtshilfe treiben, größere Operationen in beiden Gebieten aber den männlichen Kollegen zuweisen*“ [94]. Nun, als Internist war Penzoldt ohnehin nicht satisfaktionsfähig ...

Ungeachtet aller Steine, die den Frauen in den Weg gelegt wurden, folgten weitere Einrichtungen von Frauen für Frauen, wobei die Ausrichtung mehr allgemeinmedizinisch, pädiatrisch und gynäkologisch war als chirurgisch. Um sich ein Bild zu machen, wie es zu jener Zeit, aus der das Zitat von Penzoldt stammt, um die gesellschaftliche Akzeptanz des Frauenstudiums stand, lohnt sich ein Blick in „Meyers Konversations-Lexikon“. In dieser „Zierde bürgerlicher Bildung“ steht u.a. geschrieben: „*Die übrigens schwer zu begründende Behauptung der Gegner des Frauenstudiums, dass dem weiblichen Geschlecht die Befähigung zur selbständigen wissenschaftlichen Forschung abgehe, kann nicht als entscheidend gelten ... In der That haben nicht wenige Frauen in der Pflege der Wissenschaften bereits Hervorragendes geleistet*“. Das klingt zunächst verheißungsvoll, wird aber im selben Atemzug eingeschränkt: „*Wie weit Frauen zum Universitätsstudium zuzulassen sind, ist ... vielmehr davon abhängig zu machen, wie weit die Ausübung der höheren Berufsarten als vereinbar mit dem Naturell und der Leistungsfähigkeit der Frauen sowie mit den tiefer begründeten sittlichen Anschauungen eines Volkes gelten können*“. Im medizinischen Bereich werden den Ärztinnen vorzugsweise die Frauen- und Kinderkrankheiten zugewiesen (lesenswert dazu [18]). Und „*sollte man sich endgültig für die Zulassung der Frauen zum Studium entscheiden, so wird jedenfalls von ihnen das gleiche Maß von Vorkenntnissen wie von den Männern gefordert werden müssen*“, um dann abschließend ganz im alten Stil zu postulieren: „*Dem Mann der Staat, der Frau die Familie!*“ [83].

Wenn auch die Zeit darüber hinweg ging, so wollte sich der durch und durch konservative Chirurgie-Heros Ernst von Bergmann (1836–1907), seinerzeit Direktor der I. Chirurgischen Universitätsklinik in der Berliner Ziegelstraße, mit dem allmählichen Eindringen der Frauen in die Männerdomäne nicht abfinden und versuchte, die Kassentätigkeit von in Deutschland nicht approbierten Ärztinnen durch die Ärztekammer Brandenburg untersagen zu lassen. Dr. med. Jenny Springer (1860–1917), eine Berliner Ärzte-Pionierin mit chirurgischer Vorbildung, und ihre Kolleginnen verhinderten dies (1901/02). Da war Bergmanns chirurgischer Antipode Carl Ludwig Schleich (1859–1922), der Begründer der Infiltrationsanästhesie, schon wesentlich fortschrittlicher, wenn er in der ihm eigenen poetischen Art formulierte: *„Ist die Frau weniger wert als der Mann? Wer diese Frage beantwortet, kann auch sagen, ob Feuer mehr wert ist als Wasser!"*

Eine Ausnahme unter den Klinikchefs und Ordinarien mit viel Verständnis für die jungen Kolleginnen war zwar kein Chirurg, aber dennoch ein operativer Mediziner: Der Geheime Medizinalrat Professor Franz von Winckel (1837–1911). Er wirkte von 1872 bis 1883 als Direktor der Königlichen Landesentbindungsanstalt und Frauenklinik in Dresden und von 1883 bis 1907 als Ordinarius an der Ludwig-Maximilians-Universität München. F. von Winckel war zeitweise der einzige Kliniker in Deutschland, der weibliche Volontäre beschäftigte [59]. Er äußerte sich 1893 dazu wie folgt: *„Ich*

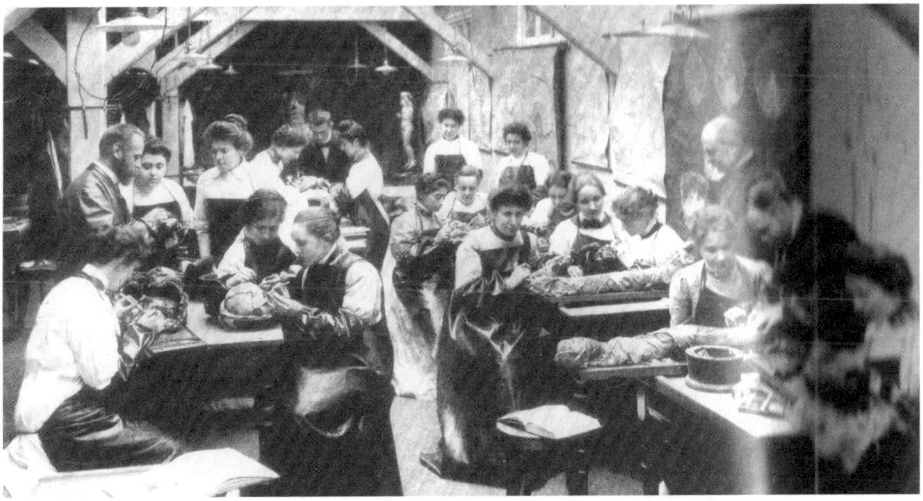

Hans Virchow (1852–1940) re. beim Präparierkurs für Frauen in Berlin 1903/04

habe während 21 Jahren in Dresden und in München gegen 40 weibliche Ärzte als Volontärassistentinnen in den von mir geleiteten Frauenkliniken beschäftigt, meist Ausländerinnen, einige auch aus Deutschland, die aber auf außerdeutschen Universitäten studiert hatten. Ich muss ... bemerken, dass ich es mit einem auserlesenen Material zu tun hatte, in dem mir Frau Prof. Heim-Vögtlin, meine frühere Schülerin, diejenigen Bewerberinnen aussuchte, von denen sie gewiss war, dass sie ihrer Empfehlung Ehre machen würden. Und das haben sie auch in jeder Beziehung getan. Pflichtgetreu, fleißig, gewissenhaft und aufs Eifrigste bemüht, all ihre Zeit bestens auszunutzen, habe ich die Leistungen der meisten dieser Schülerinnen mit Freuden als mindesten gleichwertig mit denen ihrer Mitvolontärärzte anerkennen müssen" [113]. Bei von Winckel lernten u.a. Emilie Lehmus (1841–1932), Franziska Tiburtius (s.u.), Marie Heim-Vögtlin (1845–1916), Hope Bridges Adams-Lehmann (1835–1916), Ida Democh-Mauermeier (1877–1950), Dorothea Haenel-Dietrich (1880–1965). Sie alle waren als „Ärztinnen der ersten Stunde" in fachlicher Hinsicht zunächst Allrounderinnen und hatten auch eine chirurgische Schulung genossen, bevor sie dann als praktische Ärztinnen oder Spezialistinnen arbeiteten, was mit der reichseinheitlichen Ausbildungs- und Prüfungsordnung seit 1883 möglich war. Neben von Winckel galten die Anatomen Wilhelm Roux (1850–1924) in Halle an der Saale und Hans Virchow (1852–1940) in Berlin als tolerant, ja fortschrittlich, was sich vor allem in der Einrichtung und Frequentierung von Sektionskursen für Frauen zeigte.

In Österreich nahmen Julius Tandler (1869–1936), Vorstand der I. Anatomischen Lehrkanzel der Universität Wien, und der Gynäkologe Ernst

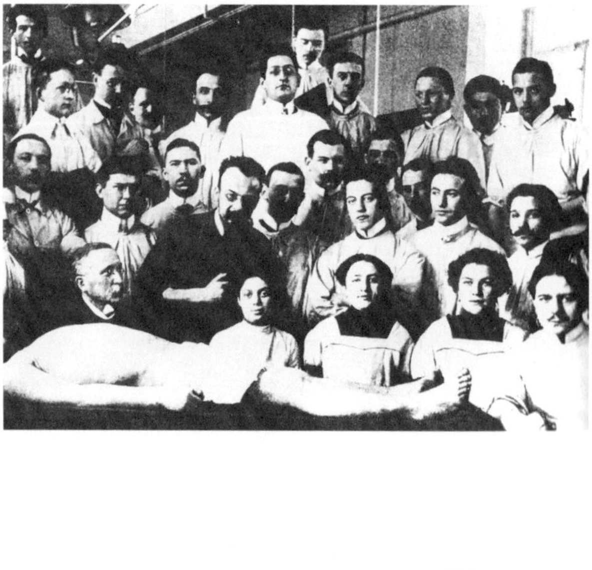

Anatomischer Präparierkurs für Frauen und Männer 1907 an der Universität in Halle an der Saale

„Frauenstaffel" im OP des Endell Street Military Hospital im Londoner Covent Garden während des Ersten Weltkriegs in Regie der Medical Women's Federation; das einzige Krankenhaus in London, in dem ausschließlich Suffragetten arbeiteten (1916–1920). ©Wellcome Library

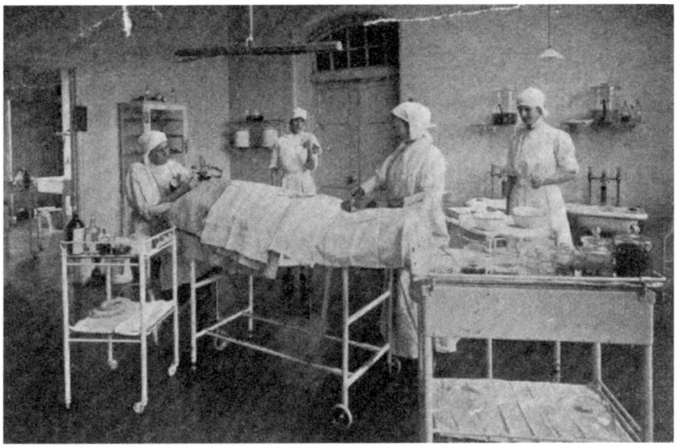

Wertheim (1864–1920), Leiter der Wiener Universitäts-Frauenklinik, junge Absolventinnen auf und förderten sie. Auch Tandler und Wertheim waren diesbezüglich Ausnahmeerscheinungen. In diesem Zusammenhang nicht zu vergessen ist die Ophthalmologin, Augenchirurgin und Feministin Dr. Léonore Gourfein-Welt (1859–1944), Privatdozentin an der Universitätsaugenklinik in Genf. Deren Schwestern Sara und Rosa Welt haben ebenfalls in der Schweiz studiert und sind Ärztinnen geworden. Nachdem im ersten Weltkrieg in Europa[4] Frauen als Krankenschwestern und Ärztinnen ihre Leistungsbereitschaft und Leistungsfähigkeit mehr als einmal unter Beweis gestellt hatten, kamen sie 1918 mit der „Damenwahl" auch politisch ihrer Gleichberechtigung ein Stück näher; zur Wahl der Deutschen Nationalversammlung 1919 in Weimar waren erstmals Frauen zugelassen. In den 1920er und 1930er Jahren hatten die Berliner Chirurgen Prof. Moritz Borchardt (1868–1948) und Prof. Paul Rosenstein (1875–1964) am Krankenhaus Moabit (seit 1920 III. Chirurgische Universitätsklinik) bzw. am Jüdischen Krankenhaus immer wieder Chirurginnen in ihrem Team [26, 102].

An zwei willkürlich herausgegriffenen Beispielen sei die Quantität von Frauen in der Medizin noch einmal veranschaulicht. Erstens: Allein im Kammerbezirk München befanden sich 1933 unter den gemaßregelten und diskriminierten 273 Ärzten 28 Frauen, darunter keine Chirurgin! [51] Zweitens: Eine Auflistung der Verfolgten und Vertriebenen unter den Mitgliedern

4 in Amerika bereits während des Bürgerkrieges

der Deutschen Gesellschaft für Chirurgie enthält 214 Ärzte, unter ihnen nur zwei Frauen. Eine einzige ist Chirurgin – die weiter unten erwähnte Johanna Hellmann (S. 219–225 [110]). Aus den Zeitdokumenten sei weiterhin noch erwähnt, dass es im zwanzigköpfigen Mitarbeiterstab des Chirurgie-Ordinarius Martin Kirschner (1879–1942) an der Universität Königsberg im Frühjahr 1923 zwei Frauen gab, die Fräuleins Bär und Platz, über deren weiteres Schicksal die Akten schweigen (S. 17 [110]). Im Team von Karl Heinrich Bauer an der Chirurgischen Universitätsklinik in Breslau stand ein „Frl. Fischer" vornan (Abb. 15 in [104]). In einem ähnlichen Bilddokument aus der Münchner Chirurgischen Universitätsklinik von Erich Lexer erblickt man unter dem ungewöhnlich großen Mitarbeiterstab von 35 Personen nur eine einzige, namentlich nicht genannte Frau (S. 83 [51]).

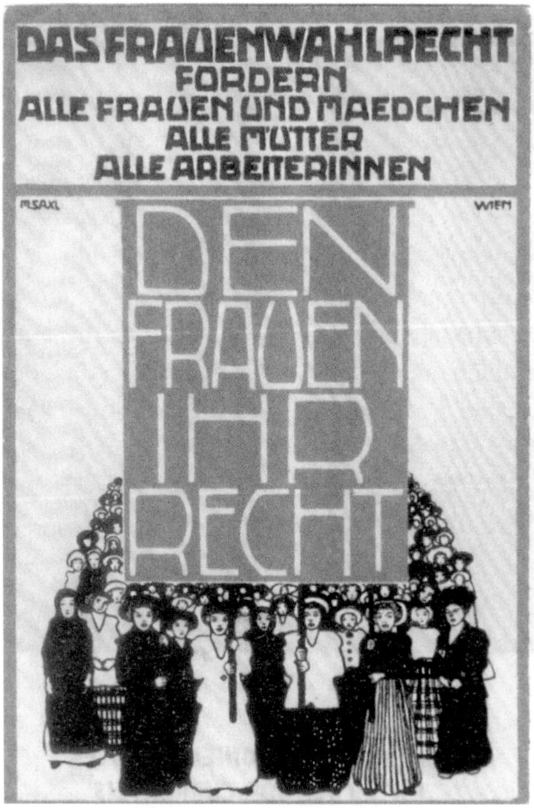

Titel der Festschrift zum Internationalen Frauentag 1913 von Marianne Saxl-Deutsch, Wien

Heute

Die Zeiten, als im Operationssaal die Instrumentierschwester, diese oft eine gestrenge Ordensfrau, die Patientin auf dem Operationstisch und vielleicht noch eine sogenannte Unsterile die einzigen weiblichen Personen waren, sind längst vorbei. Und doch gibt es noch immer Vorbehalte gegen Frauen in der Chirurgie, wie manche Fundstücke zeigen. *„Frauen haben in der Chirurgie nichts verloren!“* soll noch 1970 im Wiener Allgemeinen Krankenhaus ein chirurgischer Ordinarius ausgerufen haben. Hier fügt sich folgende Szenerie ein: Auf einem großen Gruppenfoto aller Professoren der Wiener Medizinischen Fakultät von 1975 sind 80 Personen abgelichtet, darunter nur drei Frauen, und von denen sind die Professorinnen Erna Lesky (1911–1986), Kinderärztin und Medizinhistorikerin, und Astrid Kafka-Lützow (*1937), die Physiologin, zu identifizieren, also keine Chirurgin [108].

Oder an eine Assistentin gerichtet: „Oh, Sie sind jung und hübsch und könnten sich einen Zahnarzt angeln … Was wollen Sie dann noch Chirurgin werden?“ Auch war manches Mal zu hören „Was will die Puppe hier?“, wenn sich eine Frau in der Chirurgie bewarb. Für die Kolleginnen oft eine Gratwanderung zwischen Himmel und Hölle <QI11>. Das verwundert wenig, wenn man bedenkt, dass noch in den 1950er und 1960er Jahren die Frauen in der Bundesrepublik Deutschland die Erlaubnis des Ehemanns einholen mussten, wenn sie beispielsweise die Fahrerlaubnis erwerben oder gar berufstätig sein wollten. Das war der sogenannte Gehorsamsparagraph (§ 1354 BGB)! Erst 1977 beendete eine Gesetzesnovelle diese „Hausfrauenehe“ und Frauen konnten ohne Einwilligung des Mannes ein Bankkonto eröffnen oder eine Arbeitsstelle antreten. Im anderen deutschen Staat, der DDR, bedurfte es dessen nicht. Seit 1950 waren die Frauen de facto und de jure gleichberechtigt, wobei Anspruch und Wirklichkeit nicht immer übereinstimmten [52].

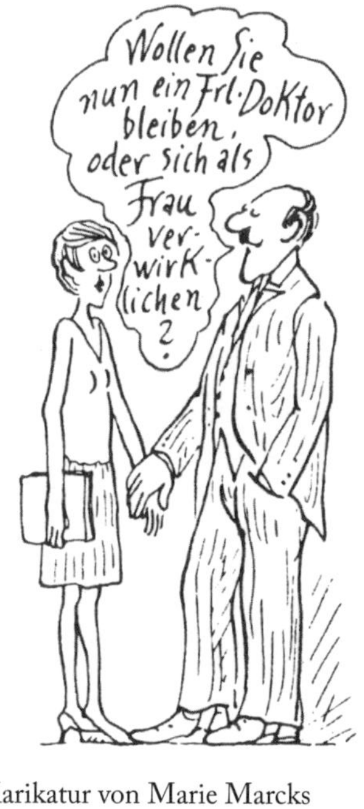

Karikatur von Marie Marcks

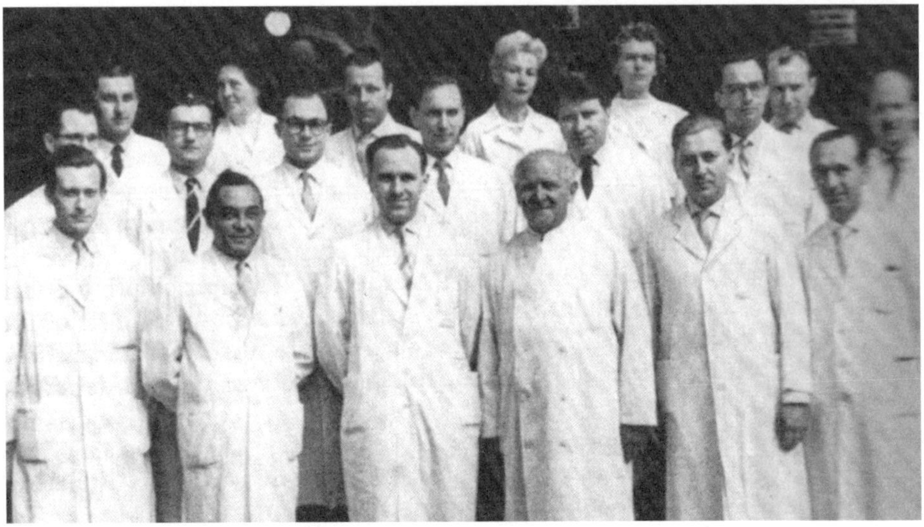

Die ärztlichen Mitarbeiter der Chirurgischen Klinik der Medizinischen Akademie Erfurt 1956. In der Mitte Klinikchef Prof. Egbert Schwarz, in der letzten Reihe drei Chirurginnen.

Noch 1961 stellte der damalige Rektor der Medizinischen Akademie Erfurt die damals ernst gemeinte Frage: *„Man sollte überlegen, ob man nicht mehr Männer als Frauen zum Medizinstudium zulassen sollte"*.[5] Der Anteil von Frauen in der Chirurgie lag um 1964 in der DDR unter zehn Prozent.

Ein kurzer Blick ins Fotoarchiv zeigt auf einem Schnappschuss von 1956 die Mitarbeiter der Chirurgischen Akademie-Klinik Erfurt unter Professor Egbert Schwarz (1890–1966). Unter 19 Chirurgen befinden sich immerhin drei Assistenzärztinnen, deren Namen und Werdegang allerdings nicht bekannt sind [114]. Da wir gerade in Thüringen sind: In der Gründungsgeschichte der Thüringischen Gesellschaft für Chirurgie wird 1947 als Gründungsmitglied „Frau Dr. Hellwig" aus Jena genannt, es handelt sich um Dr. med. habil. Ingeborg Hellwig, Schülerin und Oberärztin von Nikolai Guleke (1878–1958)[6].

5 BA-DR3/5334: Vertrauliche Dienstsache. Diskussionsniederschrift zum Tagesordnungspunkt „Beratung des Maßnahmeplans des Staatsekretariats für das Hoch- und Fachschulwesen zum Politbürobeschluss vom 13.12.1960 zur Weiterentwicklung des Gesundheitswesens und zur Förderung der Arbeit der medizinischen Intelligenz" der Kollegiumssitzung vom 24.1.1961. Beitrag Prof. Dr. Güthert [Harry G., 1912–1989, Pathologe], Rektor der Medizinischen Akademie Erfurt.

6 von 1919 bis 1951 Ordinarius für Chirurgie und Direktor der Chirurgischen Universitätsklinik Jena. Frau Dr. Hellwig war 1958 als Chirurgin in Riad (Saudi-Arabien) tätig (DGCH, Chirurgenverzeichnis von 1958).

In der Basler Chirurgischen Universitätsklinik arbeiteten 1965 bei Professor Rudolf Nissen (1896–1981) 58 Ärzte, jedoch keine einzige Frau! [40]. Auf dem „Klassenfoto" von Martin Allgöwers (1917–2007) Chirurgischem Departement Basel erkennen wir 1982 eine Frau (S. Demou-Hüni) unter 19 Männern [85]. Die Eintragungen in den Personalfragebögen lauteten in der Rubrik Facharzt immer noch „Chirurg" statt „Chirurgin", und zwar in Ost wie in West. In puncto Aufstiegsgrenzen für Frauen in der Chirurgie herrschte deutsche Einheit. In einer Publikation über den Patriarchalismus in der DDR wird eine Hebamme zitiert, die klar ausdrückte, dass die „Frauenförderung" nur auf dem Papier stehe und es im Krankenhaus eine Verhinderungsstrategie des chirurgischen Chefarztes gäbe, der „gar keine Frau aufkommen lassen" würde, nur Männer in der Chirurgie akzeptiere und Frauen „rausstänkere" [23].

Dass sich jedoch die Entwicklung nicht aufhalten ließ, belegen mehrere Einzelbeispiele aus jener Zeit im zweiten Teil dieser Schrift. Von prinzipieller Natur ist die Aussage des Nicht-Chirurgen Prof. Hans Berndt (*1927), von 1982 bis 1992 Direktor der I. Medizinischen Universitätsklinik der Charité, in seinem Geleitwort zur Autobiographie der Infektiologin Prof. Renate Baumgarten (*1938). Darin schreibt Berndt 2004 aus eigener Erfahrung mit einer verehrten Chefärztin[7], dass er nie Vorbehalte gegen Frauen in leitender Stellung [hatte], sondern Verständnis für Kolleginnen, die um Anerkennung und Respekt in einer männlich dominierten Hierarchie ringen mussten [6].

In Deutschland übersteigt inzwischen die Zahl der Frauen im Arztberuf die der Männer, im Fach Chirurgie trifft dies noch nicht zu. Im Jahr 2000 waren über 50 Prozent der Medizinstudierenden Frauen, in der Chirurgie waren damals jedoch nur 12 Prozent weiblich, in Österreich etwa zehn Prozent. Rund gerechnet befanden sich 2003 unter 5800 Mitgliedern der Deutschen Gesellschaft für Chirurgie 395 Frauen, das sind etwa sechs Prozent [5].

Der Übertritt ins 21. Jahrhundert scheint eine Zäsur im Geschlechterverhältnis unter den Chirurgen und eine Veränderung in der Wahrnehmung dieses Problems zu bedeuten. Unter der Präsidentschaft von Professor Klaus Schönleben wird 2001 die Frauenfrage in der Chirurgie Thema auf dem 118. Kongress der Deutschen Gesellschaft für Chirurgie. Namhafte Fachvertreterinnen bringen hier historische Aspekte, Entwicklungstendenzen und Erfolgsaussichten in die Öffentlichkeit [41].

7 Es war dies Dr. Rosa Scheuer-Karpin (1913–2013[!]) in Berlin-Buch.

Ende 2013 sind etwa 18 Prozent der in einem chirurgischen Fach, also auch in der Orthopädie, Unfall- und Herz-Thorax-Chirurgie arbeitenden Ärzte Frauen. Die steigende Anzahl von Frauen in der Chirurgie geht einher mit der Entwicklung der sogenannten neuen Medien, in denen angehende und ausgebildete Chirurginnen Plattformen und Diskussionsforen für ihre Anliegen finden. Da wird gebloggt und gepostet, was das Zeug hält. Da meldet sich zum Beispiel die Chirurgin Heather Lodge aus North Carolina, zum Thema operierender Ärztinnen, Familie und Mutterglück, und schreibt neben vielem Positiven auch: *„Das alte Stereotyp eines Chirurgen ist ein allwissender arroganter Mann, der sehr gut funktioniert, aber oft herzlos ist, nicht nur mit Kollegen, sondern auch mit Patienten …!“* <QI13>. Man hört schon den lauten Einspruch der Herren Kollegen, aber irgendwie scheint das in Jahrhunderten verfestigte Bild von der „nicht zur Chirurgie geborenen“ Frau noch virulent zu sein. Das schreckt jedoch die Ärztinnen schon lange nicht mehr.

Als die damals 46-jährige Professorin Doris Henne-Bruns 2001 von Kiel auf das chirurgische Ordinariat an der Universität Ulm berufen wurde, kam dies einer Sensation gleich. Die Schülerin von Hans-Wilhelm Schreiber

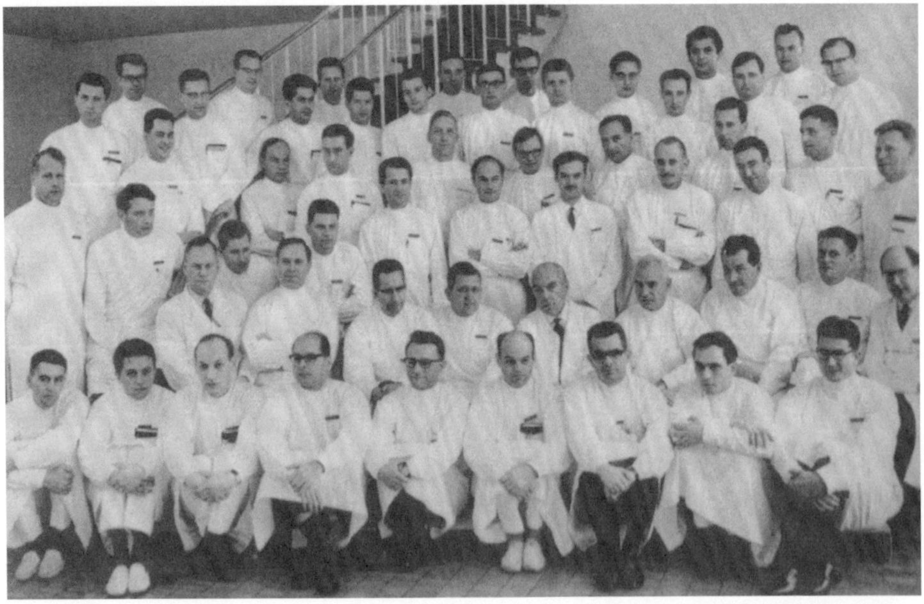

Das Klinikteam der Basler Chirurgischen Universitätsklinik unter Prof. Dr. Rudolf Nissen (1896–1981), zweite Reihe, 5. v. re. Eine Frau ist unter den 60 Personen nicht zu entdecken (aus [40]).

(1924–2004) in Hamburg war die erste Frau auf einem chirurgischen Lehrstuhl in Deutschland. Das hätten sich die Altvorderen wohl kaum träumen lassen! Und zudem: Frau Henne-Bruns hat Mann und Kind! Als Nachfolgerin von Christian Herfarth (1933–2014), der 1973–1981 erster Chirurgie-Ordinarius der 1967 neugegründeten Universität Ulm war, und ab 1982 dann Hans-Günter Beger (*1936) kam sie in dem Jahr ins Ulmer Amt, als Begers Lehrer Emil S. Bücherl (1919–2001) verstarb. Es waren ihr allerdings schon einige „schneidige" Frauen auf Lehrstühlen operativer Fächer in Deutschland vorausgegangen wie Elisabeth Schmöger (1920–1994) für Augenheilkunde und Rosemarie Albrecht (1915–2008) für HNO, beide 1955 auf Ordinariate an der Medizinischen Akademie Erfurt (gegr. 1954, geschl. 1993) sowie Gabriele Schackert (*1953) und Anna-Elisabeth Trappe (*1939) 1993 bzw. 1995 für Neurochirurgie in Dresden und München.

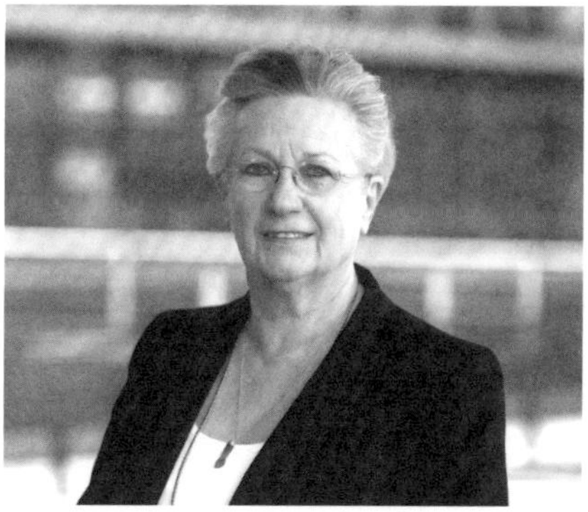

Doris Henne-Bruns wurde 2001 erste chirurgische Ordinaria Deutschlands

Als erste Ordinaria für Allgemein-, Viszeral- und Transplantationschirurgie an einer deutschen Universität und als moderne Frau ging Doris Henne-Bruns von Anfang an offen mit den Problemen um, die sich noch heute mit dem „Einbruch in die Männerdomäne Chirurgie" ergeben. Sie habe Karriere gemacht, sagte sie einmal, „obwohl sie eine Frau ist" und „Frauen müssen noch immer den Spagat zwischen Beruf und Familie leisten" <QI14>. Dem *SPIEGEL* öffnete sie die Türen zu ihrem Operationssaal und legte – im übertragenen Sinne – den Finger in so manche Wunde, stellte zum Beispiel die Frage, ob die Chirurgie denn ein Altherrenklub bleiben solle, oder zitierte Macho-Sprüche ihrer männlichen Kollegen bei Bewerbungsgesprächen wie „Ach, Sie sind jung, Sie sind hübsch, kriegen Sie doch weitere Kinder!". Und sie habe als Frau bei chirurgischen Abendessen auch schon mal am „Katzentisch" bei den Chirurgen-Gattinnen und Witwen gesessen statt an der „Herrentafel". Wie ungewohnt für manchen männlichen Patienten die Situation in den Operationssälen war, zeigte die erstaunte Frage angesichts des überwiegend weiblichen Personals: „Operieren hier die Schwestern?" Oder es sagt ein männlicher Patient: „Mein Chirurg ist eine junge Frau, was nun?!" Frauen als Operateurinnen lagen offenbar jenseits der Vorstellungskraft des Fragestellers, an den Tisch trat jedoch Frau Prof. Henne-Bruns und musste erst einmal dafür sorgen, dass sie von dem Kranken „für voll" genommen wurde <QI15>. Auf dem Chirurgenkongress 2001 beschäftigte sich Prof. Henne-Bruns mit dem Thema „Erfolg? Eine Begriffsbestimmung aus weiblicher Sicht!" und kam zu der Schlussfolgerung: *„Ein radikales Umdenken in der Chirurgie ist nötig, um auch in Zukunft erfolgreich zu sein"*.

Doris Henne-Bruns war bereits über ein Jahrzehnt im Amt, als 2013 Prof. Christiane Bruns (*1965) nach Magdeburg und 2014 mit Prof. Ines Gockel (*1969) zum dritten Mal in Deutschland eine Frau auf ein chirurgisches Ordinariat berufen wurde und das auf den traditionsreichen Lehrstuhl in Leipzig, den u.a. Thiersch, Trendelenburg, Payr und Uebermuth innehatten. Das war immer noch gewöhnungsbedürftig, auch wenn man sich inzwischen an zunehmend mehr Chirurginnen gewöhnt hatte. Ines Gockel war ungefähr im selben Alter wie Doris Henne-Bruns, als diese damals in Ulm die Chefposition antrat, und wie diese vertritt sie die Viszeral- und Transplantationschirurgie und zusätzlich die Thorax- und Gefäßchirurgie. Ines Gockel kam aus Mainz von Prof. Theodor Junginger und hat die Welt gesehen: Montréal, Vancouver, Pittsburgh, letzteres 2009 mit einem Reisestipendium der Deutschen Gesellschaft für Allgemein- und Viszeralchirurgie <QI16>. Christiane Bruns verließ nach gut drei Jahren Magdeburg schon wieder und wechselte auf den Kölner Lehrstuhl.

Der nächste Paukenschlag in der chirurgischen Community Deutschlands folgte ein Jahr nach dem Amtsantritt von Ines Gockel. Es war die Wahl der Dresdner Neurochirurgin Prof. Gabriele Schackert[8] zur Präsidentin der 133. Tagung der Deutschen Gesellschaft für Chirurgie die vom 26. bis 29. April 2016 in Berlin stattfand. Ob da jemand von der 1872er Gründungsmitgliedern im Grabe rotierte? Prof. Schackert gab „ihrem" Kongress das Motto „Chirurgie im Spannungsfeld von Technik, Ethik und Ökonomie". Im Jahr ihrer Wahl zur Präsidentin musste sie nun eine „Herrenrede" statt der obligaten Damenrede halten. Anwesende erinnern sich, dass sie das mit spitzer Zunge, humorvoll und mit Charme getan habe [2]. Prof. Schackert kam aus der Heidelberger Schule von Stefan Kunze (*1938), hatte zwei Jahre in Houston/Texas gearbeitet, sich 1990 habilitiert und war 1993 auf den Lehrstuhl für Neurochirurgie an die Medizinische Fakultät „Carl Gustav Carus" der TU

8 geborene Schmitz, Tochter des Marburger Pharmakologen und Verfassers der „Geschichte der Pharmazie" Rudolf Schmitz (1918–1992)

Dresden berufen worden. Die Hauptarbeitsgebiete ihrer Klinik sind Hirntumoren, Stereotaxie und Kinderneurochirurgie, in jüngerer Zeit auch die molekulargenetische Forschung und Therapie [19]. *DIE ZEIT* titelte „eine Frau für schwere Fälle", was ihrem Ruf entspricht. Aus dem etwa zwanzigköpfigen Klinikteam heißt es „Was sie sagt ist Gesetz!" Gabriele Schackert hat außerdem das fertiggebracht, was viele angesichts einer solchen Karriere für ein Kunststück halten: Sie ist verheiratet und hat zwei (inzwischen erwachsene) Kinder.[9]

Auch im Bereich der experimentellen Chirurgie haben Frauen entscheidende Positionen erreicht, so etwa die Chirurgin Prof. Brigitte Vollmar, die seit 2002 Direktorin des Rudolf-Zenker-Instituts für Experimentelle Chirurgie an der Universitätsmedizin Rostock ist. Seit 2015 ist sie auch Lehrstuhlinhaberin (W3-Professur für Experimentelle Chirurgie) an der Universität Rostock. 2011 wurde sie in den überschaubaren Kreis der weiblichen Leopoldina-Mitglieder aufgenommen. In Leipzig wird der Bereich innerhalb der Chirurgischen Klinik als Arbeitsgruppe von Prof. Dr. rer. nat. Gabriela Aust geleitet und die Chirurgin Prof. Dr. med. Heike Allgayer leitet seit 2004 die Experimentelle Chirurgie an der Medizinischen Fakultät Mannheim der Universität Heidelberg.

Viele Frauen haben sich nach einer chirurgischen Grundausbildung für ein anderes operatives Spezialfach entschieden. In den Gründerjahren der Emanzipation war es fast immer der geburtshilflich-gynäkologische Bereich. Heute sind es alle artverwandten Spezialdisziplinen. In der *Neurochirurgie* befanden sich 2001 unter insgesamt 690 ordentlichen Mitgliedern der Fachgesellschaft 40 Frauen. Zwei jahrgangsmäßig ältere Fachvertreterinnen seien hier aufgrund einiger Besonderheiten hervorgehoben. Da ist einmal Prof. Jutta Krüger (*1941) mit ihrem recht abwechslungsreichen Lebenslauf, der seinen Höhepunkt als Ober- und Chefärztin an der von Werner Usbeck (1920–2007) begründeten Neurochirurgischen Akademie-Klinik in Erfurt fand. Als sich 1989/90 bedingungslos in den Dienst des Neuaufbaus stellende „Westärztin" hat sie den Kampf um den Erhalt der Medizinischen Hochschule miterlebt, mitgestaltet und in einer aufschlussreichen Dokumentation festgehalten [69].

Die Wienerin Margareta Klinger (*1943) brachte schon einen medizinischen Doktortitel aus Kanada mit und hat dann noch eine zweite Promotion in Deutschland abgeschlossen. Sie ist Schülerin von Prof. Wolfgang Schiefer

9 ZEIT-online (1999) Ausgabe 48

(1919–1980) in Erlangen und war die erste Frau in Deutschland, die sich in Deutschland für Neurochirurgie habilitiert hat. Noch im Ruhestand war Prof. Klinger als Patientenfürsprecherin des Universitätsklinikums Erlangen aktiv. 2005 wurde sie, die verheiratet ist und drei Söhne zur Welt gebracht hat, zum Ehrenmitglied der Deutschen Gesellschaft für Neurochirurgie ernannt. Von der jüngeren Generation, geboren in den 1960er und 1970er Jahren, tritt eine stattliche Reihe von Neurochirurginnen auf den Plan, allesamt Professorinnen: Kirsten Schmieder in Bochum, Cornelia Czedich in Saarbrücken, Raphaela Verheggen in Bad Pyrmont, Patra Charalampaki als Oberärztin in Köln-Merheim, Juliane Behnke-Mursch in Bad Berka, Uta Schick in Münster, Ilonka Kreitschmann-Andermahr in Essen, Ulrike Blömer niedergelassen in Damme/Niedersachsen. – Ursula Schüwer war Chefärztin einer Rehaklinik in Pulsnitz/Sachsen und Aeilke Brenner leitete über 25 Jahre die Neurochirurgie am Werner-Forßmann-Krankenhaus in Eberswalde [10].

Auch die Zahl habilitierter *Orthopädinnen, Unfallchirurginnen und Urologinnen* wächst ständig. Zu nennen sind hier – willkürlich herausgegriffen – Renée Lampe, Orthopädie TU München, Margit Fisch, Kinderurologie Hamburg-Eppendorf (erste Ordinaria dieses Fachgebietes!), Daniela Schultz-Lampel, Urologie am Schwarzwald-Baar-Klinikum, Ricarda M. Bauer, Urologie der LMU München, Ruth Kirschner-Hermanns, Urologie Bonn, Dorothea Weckermann, Urologie Augsburg, Andrea Meurer, Orthopädie Frankfurt am Main (2017 Präsidentin der Deutschen Gesellschaft für Orthopädie und orthopädische Chirurgie), Bettina Westhoff, Orthopädie Düsseldorf, Viola Bullmann, Orthopädie Köln, Angela Olinger in Salzgitter und dann in Plau am See (sie war die erste habilitierte Unfallchirurgin in Westdeutschland), Julia Seifert, Unfallchirurgie Greifswald (lange Jahre Vizepräsidentin des BDC). Seit September 2020 ist Tina Histing Ärztliche Direktorin und Direktorin der Klinik für Unfall- und Wiederherstellungschirurgie an der BG Klinik Tübingen und zugleich Lehrstuhlinhaberin für Unfallchirurgie an der Medizinischen Fakultät der Eberhard-Karls-Universität Tübingen als erste Unfallchirurgin.

Einen besonderen Platz unter den Spezialistinnen nehmen die *Kinderchirurginnen* und die *Plastischen Chirurginnen* ein, weil sie diese Disziplinen, offenbar ihrer Neigung und Geschicklichkeit folgend, schon sehr frühzeitig vorangetrieben und bedeutende Persönlichkeiten in ihren Reihen haben. Einige der nicht mehr lebenden Vorkämpferinnen werden im zweiten Teil ausführlich gewürdigt. An dieser Stelle blicken wir nun auf die emeritierten oder noch aktiven Kolleginnen/Professorinnen: Felicitas Eckoldt-Wolke, Kinderchirurgie Jena, Helga Roth, Kinderchirurgie Heidelberg (erste Professorin dieses Spezialgebietes in Deutschland), Karin Rothe, Kinderchirurgie Charité Berlin, Sylvia Glüer, Kinderchirurgie Hameln/Hildesheim, Mariana Santos, Kinderchirurgie Düsseldorf, Barbara Ludwikowski, Kinderchirurgie Hannover, Monika Krause, Kinderchirurgie Trier, Heidrun Gitter, Kinderchirurgie Bremen (seit 2012 auch Präsidentin der LÄK Bremen).

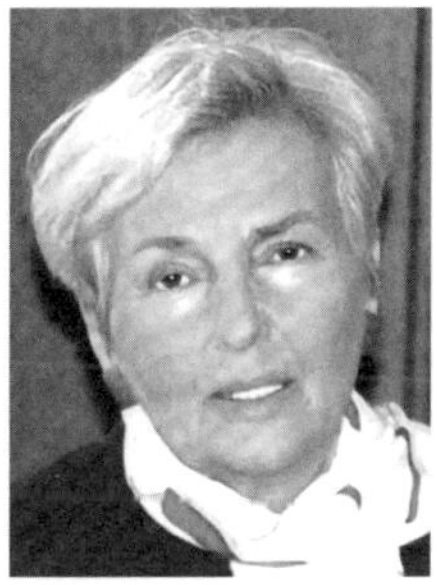
Hildegunde Piza-Katzer

Von den Vertreterinnen der Plastischen-, Wiederherstellenden- und Handchirurgie verdienen vor allem die Professorinnen Hildegunde Piza-Katzer in Wien und Innsbruck sowie Christine Radtke in Wien, die Magdeburger Professorin Gertrud Pohl, die Geldmacher-Schülerin Prof. Margita Flügel, früher Erlangen, dann Hannover, Prof. Jutta Liebau in Münster, dann Düsseldorf und Prof. Marianne Schrader in Lübeck, die ehemalige Chefärztin Dr. Mechthild Weiße-Lögering in Pirna/Sachsen u.a. erwähnt zu werden. Von Prof. Pohl liegt dem Verfasser ein eindrucksvoller autobiographischer Abriss vor, der ein recht ungewöhnliches Leben offenbart. Als Landarbeiterkind Gertrud Anneliese Jahnke am 31. Januar 1935 in Terpen, Kreis Mohrungen, geboren, verlor sie mit sechs Jahren den Vater im Krieg, wurde 1947 aus Ostpreußen ausgewiesen und fand in der Altmark eine neue Heimat. 1953 konnte sie an der Winkelmann-Oberschule in Seehausen das Abitur ablegen und von 1953 bis 1958 in Greifswald und Magdeburg Medizin studieren. Von 1960 bis 1964 absolvierte sie – inzwischen promoviert und verheiratet – die chirurgische Ausbildung an der Medizinischen Akademie in Magdeburg bei Prof. Werner Lembcke (1909–1989). Mit Sondergenehmigung erhielt sie einen postgradualen Studienplatz für Plastische und Wiederherstellende Chirurgie in Brünn (Brno) (V. Kubáček) und Prag (V. Karfík). Danach erhielt G. Pohl nach ihren Angaben die erste Facharztanerkennung auf diesem Gebiet in der DDR. Eine erste große Bewährungsprobe hatte sie 1967 bei der Versorgung Schwerstbrandverletzter nach dem Zugunglück von Langenweddingen zu bestehen. 1969 erhält sie nach intensiven Bemühungen eine eigene Abteilung an der Chirurgischen Klinik der Medizinischen Akademie Magdeburg. Mutter eines Sohnes und einer Tochter, habilitierte G. Pohl 1976 (damals Promotion B genannt), führte die Sektion Plastische und Wiederherstellende Chirurgie innerhalb der DDR-Chirurgengesellschaft (1972–1990), nahm an nationalen und internationalen Kongressen teil und wurde 1989 a.o. Professorin. Von 1993 bis 2002 arbeitete sie in eigener Niederlassung. Rückblickend meinte die mehrfach Ausgezeichnete, dass es „in dieser Zeit in der Chirurgie allgemein noch gewisse Voreingenommenheiten ärztlichen Mitarbeiterinnen gegenüber und den Spezialisierungsbestrebungen gab, die von namhaften Chirurgen abgelehnt wurden oder unerwünscht waren" [96].

Wenden wir uns wieder der *Allgemein- und Viszeralchirurgie* zu. Aus der immer größer werdenden Schar weiblicher Chirurgen heben sich Namen von Rang ab. So gilt zum Beispiel unsere Aufmerksamkeit Dr. Ingrid Hasselblatt-Diedrich (*1940), die einerseits als Schülerin des Chirurgen Günther Vetter (1920–2014) am Bürgerhospital Frankfurt am Main als Oberärztin und dann im Krankenhaus Frankfurt-Sachsenhausen als Chefärztin und andererseits im Hartmannbund und in der Hessischen Landesärztekammer Karriere machte [55]. Ihre Kollegin Dr. Ursula Stüwe (*1947) wurde 2004 ebenfalls Präsidentin der Landesärztekammer Hessen. Sie hatte sich als gelernte Krankenschwester auf dem zweiten Bildungsweg die Hochschulreife erworben, Medizin studiert, war Fachärztin für Chirurgie und Unfallchirurgie geworden und arbeitete von 1979 bis 2010 als Oberärztin und Controllerin an den Dr.-Horst-Schmidt-Kliniken in Wiesbaden. Überregional bekannt geworden ist U. Stüwe als Expeditionsärztin der „Polarstern" in der Antarktis <QI17>.

Auch für die endokrine resp. Schilddrüsenchirurgie wurden ab etwa 2005 spezielle Abteilungen unter Führung von Chirurginnen gebildet. Beflügelt wurde diese Entwicklung vor allem durch Dr. Ursula Engel aus Hamburg, die zunächst ab den Achtzigern im damaligen AK Hamburg-Harburg bei Prof. Volker Bay und ab Mitte der Neunziger am AK Hamburg-Altona bei Prof. Wolfgang Teichmann für diesen Bereich zuständig war. Heute sind solche Einheiten u. a. mit den Namen Dotzenrath, Heidemann, Schwarz, Rayes und Weber in Verbindung zu setzen.

Jahrgang 1972, verheiratet, ein Kind – das trifft auf Prof. Katja Schlosser zu, Chefärztin der Allgemein-, Viszeral- und Gefäßchirurgie bei Agaplesion in Gießen. Sie hat in ihrer Laufbahn durchaus Einiges zur Feminisierung der Chirurgie beigetragen und sich dazu nicht nur einmal öffentlich geäußert. Den Unkenrufen „Verträgt sich nicht mit einer Familie", „Mach das bloß nicht, das ist nichts für eine Frau", „Das wirst du bereuen" zum Trotz hat sie sich beharrlich der Chirurgie gewidmet, hat sich an einer männerdominierten Chirurgischen Universitätsklinik emporgearbeitet und mit „extrem guter Organisation" Beruf und Privatleben unter einen Hut gebracht <QI18>.

An „führenden Frauen“ in der (deutschen) Chirurgie mangelt es nicht mehr. So sind seit kurzem Dr. Sabine Presser und Anja Regel Chefärztinnen der Chirurgie an den Krankenhäusern in Suhl bzw. Eisenach und Saalfeld geworden. In diese Reihe gehört auch die Chefärztin der Klinik für Adipositaschirurgie in Gera, Prof. Christine Stroh (*1969). Dr. Felicitas Zimmermann war von 2009 bis 2020 Chefärztin der Klinik für Gefäßchirurgie am Stadtkrankenhaus Dresden-Friedrichstadt. Die in der Charité in Berlin und am ehemaligen Hamburger AK Altona ausgebildete Dr. Beate Herbig, Tochter des bekannten Dirigenten Günter Herbig, ist Chefärztin der ersten deutschen Adipositas-Klinik an der Schön Klinik in Hamburg-Eilbek. Beate Herbig ist im Übrigen zusammen mit ihrer thoraxchirurgischen Kollegin Dr. Gunda Leschber aus Berlin die einzige Frau im 60 Köpfe umfassenden wissenschaftlichen Beirat der Chirurgenzeitung CHAZ.

Für Aufsehen in den Medien sorgte 2015 die Wiener Professorin für Chirurgie Adelheid End (*1958), die sich gemobbt fühlte und ihren Arbeitgeber, das AKH Wien, und die Republik Österreich verklagte. Die „Thoraxchirurgin aus Leidenschaft“ fühlte sich aus dem Operationsprogramm „eliminiert“. Wie so oft stand Aussage gegen Aussage. Die Chirurgin gewann zwar einige Prozesse, wird aber im Personalverzeichnis der Universität nicht mehr gelistet <QI19>. Zu den außergewöhnlichen Chirurginnen zählt auch Prof. Natascha Nüssler (*1966), die 2012 zur Ersten Vorsitzenden des „Konvents der leitenden Krankenhauschirurgen“ gewählt wurde. Frau Nüssler leitet die Abteilungen für Allgemein- und Viszeralchirurgie an den Münchner Krankenhäusern Harlaching und Neuperlach <QI20>. Sie ist Mutter von drei Kindern! Ihre Devise: „Frauen müssen lernen, im Wettbewerb zu bestehen. Dazu brauchen sie Selbstbewusstsein. Bescheidenheit bringt einen nicht weit“. Als sie 2004 Zwillinge bekam, merkte sie, *„dass ich an der Charité beruflich nicht mehr weiterkommen würde. Die Vorstellung, dass auch eine Frau im akademischen Umfeld mehr als Oberärztin werden kann, passte nicht in die gedankliche Welt meines Chefs!“* <QI21>.

Oder nehmen wir Vera Kühne (*1968), die in Bischberg/Oberfranken lebt und international als „Notärztin aus Leidenschaft“ und Schiffsärztin tätig ist. Sie ist Chirurgin, Rettungsärztin und Tropenmedizinerin, Oberfeldärztin der Reserve und mit einem Bundeswehroffizier verheiratet [72].

Die Gründungsdekanin der Medizinischen Fakultät der Universität Augsburg, Prof. Martina Kadmon (*1960) ist Chirurgin. Sie erwarb 2008 in Bern den Master of Medical Education, habilitierte 2010 in Heidelberg für Chirurgie und war von 2014 bis 2017 Studiendekanin an der Fakultät für Medizin und Gesundheitswesen der Carl-von-Ossietzky-Universität Oldenburg. Ihr Amt als Gründungsdekanin in Augsburg trat sie im Mai 2017 an <QI22>. Martina Kadmon ist verheiratet und hat eine Tochter, den Operationssaal sieht sie nunmehr selten.

Diese alles andere als vollständige Aufzählung macht den rasanten Wandel der Rolle der Frau in der Chirurgie deutlich; es ließen sich unschwer weitere Namen hinzufügen. All die Genannten und Ungenannten halten mit ihren Innenansichten aus dem Berufsleben nicht hinter dem Berg. 2007 veröffentlichte die Autorin Klara Ostmüller ihr Aufsehen erregendes Buch „Äskulaps zerbrochener Stab. Weg zur Chirurgin". Dieses Buch ist auch von Doris Henne-Bruns (s.o.) rezensiert worden.[10] Es handelt sich um eine Abrechnung im Thomas Bernhardschen Sinne, geschrieben von einer Chirurgin, die sich unter schwierigen Außenbedingungen von der Krankenschwester zur Fachärztin für Chirurgie und Orthopädie-Unfallchirurgie qualifizierte, sich aber am Ende dem chirurgischen Klinikbetrieb nicht mehr gewachsen fühlte – und das waren keine fachlichen Gründe. Klara Ostmüller ist ein Pseudonym, hinter dem sich die Chirurgin und Orthopädin Dr. Miriam Rusznak verbirgt. Im Laufe ihrer Tätigkeit haben sie zahlreiche Halbgötter in Weiß, Kassenfunktionäre und Politiker derart abgeschreckt, dass die Chirurgin ihr Heil in Auslandseinsätzen suchte. Mit mehreren Zusatzqualifikationen ausgestattet, arbeitete Rusznak u.a. als Traumaexpertin bei der Organisation „Ärzte ohne Grenzen". Ihrem Enthüllungsbuch ließ sie 2008 die Schrift „Zu den Missständen in deutschen Krankenhäusern" folgen. Sie betreibt eine orthopädisch-unfallchirurgische Praxis in der HafenCity von Hamburg.

Wie Miriam Rusznak engagiert sich auch die Chirurgin Inga Osmers (*1973) bei „Ärzte ohne Grenzen". Sie ist an der Unfallklinik des Klinikum „Benjamin Franklin" der FU Berlin und an der University of Alabama in den USA ausgebildet worden und hat an zahlreichen Hilfseinsätzen in Krisenregionen teilgenommen.

Nicht unerwähnt bleiben darf, dass sich eine größere Anzahl von Chirurginnen in der DDR nach ihrem Facharztabschluss aufgrund der geregelten Arbeitszeiten der ambulanten Chirurgie in den staatlichen Polikliniken zugewandt hat. Hier haben sie fast die Hälfte der poliklinisch tätigen Chirurgen ausgemacht und bei allen Aufgaben, so auch in den Bereitschaftsdiensten,

10 Ostmüller K (2008) Äskulaps zerbrochener Stab. Weg zur Chirurgin. Araki, Leipzig

„ihren Mann gestanden". Diese Chirurginnen haben viel zur Entwicklung des ambulanten Operierens beigetragen und sind auch als Chefärztinnen bzw. Abteilungsleiterinnen eingesetzt worden.

Eine der Protagonistinnen der poliklinischen Chirurgie war die noch heute in Rostock als praktische Ärztin arbeitende Chirurgin Dr. Monika Michelsen, Ehefrau des Chirurgen und Ärztlichen Direktors des neuerbauten Südstadt-Krankenhauses in Rostock, Prof. Ernst-Gustav Michelsen (1917–1994). Sie hatte in der dortigen Klinikambulanz die besten Bedingungen für die sich in der Entwicklung befindliche poliklinische Chirurgie.[11] An der Hochschulpoliklinik der Medizinischen Akademie „Carl Gustav Carus" Dresden wurde die Abteilung für Chirurgie unter Prof. Hans-Georg Knoch (1931–2010) zu einem Zentrum der poliklinischen Chirurgie. Knoch war langjähriger Vorsitzender der Sektion Poliklinische Chirurgie, über Jahrzehnte waren die chirurgischen Oberärztinnen Dr. Eva Kamenz und Dr. Renate Schaps enge Mitarbeiterinnen. Der ambulanten Chirurgie und ihrem Beliebtheitsgrad (oder eben nicht) gerade unter jüngeren Chirurginnen wird auch in jüngerer Zeit immer wieder einmal Aufmerksamkeit gewidmet.[12]

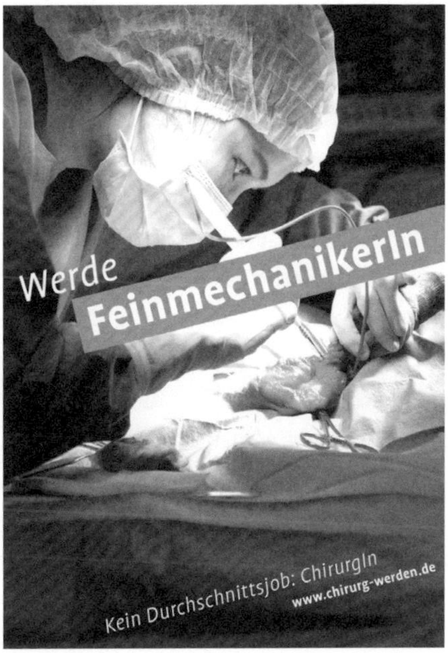

Chirurginnen in den Medien sind heute eine alltägliche Erscheinung. Es wird viel kommuniziert. In einem Blog unter der Überschrift „Lehrjahre einer Schneiderin – Schneiden, Nähen, Knüpfen" schildert eine junge Chirurgin, die sich selbst als „Chirurgenwelpe" bezeichnet, auf erhellende Weise ihre Befindlichkeiten während und nach der chirurgischen Ausbildung <QI23>. In anderen Blogs heißt es humorig: „Werde Änderungsschneiderin" oder „Nur Mut! Kein Durchschnittsjob: Chirurgin" <QI24>. Mit „XX Die Zeitschrift für Frauen in der Medizin" gab es ein Spezialforum. Die Schlagzeilen sind heute freilich ande-

11 In der Gesellschaft für Chirurgie der DDR existierte von 1973 bis 1990 eine „Sektion Poliklinische Chirurgie".

12 Tagungsprogramm, 135. Kongress der DGCH 2018, S. 372

re als vor Jahrzehnten. Die Frage, ob Frauen Chirurginnen werden können, sollen, dürfen, ist längst im positiven Sinne entschieden. Dass die Chirurgie „weiblicher“ geworden ist, ist ein Gemeinplatz. „In absehbarer Zeit werden wir deutlich mehr Chirurginnen als Chirurgen haben“, sagte 2014 Prof. Matthias Anthuber (*1959) auf dem Chirurgenkongress >QI25>. Stand 2000 waren allerdings erst 14 Prozent aller praktizierenden Chirurgen Frauen, 2017 dann immerhin schon 18 Prozent. Etwa 30 Prozent werden von den Frauen angestrebt, denn die Devise lautet „Frauen an die Front, sie sind fleißiger, bluttrockener und zarter“ [119].

Der Berufsverband der Deutschen Chirurgen (BDC) veranstaltet Seminare wie „Chirurginnen auf dem Weg nach oben“, und für das Problem „Operieren in der Schwangerschaft“ existiert das Netzwerk OPIDS. Auch die Deutsche Gesellschaft für Orthopädie und Unfallchirurgie startete 2015 auf Initiative der Chirurginnen Dr. Maya Niethard und Dr. Stefanie Donner die Aktion „Operieren in der Schwangerschaft“; nebenbei bemerkt konnten die beiden Damen auf eigene Erfahrungen mit dem Operieren in der Schwangerschaft verweisen <QI26>. Dürfen Frauen nun in der Schwangerschaft operieren? Ja, sie dürfen, wie in zahlreichen Studien und Statements nachgewiesen werden konnte [49]. Eine Ausgabe des ärztlichen Verlautbarungsorgans in der Heimat des Autors macht den „Mutterschutz im stationären Gesundheitswesen“ zu einem Hauptthema des Heftes [107]. Eine Kernaussage lautet: „Schwangere Ärztinnen sollen mit entscheiden“. Solche und ähnliche Berichte erreichen auch die Tagespresse. Dr. Frauke Fritze-Büttner (*1974), als chirurgische Oberärztin in nichtselbständiger Stellung in Berlin Lichtenberg Mitglied des Vorstandes des BDC, operierte nach eigenen Angaben bis zum sechsten Schwangerschaftsmonat. Zwei Basler Chirurginnen stellen fest: „Chirurgin und Mutter – das geht!“ [34].

Ein weiteres aktuelles Thema ist, ausgelöst durch einen Artikel im *British Medical Journal* von 2017, „Haben Chirurginnen weniger Komplikationen als männliche Kollegen?“ Gemeint sind natürlich die intra- und postoperativen. Die schon mehrfach erwähnte Doris Henne-Bruns hat diese Arbeit 2018 in der CHAZ kommentiert und kommt zu einem interessanten Schluss: *„Es gibt mit Sicherheit Unterschiede im operativen Geschick zwischen Individuen – dass diese am Geschlecht festzumachen sind, ist zu bezweifeln“* [44]. Die Klinik für Allgemeine Chirurgie am Universitätsklinikum Lübeck hat 2011 ein Projekt zur Förderung von Frauen und frauenfreundlichen Strukturen in der Chirurgie ins Leben gerufen, FamSurg (für Family and Surgery) genannt, das von der EU gefördert wird. Prof. Nada Rayes (*1964), endokrine Chirurgin am Universitätsklinikum Leipzig, hat 2017 den „FamSurg-Preis" – 2013 gestiftet durch Frau Dr. Sybill Storz von der Firma Karl Storz Tuttlingen und im Mai 2013 erstmalig verliehen –, für „vorbildhaften und den weiblichen Nachwuchs motivierenden Karriereverlauf von Chirurginnen" erhalten. Prof. Rayes selbst ist zweifache Mutter und hat, wie auch die anderen Preisträgerinnen, die Vereinbarkeit von Familie und Beruf nachhaltig bewiesen.[13]

FamSurg-Logo

Der 2018 amtierende Präsident der Deutschen Gesellschaft für Chirurgie, Prof. Jörg Fuchs (*1963) von der Tübinger Kinderchirurgie, hat in seiner „Damenrede"[14] ein Jahr zuvor den Frauen in der Chirurgie auf besondere Art seine Reverenz erwiesen, indem er sie in ihren Eigenschaften mit der Jungfrau von Orleans[15] vergleicht: Enthusiastisch, hartnäckig, unbeirrbar im Glauben an ihre Sache. Charmant meinte Fuchs, die Chirurgen der Gegenwart seien in ihrer vermeintlichen Domäne wieder zu Minnesängern geworden, und widmete den Chirurginnen eine kleine Ode des Walther von der Vogelweide [33]. Womit freilich noch nicht alles gut ist und nicht überall eitel Sonnenschein in der Chirurgie zwischen Frauen und Männern herrscht. … Nehmen wir nur die Mammutkongresse der 1872 gegründeten Deutschen Gesellschaft für Chirurgie. Da ist jetzt freilich viel junge Weiblichkeit unter den Teilnehmern zu bemerken, in der „oberen Etage" sieht es aber ein wenig anders aus. Das schwergewichtige 495 Seiten starke Tagungsprogramm zum 135. Kongress der DGCH aus dem Jahr 2018 weist unter der Rubrik „Verzeichnis Vorsitzende und Referenten" 1445 Namen auf, darunter 305 Chirurginnen (<5 %). Echte „Chefinnen im Ring", d.h. Tagungsvorsitzende und Workshop-Leiterinnen, sind davon 33. In den Vorständen der DGCH und den ihr angeschlossenen Fachgesellschaften finden sich fünf Frauen, erste Senatorin ist Prof. Schackert aus Dresden. Dennoch: Kindergeplapper und

13 s. CHAZ (2018) 19: Personalia in Heft 2

14 Der Kongresspräsident für 2018/2019 warf die Frage auf, ob diese „Damenreden" überhaupt noch zeitgemäß seien, um dann seinerseits eine formidable solche zu halten, s. [33]

15 Jeanne d'Arc (1412–1431), französische Nationalheldin

Kindertrubel auf den Fluren eines Chirurgenkongresses! Im „KidsClub Chirurgie“ wird der allerjüngste Nachwuchs, Kinder im Alter von 12 Monaten bis zehn Jahren, von geschulten Kräften zwischen 8 und 18 Uhr betreut. Abgegeben werden die Kleinen von chirurgischen Muttis oder Babysittern – chirurgische Vatis wurden nicht gesichtet.

Beim Blick über die Grenzen ist festzustellen, dass Frauen in der Chirurgie ebenfalls ein Thema sind. Die britische Tageszeitung *The Guardian* veröffentlicht z.B. die Geschichte einer Medizinerin unter der Überschrift „Ich bin eine Frau und ein Chirurg [sic] – warum ist das immer noch schockierend?“.[16] Eine andere britische Studie erregte Aufsehen, in der postuliert wurde, es sei weniger wahrscheinlich, innerhalb eines Monats in der Chirurgie zu sterben, wenn der Chirurg eine Frau ist. Überhaupt hätten Forscher herausgefunden, dass Frauen bessere Chirurgen sind als Männer.[17] Und manche Kollegin wird mit den Worten zitiert „Die Chirurgie hat einen Mann aus mir gemacht“, was selbstredend nicht anatomisch gemeint ist.

Auch in Frankreich ist das Thema relevant. Hier trägt das bemerkenswerte, 2012 in Rennes erschienene Buch von Emmanuelle Zolesio mit dem Titel „Weibliche Chirurgen? Frauen in einem Männerberuf“ zur Diskussion bei <QI27>. Frau Zolesio ist Soziologin und hat lange über die „chirurgische Sozialisation und sexuelle Disposition von [Abdominal-]Chirurginnen“ geforscht.

Ein weiterer Blick über die deutsch-französische Grenze führt uns zu Prof. Francine Leca (*1938), die „Frau der Herzen“ und Grande Dame der Kinderherzchirurgie in Frankreich. Ausgebildet bei dem Herzchirurgen Prof. Jean Mathey, blickt sie auf eine 34-jährige Karriere am berühmten Hôpital Necker in Paris zurück und wurde 2006 emeritiert. In dieser Zeit hat sie über 6000 Kinder und Jugendliche am Herzen operiert. Selbst Mutter zweier Kin-

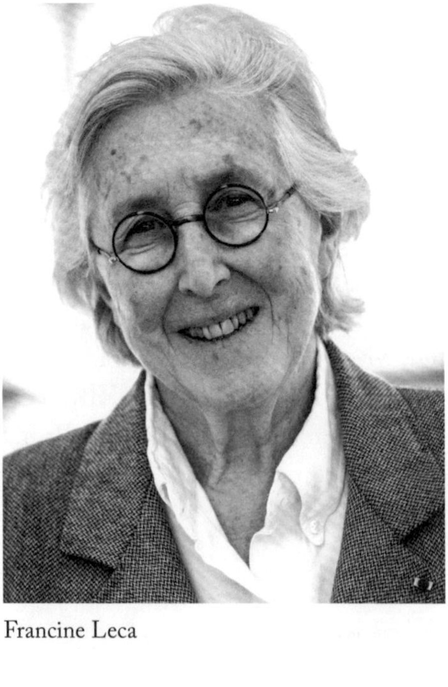

Francine Leca

16 *The Guardian* 6/2016; im Englischen gilt „Surgeon“ für beide Geschlechter.

17 *TIME* Health v. 10.10.2017

der und Großmutter von fünf Enkeln, ist Prof. Leca weltweit bekannt geworden als Förderin der Organisation „Enfants du Monde“ und ihre Hilfe für Kinder der Dritten Welt. Sie ist u.a. Offizier(in) und Ritter(in) der Französischen Ehrenlegion <QI28>.

Es finden sich, wenn man nur hartnäckig genug sucht, noch viele andere ausländische Chirurginnen von Ruf. Als eine der bedeutendsten Chirurginnen der Transplantationschirurgie gilt Dr. Nancy L. Ascher. Von 1982 bis 1988 war sie Direktorin des Lebertransplantationsprogramms bei John Najarian an der University of Minnesota in Minneapolis. 1988 wechselte sie an die University of California San Francisco, wo sie ein Lebertransplantationsprogramm aufbaute. 1991 wurde sie Chief of Transplantation, 1993 Vice-chairwoman der Abteilung für Chirurgie und agierte schließlich 1999 bis 2016 als Chairwoman. Eine weitere bemerkenswerte Chirurgin ist die Polin Prof. Maria Siemionow (*1950) mit Staatsexamen 1974 an der Universität Posen (Poznan), die an der Cleveland Clinic in Ohio das Departement für Plastische Chirurgie leitet und 2008 mit ihrem Team die erste Gesichtstransplantation in den USA durchgeführt hat. Dass eine große Anzahl von Chirurginnen der wiederherstellenden und kosmetischen Chirurgie zuneigt und diese hervorragend meistert, wurde bereits erwähnt. So auch MUDr. Véra Satánková in Prag. Die Tschechoslowakei war übrigens das erste Land der Welt, in dem 1932 die Plastische Chirurgie als eigenständige Fachrichtung anerkannt worden ist.

Zum 100. Jubiläum der Schweizerischen Gesellschaft für Chirurgie titelte diese 2013 ihre mediale Präsentation „100 Jahre Schweizer **Chirurginnen** und Chirurgen. 100 Jahre für die Patienten“ (Hervorhebung vom Verf.).

Nur am Rande: Die US-amerikanische Verfasserin des Roman-Bestsellers „Die Chirurgin“ (2004), Tess Gerritsen (*1953), ist zwar Ärztin, aber keine Chirurgin.

An den Schluss dieses Kapitels sei die russische Ärztin Alla Ilyinichna Levushkina (1927–2020) gestellt, die mit ihren 93 Jahren die älteste aktive Chirurgin ihres Landes, ja vielleicht der ganzen Welt bis zum 23. Januar 2020 gewesen sein dürfte. Als sie vor 69 Jahren zum ersten Mal operierte, saß Stalin noch im Kreml. Wie zu lesen ist, griff die 1,50 m große Frau schon im Großen Vaterländischen Krieg zum Skalpell und operierte bis Ende 2018 noch immer – jeden Tag in Rjasan an der Oka <QI29>.

Wie weit es unsere Gesellschaft und in ihr die Chirurginnen (und ihre Förderer) gebracht haben, zeigt das Online-Angebot von T-Shirts mit dem

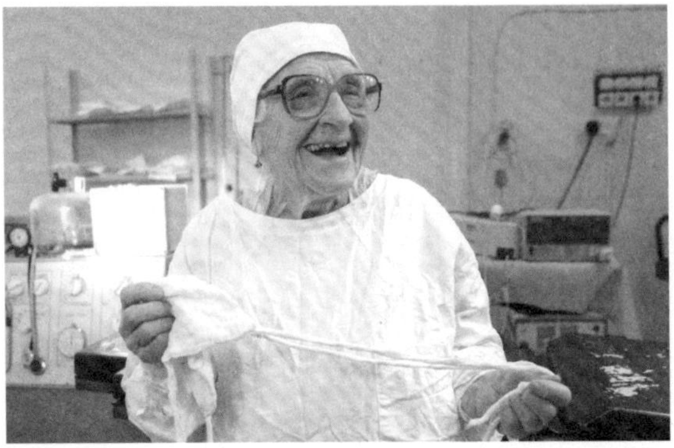

Alla Ilyinichna Levushkina operierte mit über 90 Jahren noch!

Aufdruck „Die beste Chirurgin aller Zeiten"! Das von der französischen Designerin Malika Favre (*1982) gestaltete Titelbild des US-amerikanischen Magazins *The New Yorker* vom April 2017 mit dem Titel „Operating Theatre" zeigt – ausschließlich Frauen! Wie sehr Frauen in der Chirurgie heute ein Thema sind, beweist u.a. ein Erfahrungsbericht einer jungen chirurgischen Assistentin im traditionsreichen *Lancet* [123].

Die enormen Fortschritte, welche Frauen im chirurgischen Beruf errungen haben, und der Platz, den sie als Aktive in der chirurgischen Community von heute einnehmen, finden – ohne den Anspruch auf Vollständigkeit erheben zu wollen – ihren Ausdruck in einer alphabetisch geordneten Namensliste am Ende dieses Buches.

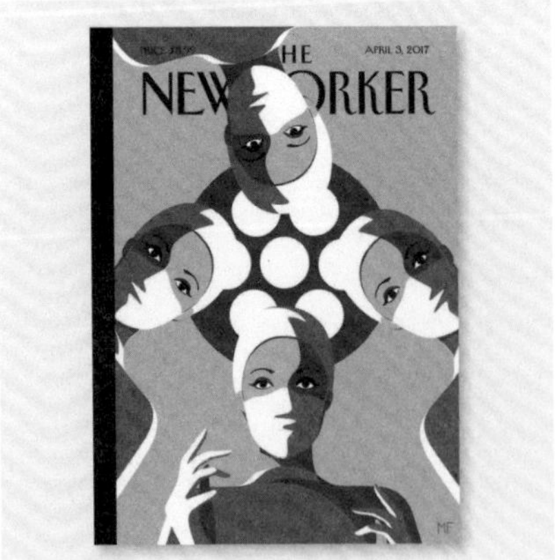

Das US-Magazin *The New Yorker*

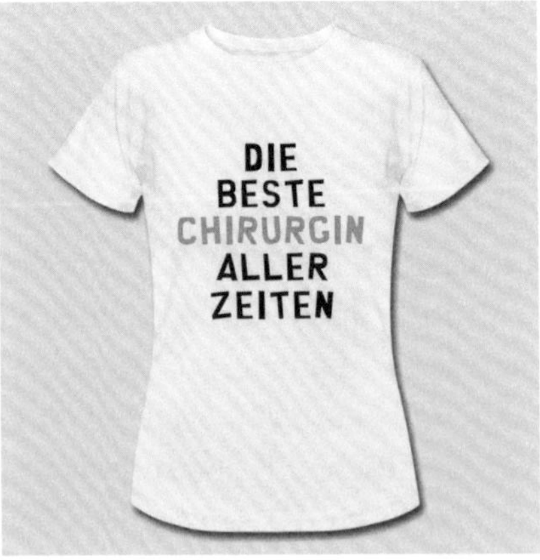

Dieses T-Shirt gibt es in unterschiedlichen Größen zu erwerben.

Porträts

Dieses Kapitel ist Chirurginnen gewidmet, die nicht mehr unter uns weilen. Ihre alphabetisch angeordneten Biographien umfassen sowohl deutsche als auch ausländische Chirurginnen und vermitteln einen Eindruck von dem Pioniergeist, von der Kraft und Beharrlichkeit jener Generationen, ohne die die heutige „weibliche Chirurgie“ nicht denkbar ist. Die Lebensläufe waren immer eingebettet in die Zeit, in der sie stattfanden. Die benutzten Quellen sind unterschiedlicher Art und werden hier nur kursorisch erwähnt. Sie speisen sich aus Nekrologen, aus biographischen Lexika, aus „Wikipedia – Die freie Enzyklopädie“, aus persönlichen Mitteilungen und last but not least aus dem Internet-Portal „Famous Female Surgeons“. Die Auswahl, jenseits jeglicher Vollständigkeit, enthält berühmte Namen, aber auch weniger bekannte und unbekannte.

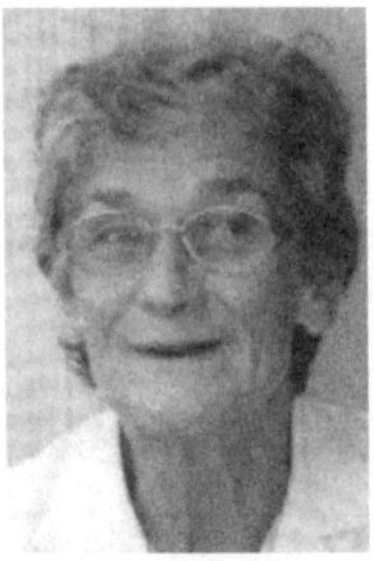

Gisela Adam

Noch am Ende ihres über 40-jährigen Arbeitslebens an der Chirurgischen Klinik der FSJ Jena wurde **Gisela Adam**, geboren am 24. März 1940 in Jena, vor eine Aufgabe gestellt, die sie sich nicht gewünscht hatte und die alles andere als angenehm war: Als 2003 der Verdacht auf Unregelmäßigkeiten bei Organtransplantationen aufkam und der Klinikdirektor suspendiert wurde, musste Frau Adam das Amt kommissarisch übernehmen. Sie hat diese Aufgabe mit Umsicht gemeistert und ist dann in die Stabsstelle der Ärztlichen Direktion als OP-Managerin gewechselt. Studiert und promoviert hatte sie an ihrer Heimatuniversität, die chirurgische Ausbildung noch bei Heinrich Kuntzen (1893–1977) begonnen und dann bei Theo Becker (1916–1991) abgeschlossen. Aus Liebe zur Kinderchirurgie absolvierte Gisela Adam noch eine zweite Facharztausbildung bei Herbert Schickedanz (*1928), dem ersten Ordinarius für Kinderchirurgie an der Universität Jena. Sie habilitierte auf diesem Gebiet, war Oberärztin und kehrte wieder in die Allgemeinchirurgie zurück. 1990 wurde Frau Dr. Adam zur stellvertretenden Direktorin der Klinik für Allgemein- und Viszeralchirurgie ernannt und 1991 C3-Professorin. Gisela Adam ist immer in Jena geblieben, hat ihr Leben der Chirurgie gewidmet und nicht geheiratet. Die viele Zeit, die sie mit und am Patienten verbrachte, war für sie kein Opfer, sondern eine Selbstverständlichkeit. Im Hörsaal und am OP-Tisch „blühte sie auf" [86]. In der 1991 neu gegründeten Landesärztekammer Thüringen engagierte sich Prof. Adam im Vorstand. Für ihre Verdienste erhielt sich die Ludwig-Pfeiffer-Medaille[18] der thüringischen LÄK. Die Emerita (seit 2006) verstarb am 13. August 2016 in Jena. Derzeit ist die Jenenser Kinderchirurgie wieder mit einer Frau besetzt: Prof. Felicitas Eckoldt-Wolke.

Agnodike (auch: Hagnodike) lebte im 3. Jahrhundert v. Chr. in Athen. Zu ihr führen die frühesten Spuren weiblicher Heilkunst. Sie als Chirurgin zu bezeichnen, ist vielleicht nicht ganz korrekt, wenngleich sie als Geburtshelferin von der Episiotomie bis zur Nabel(Schnur-)Behandlung bei Neugeborenen semi-chirurgische Handlungen vollzogen hat. Vieles aus den Überlieferungen zu Agnodike wird von den Gelehrten ins Reich der Legenden verwiesen, so auch, dass sie Schülerin des alexandrinischen Arztes Herophilos von Chalkedon (um 290 v. Chr.) gewesen sei [84]. Zu den mehr oder weniger gesicherten Fakten zählt, dass Agnodike in Männerkleidung studier-

18 Dr. med. Ludwig Pfeiffer (1842–1921), Thüringer Arzt und Standespolitiker

te und ärztlich tätig war (wie später Bulkley-Barry und Edwards Walker, s.u.), da in Athen Sklaven und Frauen das Erlernen und Ausüben der Heilkunst streng untersagt war. Als sie sich einigen ihrer Patientinnen – sie behandelte fast nur Frauen – offenbarte, wurde sie von Neidern – und das waren nun ausnahmslos Männer und Kollegen – denunziert und verurteilt. Der Todesstrafe entging sie nur dadurch, dass sich einflussreiche Athener Frauen für sie einsetzten, mit der Folge, dass künftig auch frei geborene Frauen ärztlich ausgebildet und tätig werden durften <QI30>. In diesem Zusammenhang ist die griechisch-römische Ärztin **Aspasia** zu erwähnen, die im 2. Jahrhundert n. Chr. als Gynäkologin und Chirurgin tätig war (S. 93, 95 [97]).

Else Ahuis geb. Schlüter wurde am 26. Juli 1906 geboren, der Ort konnte nicht ermittelt werden. Fräulein[19] Schlüter hatte an der Münsteraner Wilhelms-Universität studiert und promoviert, wurde dort 1932 als Ärztin approbiert und heiratete im selben Jahr den Chirurgen Hermann **Ahuis** (1902–1958). Im Reichs-Medizinal-Kalender ist sie bis etwa 1945 als „Chirurgin und Bahnärztin" verzeichnet; 1939 soll sie ohne ärztliche Tätigkeit gewesen sein. Ihr Grab befindet sich auf dem Friedhof von Emden-Tholenswehr; sie war am 19. Oktober 1982 in Emden verstorben [4, 9].

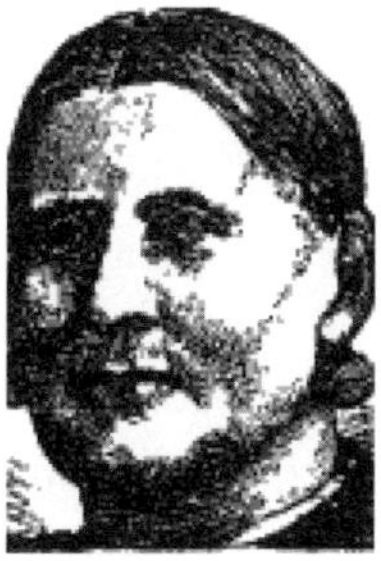

Maria Lovisa Åhrberg

Die schwedische Chirurgin **Maria Lovisa Åhrberg** kam am 17. Mai 1801 in Uppsala zur Welt und verstarb am 26. März 1881 in Stockholm. Seit 1870 war sie der erste anerkannte „weibliche Doktor" ihres Landes, lange bevor dort das Frauenstudium offiziell zugelassen war. Louisas Vater war Verwalter an der ortsansässigen Universität, die weiblichen Vorfahren waren in der Krankenpflege und Volksmedizin zu Hause. Louisa begleitete ihre Mutter häufig in Krankenhäuser und erwarb sich ihr medizinisches Wissen durch Zuschauen und praktische Handreichungen („Learning by doing"). Nach Stockholm übergesiedelt, arbeitete sie zunächst als Hausmädchen und besaß die Neigung, immer Kranken und Verletzten helfen zu wollen. Sie wagte sich an Wunden und Knochenbrüche, gab bei inneren Leiden pflanzliche Mittel. Da sie darin sehr erfolgreich war, vertrauten sich ihr immer mehr Hilfesuchende an. Das war in jener Zeit nicht ungewöhnlich, eine „Doctoress" ohne Hochschulstudium zu sein, es war aber ohne Lizenz stets eine Gratwanderung für die Betreffende zwischen

19 Gewählt wurde in diesem und anderen Fällen bewusst die zeittypische Diktion für unverheiratete Frauen.

Bewunderung und Gefängnis. Es gelang Lovisa Åhrberg wie nur wenigen, sich vom Image einer Quacksalberin zu befreien und zu einer angesehenen Ärztin aufzusteigen, die sogar Eingang in die Literatur fand [12]. 1871 zog sich Lovisa Åhrberg fast erblindet aus ihrer Praxis zurück, ein Jahr bevor es in Schweden Frauen erlaubt wurde zu studieren. Karolina Widerström (1856–1949) erhielt als erste Frau einen staatlich anerkannten medizinischen Abschluss. Sie ist Gynäkologin geworden <QI31>.

Louisa Aldrich-Blake war eine der ersten britischen Frauen, „die die Welt der Medizin eroberten". Die Tochter eines Geistlichen wurde am

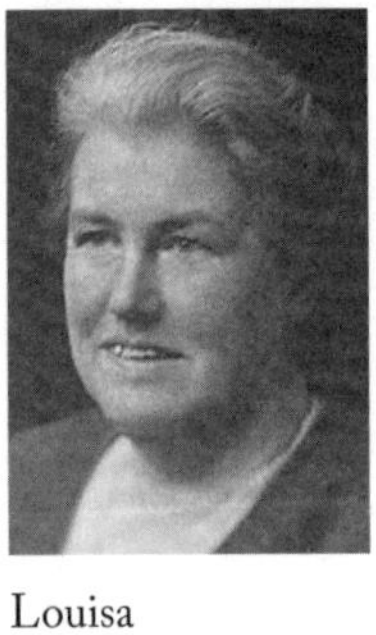

Louisa Aldrich-Blake

5. August 1865 in Chingford/Essex geboren, wuchs in Wales auf, absolvierte 1893 die Royal Free Hospital School of Medicine for Women, also eine reine Frauenhochschule, und erlangte an der Universität von London den Titel eines Doktors der Medizin und Chirurgie. Als erste Frau des Königreiches wurde sie Fachärztin für Chirurgie. Am Elizabeth-Garrett-Anderson-Hospital[20] in London arbeitete sie als Oberärztin. Im ersten Weltkrieg leitete Frau Aldrich-Blake eine Abteilung von Chirurginnen und wurde beratende Hospitalchirurgin. Ihre erste Ausbildungseinrichtung, die Royal Free Hospital School, hatte sie 1914 zur Dekanin berufen. 1925 wurde sie in den Adelsstand erhoben und durfte sich fortan Dame Louisa Aldrich-Blake nennen. Mit Krebsoperationen an Rektum und Zervix hat sie chirurgisches Neuland beschritten. Nirgendwo wird jedoch erwähnt, ob Dr. Aldrich-Blake verheiratet gewesen ist. Auch die Ursache ihres am 28. Dezember 1925 eingetretenen Todes, da war sie 60 Jahre alt, ist unbekannt <QI32>.

Lilian Helen Alexander war eine australische Chirurgin und die erste Frau, die an der Universität von Melbourne Medizin studierte. Das am 15. März 1861 in St. Kilda/Victoria geborene Kind englischstämmiger Eltern – der Vater war Buchdrucker, die Mutter Schulinspektorin – wurde in einem Frauenkolleg auf das Medizinstudium vorbereitet. Zunächst schloss Miss Alexander mit einem

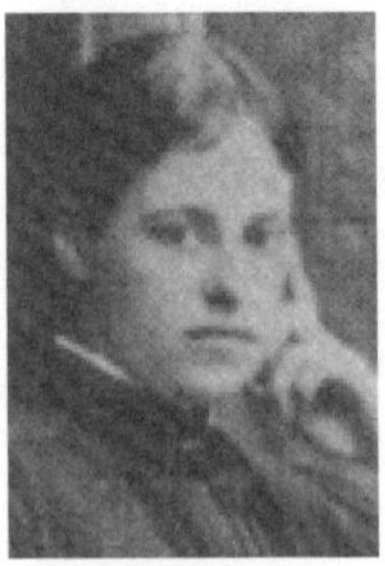

Lilian Helen Alexander

Bachelor und einem Master of Arts ab, bevor sie als erste Frau gegen erhebliche Widerstände die Erlaubnis erhielt, überhaupt zu studieren. Der Weg kann klassisch genannt

20 benannt nach Elizabeth Garret Anderson (1836–1917), englische Ärztin, Frauenrechtlerin, Krankenhaus- und Hochschulgründerin.

werden, der sie am Trinity College zunächst Lehrerin werden und einige Zeit in diesem Beruf arbeiten ließ. 1887 durfte sie sich, wiederum nach Überwindung zahlreicher Hürden, an der Medizinischen Fakultät der Universität Melbourne einschreiben. Sie bestand alle medizinischen Examen und die Doktorprüfung und trat ihre erste Stelle als Ärztin im Royal Women's Hospital in Carlton, einem Ortsteil von Melbourne, an.
Lilian Helen Alexander war an der Gründung des Queen Victoria Hospital beteiligt und arbeitete dort, nachdem sie 1901 die chirurgische Fachqualifikation erlangt hatte. Sie unterhielt bis 1918 auch eine chirurgische Privatpraxis, war nicht verheiratet und kümmerte sich nach dem Tod ihrer Schwester ab 1913 um ihre vier Neffen. Diese ließen nach Dr. Alexanders Tod am 18. Oktober 1934 in South Yarra/Australien zu ihren Ehren eine Skulptur auf dem Gelände der Melbourner Universität errichten <QI33>.

Ihrer berühmten Mutter hat sie 1939 ein literarisches Denkmal gesetzt [1]. Sie selbst war nicht minder berühmt: **Louisa Garrett Anderson**. Sie, die jüngste Tochter des Reeders James G. S. Anderson und der Ärztin und Feministin Elizabeth Garrett Anderson, wurde Chirurgin und wie ihre Mutter Suffragette. Louisa kam am 28. Juli 1873 in Aldeburgh/Suffolk zur Welt. Das Medizinische und das Aufrührerische lagen ihr im Blut. Hier hatten die Eltern keine Einwände gegen eine akademische Laufbahn der Tochter. Sie hat in St. Andrews/Schottland und in London studiert, war schon früh als Frauenrechtlerin unterwegs und war deswegen auch einmal verhaftet worden. Auf die Chirurgie spezialisierte sich Anderson jr. erst so recht im Weltkrieg. Da die britischen Militärbehörden Ärztinnen in ihren Reihen ablehnten, wandten sich Louisa Garrett und ihre Getreuen mit Erfolg nach Frankreich. Mit einem eigenem Hilfskorps, dem „Women's Hospital Corps" (WHC), gingen sie nach Paris, wo das französische Rote Kreuz das neuerbaute Hotel Claridge als Militärkrankenhaus zur Verfügung stellte. Die Frauen um Anderson sahen und behandelten die grausamsten Kriegsverletzungen, und ihnen war klar, dass sie auf diese Weise eine ungeahnte Fülle chirurgischer Erfahrungen sammeln konnten. Der Spruch von Krieg als größtes medizinisches Experiment machte die Runde (und das auch noch im zweiten Weltkrieg), heute würde man das nicht mehr so sagen. Jedenfalls hatten sich die Ärztinnen vom WHC auf ganzer Linie durchgesetzt. Dass ausschließlich Frauen die Soldaten behandelten,

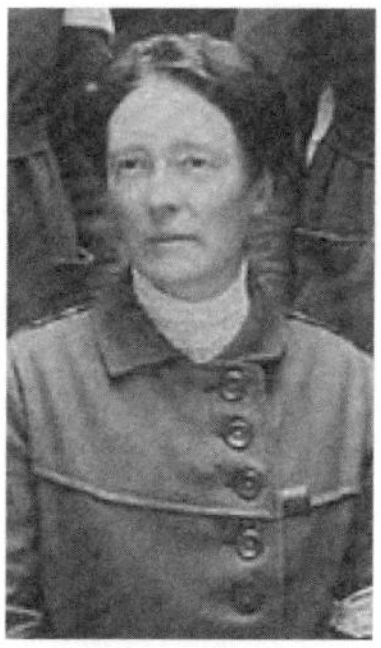
Louisa Garrett Anderson in Uniform einer Armeeärztin.

war Alltag geworden. Louisa Garrett Anderson ging auch in Lazarette an der Front und veröffentlichte wissenschaftliche Arbeiten. In der Anästhesistin Dr. Flora Murray (1869–1923) fand sie ihre Lebensgefährtin. 1917 wurde Louisa Garrett Anderson mit der hohen Auszeichnung „Commander of the British Empire“ geehrt. Am 11. November 1943 ist sie in Penn/Buckinghamshire an einem Herzinfarkt verstorben <QI34>.

Berühmt gemacht hat sie das nach ihr benannte Apgar-Schema zur kardiopulmonalen Bewertung Neugeborener. So wird **Virginia Apgar** landläufig zu den Pädiatern und Neonatologen gezählt, was ja auch nicht ganz falsch ist [90]. Frau Apgar, am 7. Juni 1909 in Westfield/New Jersey geboren, war jedoch von Haus aus Chirurgin und Anästhesistin. Aus einem gutbürgerlichen Elternhaus im Osten der USA stammend und zeitlebens begeisterte Geigerin, strebte sie schon von Jugend an der Medizin zu. Miss Apgar studierte an der Columbia-Universität in New York und praktizierte an verschiedenen großen Krankenhäusern. Nach zwei Jahren und Hunderten von Operationen hätte sie durchaus eine Karriere als Chirurgin machen können. Ihr Lehrer, der bekannte Allen O. Whipple (1881–1963)[21], riet ihr jedoch davon ab, weil die Chancen für eine Frau in der Chirurgie schlecht standen und keine seiner Assistentinnen ihren Lebensunterhalt auf diese Weise bestreiten konnte. Apgar gab auch ihren Geschlechtsgenossinnen einen Teil der Schuld: „Frauen wollen nicht von Chirurginnen operiert werden. Nur Gott weiß, weshalb“.[22] Sie folgte dem Vorschlag Whipples und wechselte in die Anästhesieabteilung der Columbia Universität und wurde 1949 die erste Professorin für Anästhesiologie in den USA. Aufgrund jahrzehntelanger Erfahrungen entwickelte sie 1952 den Apgar-Score, ein 5-Punkte-System, der sich rund um den Erdball durchgesetzt hat.[23] In den 1950er Jahren studierte Prof. Apgar zusätzlich Public Health an der Johns Hopkins School und widmete sich karitativen Aufgaben. Auf die Frage, warum sie nie geheiratet habe, sagte sie: „Ich habe eben keinen Mann gefunden, der Kochen kann“. Virginia Apgar starb am 7. August 1974 in New York an einem Leberleiden. 1995 wurde sie in die „National Women's Hall of Fame“ in Seneca Falls/N.Y. aufgenommen <QI35>.

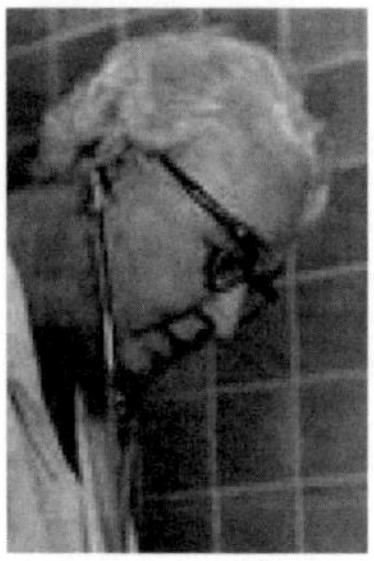

Virginia Apgar

21 Professor der Chirurgie und Inaugurator der radikalen Duodenopankreatektomie bei Pankreaskarzinom („Whipplesche Operation“)

22 In Berlin war das schon seit der Jahrhundertwende, wie an anderer Stelle ausgeführt wird, gegenteilig.

23 Das Schema besteht aus Herzfrequenz, Atmung, Muskeltonus, Reflexen und Hautfarbe und umfasst Werte von 1 bis 10. Ein Index von 1 bis 4 bedeutet schwerste Asphyxie.

Die Professorin der Chirurgie **Helmtraut Arzinger-Jonasch** wurde am 22. Mai 1935 als Helmtraut Michel in Freudenberg/Krs. Tetschen (Decin, Tschechien) geboren. Ihre Laufbahn begann vermittels staatlicher Lenkung zuerst an der Philosophischen Fakultät der KMU[24] Leipzig. Helmtraut Michel brach das Studium ab, wurde Hilfsschwester in der Leipziger Universitätskinderklinik, welche sie dann zum Medizinstudium delegierte, ein in der DDR nicht ungewöhnlicher Vorgang. Nach Staatsexamen und Promotion trat die nunmehrige Frau Dr. Arzinger in die Chirurgische Universitätsklinik unter Herbert Uebermuth (1901–1986) ein, wo sie sich für Unfallchirurgie spezialisierte, habilitierte und als erste Frau Professorin an dieser Klinik wurde, nachdem sie noch eine Weiterbildung in Orthopädie und Plastischer Chirurgie an der Universität von Ljubljana im damaligen Jugoslawien absolviert hatte. Sie beschäftigte sich dann vorzugsweise mit der Verbrennungskrankheit und entwickelte (im Kollektiv) die lyophilisierte Schweinespalthautkonserve Xenoderm® und den synthetischen Hautersatz Syspurderm®, letzteres heute noch von der Hartmann AG produziert. Helmtraut Arzinger, seit 1981 a.o. Professorin, seit 1984 o. Professorin, amtierte von 1984 bis 1986 als Vorsitzende der Sektion Traumatologie der Gesellschaft für Chirurgie der DDR und leitete 1986 die Unfallchirurgentagung in Leipzig [53]. Prof. Arzinger war eine interessante und schillernde Figur unter den Chirurginnen in der DDR und wurde es umso mehr, als sie, die als sogenannter Reisekader Kongresse im westlichen Ausland besuchen durfte, 1976 den renommierten österreichischen Unfallchirurgen Erich Jonasch (1922–1997)[25] heiratete und diesen zur Übersiedlung in die DDR veranlasste, sie selbst erhielt zusätzlich die österreichische Staatsbürgerschaft. Sie hatte bereits zwei Ehen hinter sich, die letzte mit dem Völkerrechtler Rudolf Arzinger (1922–1970), und zwei leibliche Söhne sowie einen Stiefsohn zu versorgen. Jonasch habilitierte noch im gleichen Jahr an der KMU. Gemeinsam veröffentlichte das Paar „Chirurgische Instrumente zur Knochenbruchbehandlung" (1972) und „Instrumentarium und Lagerungstechnik bei unfallchirurgischen Operationen" (1980 ff.). Nach dem gesellschaftlichen Umbruch

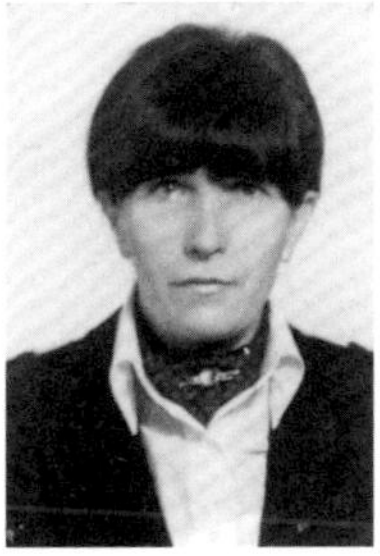

Helmtraut Arzinger-Jonasch

24 „Karl-Marx-Universität", 1953 der Alma Mater Lipsiensis oktroierter Beiname bis zur Rückbenennung 1990 in „Universität Leipzig".

25 Schüler von Lorenz Böhler (1885–1973) in Wien, Oberarzt in Vöcklabruck/Oberösterreich, 1965 Mitbegründer der Österreichischen Gesellschaft für Unfallchirurgie und Vizedirektor des Lorenz-Böhler-Unfallkrankenhauses Wien

1989 hat Frau Arzinger-Jonasch vorübergehend bei ihrem Mann in dessen Wiener Wohnung gelebt.[26] 1992 wurde sie in Leipzig aus politischen Gründen entlassen; ihre Systemnähe war zu evident, gehörte sie doch der SED-Kreisleitung Leipzig an und war Mitglied der Kreisrevisionskommission der SED, dem parteiinternen Kontrollorgan. Nach ihrer Entlassung begab sich Frau Arzinger-Jonasch bezeichnenderweise unter das Dach der „Initiativgemeinschaft zum Schutz der sozialen Rechte ehemaliger Angehöriger der bewaffneten Organe und der Zollverwaltung der DDR" (ISOR e.V.) [50]. Am 11. September 2007 verstarb sie in Leipzig im Alter von 72 Jahren an einem Bronchialkarzinom <QI36>.

Emilie Bauer geb. Duthweiler wurde am 16. Januar 1889 in Nußdorf/Rheinpfalz als Tochter eines Gutsbesitzers geboren. Sie besuchte private Gymnasialkurse und die Töchterschule in Landau, um sich auf das Abitur vorzubereiten. Dieses legte Emilie Duthweiler 1909 am Wittelsbacher Humanistischen Gymnasium in München ab. Danach inskribierte sie für Medizin in Heidelberg, Freiburg i. Br., Kiel und München. Während des ersten Weltkriegs arbeitete Emilie Duthweiler in einem Rote-Kreuz-Lazarett in Landau. Nach dem medizinischen Staatsexamen trat sie in die Chirurgische Universitätsklinik Heidelberg unter Max Wilms (1867–1918) ein, 1919 promovierte sie in Heidelberg. Sie muss noch unter Wilms' Nachfolger Eugen Enderlen (1863–1940) an der Heidelberger Klinik tätig gewesen sein, denn erst ab 1926 ist sie als niedergelassene Chirurgin und Gynäkologin in Neustadt an der Weinstraße nachweisbar. Diese Tätigkeit datiert bis 1960. Am 21. Dezember 1933 hatte Emilie Duthweiler den Regierungsrat Karl Bauer (1886–1945) geheiratet. Von Kindern ist nichts bekannt. Frau Dr. Bauer starb am 27. Dezember 1966 in Neustadt/Weinstraße [9].

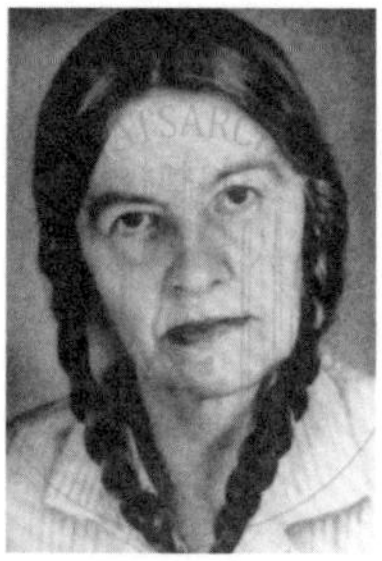

Ida Boysen

„Die Boysen" war eine imponierende Gestalt der Leipziger Chirurgie zur Payr-Zeit. Man meinte, die ganze Stadt kenne sie. **Ida** Friederike Berta Laura **Boysen** wurde am 19. Mai 1889 als Tochter des künftigen Direktors der Universitätsbibliothek Leipzig, Prof. Dr. phil. Karl Boysen (1851–1922), in Marburg an der Lahn geboren. Sie besuchte die Höheren Mädchenschulen in Berlin-Steglitz und in Königsberg, legte 1906 an einer Haushaltsschule in Kassel die Prüfung und 1912 das Lehrerinnen-Examen in Leipzig ab. Schließlich bestand Ida Boysen zu Ostern 1914 als Externa das Abitur

26 Kuderna, H.: E-Mail v. 29.11.2017

am Petri-Gymnasium zu Leipzig – ein langer und zeitraubender Weg bis zum Studium. Ihre dann folgenden naturwissenschaftlichen Studien unterbrach Ida Boysen, um im ersten Kriegsjahr 1914 als DRK-Helferin in Leipzig und Insterburg/Ostpreußen zu arbeiten. Erkrankt an einer Scharlachnephritis kehrte sie nach Leipzig zurück, gesundete und begann 1917 dort das Medizinstudium bis zum Physikum. Während der klinischen Semester war Ida Boysen Hilfsassistentin am Physiologischen Universitäts-Institut bei Prof. Siegfried Garten (1871–1923). Es folgten Zwischensemester in München und ein bravouröses Staatsexamen in Leipzig (1920) [9]. Hier volontierte die junge Ärztin an der Medizinischen und an der Chirurgischen Universitätsklinik und war überglücklich, eine feste Stelle bei dem damals schon berühmten Chirurgen Erwin Payr (1871–1946) zu erhalten. 1921 hatte sie mit einem chirurgischen Thema (Magenvolvulus und Magengeschwür bei Zwerchfelldefekt) promoviert. Payr in seinen Erinnerungen: *„Eine ganz ausgezeichnete Mitarbeiterin von ungewöhnlicher Begabung, ungeheurem Fleiß und größtem Verantwortungsgefühl hatte ich … in Fräulein Dr. Ida Boysen. Sie stellte für die jüngeren Assistenten eine Art Gouvernante und Erziehungsmutter dar, die zu jeder Stunde des Tages und der Nacht bereit war, zur Entscheidung über anstehende Eingriffe zu kommen und auch selbst zuzugreifen, wenn die Lage kritisch wurde. Ich bin dieser edlen Dame … zu allergrößtem Danke verpflichtet“.* [93]. Auch Payrs Oberarzt Prof. Alfons Kortzeborn (1890–1941)[27], später Chefarzt des St. Elisabeth-Krankenhauses in Leipzig, weiß seine Kollegin zu rühmen: *„Fräulein Dr. Ida Boysen, eine der treuesten und anhänglichsten Payr-Schüler, hat durch fast 20 Jahre hindurch die Klinik ‚bemuttert'. Es ist schwer, eine Vorstellung davon zu geben, was diese kluge, unerhört fleißige Frau, eine ausgezeichnete Ärztin, eine glänzend ausgebildete Chirurgin, im Rahmen der Payrschen Klinik bedeutete. Immer hilfsbereit, immer im Dienst, verließ sie kaum je die Räume der Klinik“.* Kortzeborn verbindet diese anlässlich von Payrs 70. Geburtstag gesprochenen Worte mit einer launigen Beschreibung des „Hundekrieges“ zwischen der Medizinischen und der Chirurgischen Klinik, in dem „Fräulein“ Dr. Boysen mit „ihrem übermannsgroßen Körper“ alle Feinde in die Flucht schlug und Payr ihr dafür einen Kuss versprach, auf den sie dann freilich vergeblich wartete …. Wegen einer chronischen Polyarthritis musste die unverheiratet gebliebene Ida Boysen 1937 im Alter von 48 Jahren vorzeitig aus der Klinik ausscheiden und der Chirurgie Ade sagen. Am 21. Mai 1961 ist sie in Hochweitzschen/Sachsen gestorben.

27 spielte als Parteigänger bei der Arisierung und Räumung des Israelitischen Krankenhauses Leipzig eine beschämende Rolle

Sowohl der Ausbildungsweg als auch die berufliche Vielseitigkeit von **Thalkea Brandt** sind als typisch für die Frauen ihrer Generation anzusehen. Sie wurde am 15. Februar 1885 in Ihrhove/Krs. Leer geboren. Nach Volksschule, höherer Mädchenschule und Ausbildung zur Lehrerin wurde sie 1909 zum Abitur am Städtischen Realgymnasium in Münster zugelassen. Es folgten Medizinstudium und Physikum in Göttingen, weitere Semester in Kiel, Göttingen und Freiburg i. Br., daselbst 1914 Staatsexamen und Approbation. Zur geburtshilflich-frauenärztlichen Ausbildung ging Thalkea Brandt nach Kiel an die Universitäts-Frauenklinik (Stoeckel), hier promovierte sie 1916 über klimakterische Blutungen. Drei Jahre später siedelte sie nach Chemnitz über, war zunächst als Hilfsärztin am Stadtkrankenhaus, wo Prof. Paul Friedrich Reichel (1858–1934)[28] die Chirurgie leitete. In den amtlichen Eintragungen firmiert Dr. Thalkea Brandt dann meist als Gynäkologin und Chirurgin, zwischen 1926 und 1928 soll sie auch Inhaberin eines Sanatoriums bzw. einer Privatklinik gewesen sein [9]. Ihr Grab befindet sich im heimatlichen Ihrhove/Ostfriesland. Auf dem Grabstein ist zu lesen: „Dr. med. Thalkea Brandt – Fachärztin für Chirurgie in Chemnitz". In Chemnitz erlag sie am 31. März 1935 einem Krebsleiden.

28 s. Magenresektion nach Reichel-Polya

„One of the great pioneers of cardiac surgery" – das war **Nina Starr Braunwald**, geboren am 2. März 1928 in Brooklyn/New York, gestorben am 5. August 1992 in Weston/Massachusetts, eine Frau, die als Herzchirurgin für Schlagzeilen sorgte und als Ehefrau und Mutter von drei Töchtern die Balance schaffte zwischen Beruf und Familie. Auch für ihre Freizeitbeschäftigungen wie Malerei, Bildhauerei und Reitsport nahm sie sich Zeit. Das gelang, wie sie selbst einmal äußerte, nur dank einer Top-Organisation. Nina Starr hatte Schule und Universität in New York besucht und dort 1952 ihren Kommilitonen, den Austro-Amerikaner Eugene Braunwald (Kardiologe, *1929) geheiratet. Ihre allgemeinchirurgische Ausbildung erfuhr sie am Bellevue-Hospital in New York und am Georgetown University Hospital in Washington. Dort stieg Nina Starr Braunwald unter dem berühmten Prof. Charles A. Hufnagel (1916–1989) in die Herzchirurgie ein, zählte zu den ersten Frauen, die am offenen Herzen operierten und schloss sich dem National Heart Institute an, dessen chirurgisches Team sie leitete und dessen stellvertretende Direktorin sie einmal werden sollte. Weltbekannt wurde Nina Braunwald durch die Entwicklung und Implan-

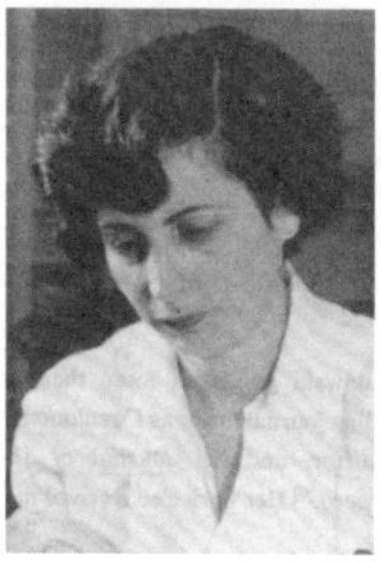

Nina Starr Braunwald

tation künstlicher Herzklappen. Am 11. März 1960 hatte sie zum ersten Mal eine künstliche Mitralklappe eingesetzt (bei einer 44-jährigen Frau mit Mitralinsuffizienz). Mit der Berufung ihres Mannes an die Universität von Kalifornien ging Nina Braunwald mit nach San Diego und 1972 dann mit ihm an die Harvard Medical School in Boston, wo sie Professorin und Chefchirurgin des herzchirurgischen Departements sowie konsultierende Ärztin mehrerer Krankenhäuser wurde, darunter die Kinderherzchirurgie. Nina Starr Braunwald hat über 110 wissenschaftliche Arbeiten publiziert, in den Fachgesellschaften an vorderster Stelle mitgewirkt und eine Vielzahl von Ehrungen erhalten. Ihre große Bedeutung für die weibliche Chirurgie ist nach ihrem Tod durch eine nach ihr benannte Stiftung und eine nach ihr benannte Auszeichnung gewürdigt worden <QI37>.

Ursula Brinckmann, geboren am 22. Oktober 1913 in Ratzeburg, hat ihr gesamtes berufliches Leben in Norddeutschland verbracht: Sie studierte und promovierte an der Universität Rostock (1938) und erhielt dort auch ihre chirurgische Ausbildung. Ihre Lehrer waren die „alten Meister" Wilhelm von Gaza (1884–1936), Karl Lehmann (1885–1950) und Bruno Karitzky (1907–1978). Zuletzt ist Dr. Brinckmann an der Chirurgischen Universitätsklinik Rostock Oberärztin gewesen. Auch am Diakonissenkrankenhaus in Rotenburg/Wümme hat sie gearbeitet. Seit 1950 war sie Mitglied der Deutschen Gesellschaft für Chirurgie und viele Jahre später bis zu ihrem Ruhestand 1998 niedergelassene Ärztin in Marschacht/Lkr. Harburg. Gestorben ist Dr. Brinckmann am 16. Februar 2002 in Mölln.[29]

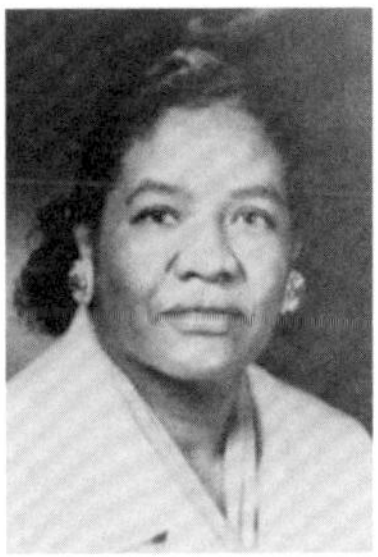
Dorothy Lavinia Brown

„Dr. D." – das ist **Dorothy Lavinia Brown**, die erste afro-amerikanische Chirurgin in den Südstaaten der USA. Geboren am 7. Januar 1919 in Philadelphia/Pennsylvania, vereinte sie in ihrer Person die Ärztin, Politikerin und Pädagogin. Als Waisenkind wuchs Dorothy zuerst bei ihrer Adoptivmutter, dann bei Pflegeeltern in Troy/N.Y. auf. Dank wohltätiger Förderer konnte sie Colleges in mehreren Städten besuchen, arbeitete in unterschiedlichen Berufen und begann schließlich 1944 das Medizinstudium in Nashville/Tennessee – das Erlebnis einer Tonsillektomie hatte in ihr diesen Wunsch geweckt! 1948 schloss Miss Brown mit Erfolg das Studium am Harlem Hospital in New York City ab. Ihre chirurgische Ausbildung erhielt sie gegen so manchen Widerstand am Hubbard Hospital von Mehawy/

29 DGCH-Mitteilungen 3/2002, S. 248

Nashville, gefördert von ihrem Chef Matthew Walker (1906–1978), „einer der prominentesten schwarzen Ärzte Amerikas“. 1954 wurde Dorothy Brown Fachärztin für Chirurgie und wirkte von 1957 bis 1983 als Chefchirurgin am Riverside Hospital in Nashville. Sie war Parlamentsabgeordnete in Tennessee und setzte sich u.a. für einen legalisierten, indikationsgerechten Schwangerschaftsabbruch und für die Gleichberechtigung der afro-amerikanischen Bürger, Mann wie Frau, ein. Im Rahmen der Krankenhäuser Nashvilles sorgte Dr. Brown, die inzwischen Professorin geworden war, an der Seite ihres Kollegen George W. Hubbard (1910–1961) für ein gemeinsames Ausbildungsprogramm und für die Rotation der Facharztkandidaten. Große Teile der theoretischen und praktischen Unterweisungen übernahm sie selbst. 1956 hatte sie als erste alleinstehende Frau in Tennessee ein Mädchen adoptiert und dann über Jahre bewiesen, dass man auch ohne Ehemann eine gute Mutter sein kann. Prof. Dr. Dorothy Brown, für ihre Umgebung also Dr. D., war die dritte Frau überhaupt und die erste Farbige, die zum Mitglied der amerikanischen Chirurgenvereinigung (American College of Surgeons) gewählt wurde (1959). Sie erhielt vier Ehrendoktorate und war Mitglied mehrerer wissenschaftlicher und sozialer Organisationen, deren Sitzungen sie mit ihren eindringlichen Reden bereicherte. Am 13. Juni 2004 verstarb Dorothy Lavinia Brown in Nashville an Herzversagen <QI38>. In der Tennessee Health Care Hall of Fame hat sie ihren festen Platz.

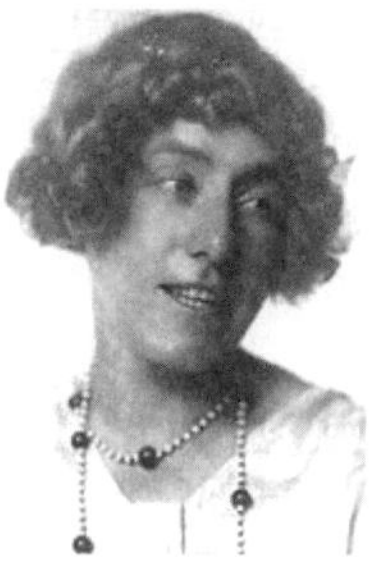
Dora Brücke-Teleky

Die Arzttochter **Dora Teleky** und Schwester des Wiener Pioniers der Arbeits- und Sozialmedizin Ludwig Teleky (1872–1957) schrieb sich zunächst an der Philosophischen Fakultät der Universität Wien ein und war die erste Frau, die bei Sigmund Freud (1856–1939) Kurse besuchte, um dann regulär Medizin zu studieren und 1904 in Wien zu promovieren. Nach anatomischer Vorbildung erhielt sie ihre chirurgische Ausbildung an der I. Chirurgischen Universitätsklinik in Wien bei Prof. Anton von Eiselsberg (1860–1939). Schon fast Chirurgin, wandte sich Doktorin Teleky der Frauenheilkunde zu und zählte die berühmten Wiener Universitäts-Gynäkologen Rudolf Chrobak (1843–1940), Alfons von Rosthorn (1857–1909) und Ernst Wertheim (1911–1914) zu ihren Lehrern. Sie vervollkommnete ihr operatives Spektrum bei dem Urologen Otto Zuckerkandl am Wiener Rothschild Hospital und galt als „vielseitige und versierte Operateurin“. Dora Teleky war die erste Frau, die der Deutschen Gesellschaft für Urologie angehörte. Nicht zuletzt hat sie sich auch als Sozialmedizinerin einen Namen gemacht, indem sie Schulärztin, Leiterin einer Schwangerenfürsorgestelle und Gründerin der Vereinigung „Ärztinnen Wiens" war. Dora Teleky, geboren am 5. Juli 1879 in Hinterbrühl/Niederösterreich, hatte 1930 den Neurophysiologen Ernst Theodor von Brücke (1880–1941) geehelicht und war mit diesem in die USA emigriert, wo er an der Harvard Medical School lehrte und sie als Gynäkologin arbeitete. Nach 1950 kehrte Dr. **Dora Brücke-Teleky** nach Europa zurück und lebte bis zu ihrem Tode am 19. April 1963 in Stäfa bei Zürich <QI39>.

Die Nestorin der ostdeutschen Handchirurgie **Helene („Leni") Büchter** wurde am 12. Februar 1916 als Pastorentochter in Wertherbach am Niederrhein geboren und ist am 3. Juni 2010 nach längerer Krankheit in Xanten verstorben. Beharrlich ist sie ihren Weg von der Krankenschwester bis zur Professorin gegangen. Da sie nach dem Abitur 1935 in Wesel und dem sogenannten Pflichtjahr aus finanziellen Gründen nicht Medizin studieren konnte, absolvierte Leni Büchter die Krankenpflegeschule in Wuppertal. Als examinierte Kranken- und Säuglingsschwester erhielt sie 1941 – der Bedarf an Ärzten war groß im Krieg – einen Studienplatz für Humanmedizin in Marburg. Kriegs- und nachkriegsbedingt setzte

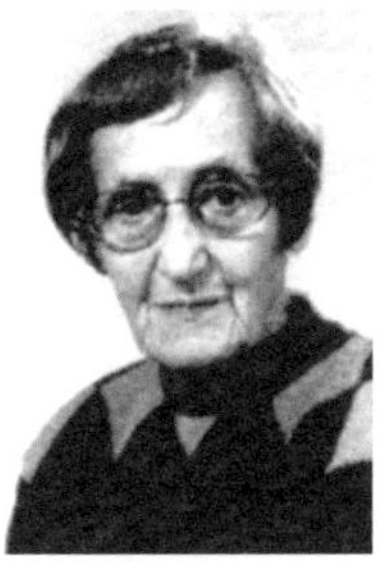

Leni Büchter

Leni Büchter das Studium in Graz und Düsseldorf diskontinuierlich fort, wo sie es 1948 mit Staatsexamen und Promotion abschloss. Auf der Suche nach einer chirurgischen Ausbildungsstelle wurde sie in Schönebeck an der Elbe in der damaligen Ostzone bzw. SBZ fündig. Hier war sie Pflichtassistentin am Kreiskrankenhaus und begann mit ihrer chirurgischen Laufbahn, die sie dann an die Chirurgische Universitätsklinik in Halle an der Saale führte. Jedenfalls wurden in Halle die Professoren Werner Budde (1886–1960) und Franz Mörl (1899–1979) zu ihren Lehrern. Als Helene Büchter 1957 die 74. Tagung der Deutschen Gesellschaft für Chirurgie in München besuchte – das war vor dem Bau der Berliner Mauer und der Sicherung des DDR-Grenzregimes noch möglich – traf sie dort auf den „Papst" der europäischen Handchirurgie, Prof. Erik Moberg (1905–1993) aus Göteborg. Seit 1955 Fachärztin für Chirurgie, hatte sich Leni Büchter trotz ihrer Aufgaben in der Allgemeinchirurgie schon lange für die Hand-, Plastische- und Wiederherstellungschirurgie interessiert. Mörl schaffte es, und nur wer in der DDR Arzt gewesen ist, kann diese Leistung ermessen, seine Assistentin durch den Eisernen Vorhang nach Schweden zu

E. Moberg zu schicken. Fünf Wochen hospitierte und operierte Leni Büchter bei dem der deutschen Sprache mächtigen Handchirurgen am Sahlgrenska Hospital. Und es hat sich gelohnt – für Leni Büchter selbst, für F. Mörl und seine Klinik und für die DDR-Handchirurgie! An der Chirurgischen Universitätsklinik Halle baute Leni Büchter die Abteilung für Handchirurgie auf, welche auch zum Hospitationszentrum für auswärtige Kollegen wurde. Bereits 1962 hatte Leni Büchter, inzwischen Oberärztin, einen Lehrauftrag erhalten. 1972 habilitierte sie unter dem Direktorat und der Förderung von Prof. Karl-Ludwig Schober (1912–1999), 1975 wurde sie a.o. Professorin. Sie hatte 1972 die Arbeitsgemeinschaft für Handchirurgie innerhalb der DDR-Chirurgie gegründet und den Vorsitz übernommen. Im selben Jahr erschien ihr Opus magnum „Chirurgische Behandlung der verletzten und erkrankten Hand".[30] Leni Büchter bereiste in Sachen Handchirurgie viele der sogenannten sozialistischen Länder und das damals noch neutrale Österreich. Zu Hause leitete sie zahlreiche handchirurgische Tagungen, bei denen auch Ursula Schmidt-Tintemann (s.u.) auftrat. Chirurginnen, die bei Dr. Büchter in die Handchirurgie wechselten und ihr bis zur Berentung treu blieben, waren u.a. Gerlinde Kludszuweit und Anita Stock. Leni Büchter wurde 1976 emeritiert und durfte 1979 offiziell in ihre alte Heimat am Rhein übersiedeln. Da war sie 63 Jahre alt, ledig und voller Tatendrang, so dass sie noch bis 1984 als Oberärztin am Evangelischen Krankenhaus in Köln-Kalk arbeitete und dort die Handchirurgie aufbaute. 1990 wurde Frau Prof. Büchter Ehrenmitglied der Deutschsprachigen Arbeitsgemeinschaft für Handchirurgie. Ihr erwiesen Granden der deutschen Handchirurgie wie z.B. Dieter Buck-Gramcko (1927–2012) ihre Reverenz [15, 16].

Was für ein Leben gleich unter mehreren Namen! **Margaret Ann Bulkley** alias **James Barry** oder **Miranda Stuart**. Die Person ist real, und sie hat sich als Mann ausgegeben, nämlich als James Barry. Sie wurde vermutlich am 11. Januar 1795 in Belfast/Nordirland geboren und ist am 25. Juli 1865 in London gestorben. Über Kindheit und Jugend gibt es nur Spe-

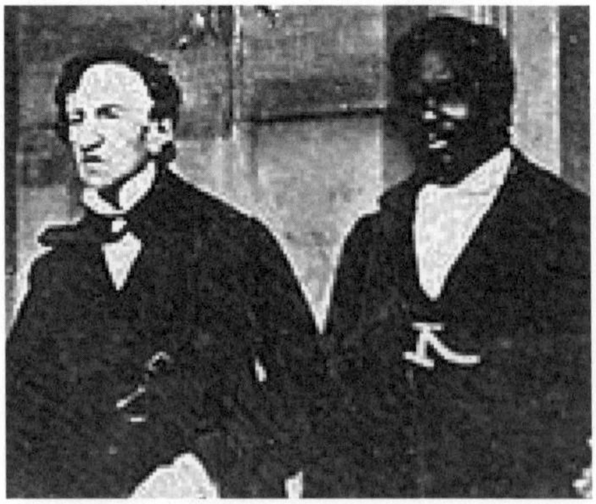

James Barry und sein Diener John

30 Es war dies die erste Monographie zur Handchirurgie in der DDR; 1974 erschien die „Praxis der Handchirurgie" von Georg Zeumer (1922–2005).

kulationen. Konkret wird es erst mit dem Eintritt Bulkley-Barrys 1809 als männlicher Student in die University of Edinburgh, die „er" 1812 mit dem medizinischen Doktordiplom verließ. 1815 erfolgte der Eintritt in die britische Armee und Dienste in Waterloo (gegen Napoleon I.), Indien, Südafrika, Trinidad, Malta, Korfu und Kanada. In Kapstadt wirkte J. Barry als medizinischer Inspektor und soll den ersten erfolgreichen Kaiserschnitt auf dem afrikanischen Kontinent durchgeführt haben. Sein/ihr höchster Rang war der eines Generalinspekteurs des britischen Militärsanitätswesens und des obersten ärztlichen Offiziers für Heer und Lazarette. Aus Jamaika existiert ein Foto um 1862, das J. Barry mit seinem schwarzen Diener John zeigt. Als Barry ein Jahr nach der Pensionierung an einer Durchfallerkrankung starb, wurde bei der ersten Leichenversorgung durch eine Heimbürgin das wahre Geschlecht des toten Militärarztes entdeckt – das einer Frau! Dr. Bulkley-Barry, eine Person von schwierigem und unausgeglichenem Charakter, hat viel und gut operiert und sich für die Verbesserung der Lebensbedingungen der Soldaten und der einheimischen Bevölkerung eingesetzt.[31] Hätte sie ihre Identität preisgegeben, wären Studium und Karriere als Arzt und Chirurg nicht möglich gewesen [60] <QI40>.

31 Der Literatur zufolge hat sich B. durch sein selbstgerechtes Auftreten und seine oft unorthodoxen Methoden immer wieder Feinde gemacht, ist inhaftiert und degradiert worden. Mit Florence Nightingale (1820–1910) soll er während des Krimkrieges (1854–1856) heftig aneinander geraten sein.

Eine Ärztin des Spätmittelalters sehen wir in **Constanza Calenda**. Sie lebte in der ersten Hälfte des 15. Jahrhunderts in Italien, war Chirurgin und eine der ersten Augenoperateurinnen. Ihr Vater Salvator Calenda war um 1415 Dekan der Medizinischen Fakultät der Universität von Salerno, danach in gleicher Funktion in Neapel. Er erlaubte seiner Tochter den Vorlesungsbesuch an seiner Hochschule und führte sie in die ärztliche Praxis ein. Constanza Calenda durchlief alle medizinischen Curricula, und es ist möglich, aber nicht bewiesen, dass sie in Neapel sogar zum Dr. med. promovierte. Über ihr sonstiges Leben schweigen die Quellen <QI41>.

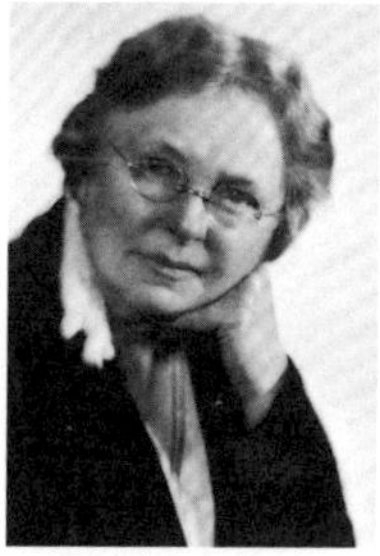
Maud Chadburn

Maud Chadburn gehörte mit zu den ersten Frauen des Vereinigten Königreiches, die eine Karriere als Chirurgin machten. Sie wurde am 9. März 1868 im nordostenglischen Middlesbrough als ältestes von vier Kindern eines Geistlichen geboren. 1881 war die Familie nach Kent gezogen, Mauds Kindheit wird als freudlos beschrieben. Ihre Ausbildung erhielt sie am Milton Mount

College, in London studierte sie am University College und an der London School of Medicine für Women. Maud Chadburn erlangte zunächst die Apothekerinnen-Lizenz (1893) und das medizinische Bakkalaureat (1894). Der renommierten Tageszeitung *THE TIMES* waren Miss Chadburns medizinisches Staatsexamen und ihre Doktorpromotion immerhin zwei Meldungen wert, so selten waren diese Ereignisse bei Frauen. Danach suchte sie in diversen Tätigkeiten als Anästhesistin, Museumskuratorin, Gynäkologin und chirurgische Oberärztin am Elizabeth-Garrett-Anderson-Hospital in London erst einmal ihren Weg, bevor sie 1912 zusammen mit ihrer chirurgischen Kollegin Eleanor Davies-Colley (s.u.) das South London Hospital for Women and Children gründete. Dieses bei den Londoner Bürgern beliebte Krankenhaus, in dem fast ausschließlich weibliche Ärzte tätig waren, bestand bis 1984 und musste dann einem Tesco-Supermarkt weichen. Sic transit gloria mundi. Immerhin gibt es im Londoner Stadtteil Clapham einen Maud Chadburn Place. Maud Chadburn starb am 24. April 1957 im Alter von 89 Jahren in London. Von ihrem Tod gab wiederum die *TIMES* Kenntnis. Aus diesen und anderen Nachrufen geht hervor, dass Maud Chadburn nicht verheiratet war, als Alleinerziehende und Vollberufstätige aber drei Kinder adoptiert und aufgezogen hatte. Ferner wird betont, dass sie ihr gesamtes Studium und die Karriere allein ihrem Willen und ihrer eigenen Initiative verdankte <QI42>.

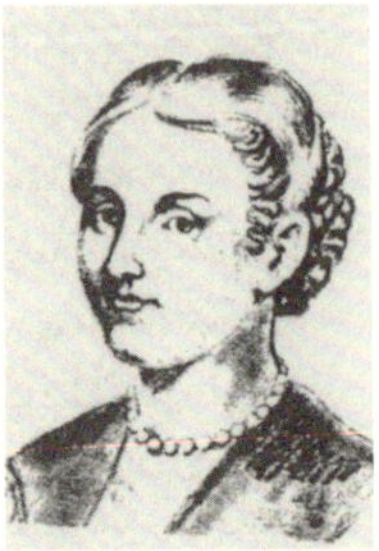

Marie Colinet

Wenn man sich mit Wilhelm Fabry (Fabricius Hildanus) (1560–1634), „dem größten Wundarzt seiner Zeit“, beschäftigt, kommt man um dessen Ehefrau nicht herum. **Marie Colinet** wurde zu unbekanntem Datum in Genf als Tochter eines Buchdruckers geboren und ist nach 1638 in Bern verstorben. Sie war Hebamme, Assistentin ihres Mannes und selbst Wundärztin. Das Paar hatte am 30. Juli 1587 geheiratet. Aus der Ehe gingen acht Kinder hervor, von denen nur ein Sohn die Eltern überlebte und ebenfalls Wundarzt geworden ist. Marie Colinet war die seinerzeit berühmteste Hebamme der Schweiz, die den stumpfen Haken und die Zange ebenso trefflich zu gebrauchen wusste wie sie 1603 mit Erfolg einen Kaiserschnitt vornahm. Fabry und seine Frau, die er Colinette nannte, praktizierten gemeinsam in Genf, Düsseldorf, Köln, Lausanne und vor allem in Bern – viele Umzüge mit Kindern, Hausrat und dem chirurgischen Instrumentarium. Marie Colinet, die „Hildana“, hat Frakturen und Luxationen, Gebärmutterprolapse, Blasenleiden und anderes behandelt und ihren Mann häufig vertreten. Ihre Ruhmestat aber geschah am 5. März 1624, als es ihr als einer der ersten Heilkundigen überhaupt gelang, einen metallischen Fremdkörper mit Hilfe eines Magneten aus der Hornhaut eines menschlichen Auges zu entfernen [37]. Fabry selbst, dem diese Leistung zugeschrieben wurde, hat bei vielen Gelegenheiten die Verdienste seiner Frau hervorgehoben und auf die Splitterextraktion bezogen ausgeführt: *„Da hat meine Ehefrau sich ein sehr geeignetes Mittel ausgedacht …“*. Rund 300 Jahre später kam der deutsch-schweizer Medizinhistoriker Erich Hintzsche (1900–1975) zu dem Schluss: *„Man geht wohl nicht fehl zu sagen, dass Fabrys Frau überdurchschnittlich intelligent gewesen sein muss“* [48]. Und ungewöhnlich praktisch und ein Organisationstalent, wäre hinzuzufügen. Woher das Paar dann noch die Zeit nahm, neben chirurgischen Beobachtungen auch religiöse und weltanschauliche Schriften zu veröffentlichen, bleibt sein Geheimnis. In Hilden, der Geburtsstadt ihres Mannes, sind eine Straße und eine Schule nach Marie Colinet benannt <QI43>.

Eleanor Davies-Colley brach als eine der ersten Britinnen in die Phalanx männlicher Chirurgen ein. Sie wurde am 21. August 1874 in Petworth/Sussex als Tochter eines Chirurgen geboren. Durch den Chirurgen-Vater, einen Großvater, der Krankenhausverwalter war, und eine

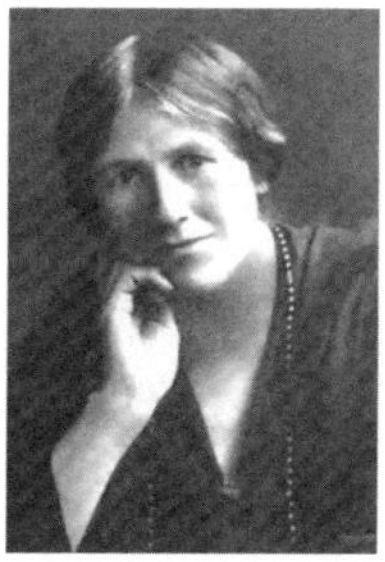

Eleanor Davies-Colley

Kusine, die Feministin war, vorbelastet, erhielt sie ihre Ausbildung an Höheren Töchterschulen in London und war danach Sozialarbeiterin im Londoner East End. Ihr Medizinstudium absolvierte Eleanor an der London School of Medicine for Women und an der University of London (1902–1910). Im Jahr 1911 wurde sie als erste Frau in Großbritannien Mitglied des Royal College of Surgeons. Ihre chirurgische Laufbahn währte über 30 Jahre und umfasste Tätigkeiten am Elizabeth Garrett Anderson Hospital, am University College Hospital, an der School of Medicine (als anatomische Demonstratorin), am Royal Free Hospital und am Marie Curie Cancer Hospital, alle in London. Mit Maud Chadburn (s.o.) gründete Eleanor Davies-Colley nicht nur das South London Hospital for Women and Children, sondern sie lebte und arbeitete mit ihr auch 25 Jahre zusammen. Mit Hilfe ihrer Kusine Harriet Wever (1876–1961) und anderer Feministinnen sammelte E. Davies-Colley so viel Geld, dass sowohl eine Ambulanz in Newington als auch eine 80-Betten-Klinik für die Gemeinde Clapham aufgebaut werden konnte. Letztere wurde von Queen Mary (1867–1953) am 4. Juli 1916 persönlich eingeweiht. Einer der Hörsäle des Royal College of Surgeons wurde 2004 nach Eleanor Davies-Colley benannt. Die Initiative dazu war von Averil Mansfield (*1937), der ersten ordentlichen Professorin für Chirurgie im Vereinten Königreich, ausgegangen <QI44>.

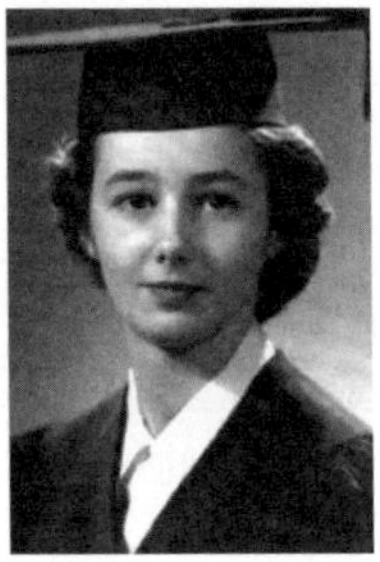

Lucille Teasdale Corti

Staunend stehen wir vor Leben und Werk der **Lucille Teasdale Corti**, Kanadierin von Geburt, Italienerin durch Heirat. Sie wurde am 30. Januar 1929 in Montreal/Quebec als viertes von sieben Kindern eines Metzgers geboren und in einer katholischen Internatsschule von Nonnen erzogen, wo sie zum ersten Mal von Missionsarbeit in China hörte und im Alter von 12 Jahren beschloss, „in Indien Ärztin" zu werden. Als sich Lucille 1950 an der Medizinischen Fakultät der Universität von Montreal einschrieb, war sie eine von zehn Frauen unter den 110 Mitstudenten. Nach ihrem 1955 mit Auszeichnung bestandenem Studium absolvierte sie ihre Pflichtassistenz an mehreren Krankhäusern Montreals. Bei einem solchen Volontariat lernte sie den italienischen Arzt Piero Corti (1925–2003) kennen und lieben. Postgradual bildete sich Lucille Teasdale in Kinderchirurgie weiter und hatte den Wunsch, dort zu arbeiten, wo die Not am größten war. Nach einer Hospitation in Marseille reisten Teasdale und Corti nach Uganda, um „nur für ein paar Monate" zu bleiben, aus denen aber 35 Jahre wurden. Lucille Teasdales chirurgischer Mentor war in der ugandischen Hauptstadt Kampala Chefarzt Dr. Denis Parsons Burkitt (1911–1993), der Erstbeschreiber des „Burkitt-Lymphoms". Im St. Marys Hospital Lacor, einem katholischen Missionskrankenhaus, fand das Paar seine Lebensaufgabe und heiratete hier am 5. Dezember 1961 in der Krankenhauskapelle. Sie erlebten den Bürgerkrieg zwischen Uganda und Tansania, die Regimes von Milton Obote und Idi Amin, waren selbst nur allzu oft an Leib und Leben bedroht. Den Tod vor Augen entschlossen sich die Cortis jedoch, in Lacor zu bleiben und das Elend lindern zu helfen. Ihre einzige, 1962 geborene Tochter schickten sie nach dem Grundschulbesuch in Uganda aus Sicherheitsgründen nach Italien und dann in das damals noch friedliche Kenia. In Lacor waren die Schwierigkeiten der medizinischen Versorgung enorm, es mangelte an allem, und vor der Tür standen nicht nur Schlangen von Patienten, sondern zu nächtlicher Stunde auch marodierende Mörderbanden.

Trotz allem fand Lucille Corti die Kraft, allgemeinärztlich und chirurgisch zu arbeiten, einheimische Krankenschwestern und Pfleger auszubilden und eine Plattform für die postgraduale Weiterbildung zu schaffen. Sie war praktisch Tag und Nacht im Krankenhaus, operierte ständig und verhinderte nicht nur einmal Plünderungen und Entführungen. Bei Lucille Teasdale Corti wurde 1985 AIDS diagnostiziert. Sie hatte sich vor Jahren bei der Operation eines HIV-infizierten Soldaten verletzt. In heroischer Weise widerstand Frau Dr. Corti der Erkrankung, die zunächst fast keine Beschwerden verursachte und von Londoner Spezialisten behandelt wurde – sie arbeitete weiter wie bisher. Doch nach weiteren Jahren forderte die Krankheit ihren Tribut, Komplikationen traten auf, den Großteil der Operationen musste sie nun an die von ihr ausgebildeten ugandischen Ärzte abgeben. Aber selbst, als sie auf 40 kg abgemagert war, sich selbst Infusionen gab und den Tod vor Augen hatte, führte sie noch täglich bis zu sechs Stunden lang ambulante Sprechstunde durch. Am Ende ihres Lebens konnte sie auf 13 000 chirurgische Eingriffe und auf 111 953 ambulante Versorgungen im Lacor Hospital zurückblicken. Ihr Mann brachte sie noch in ihr Haus nach Besana/Italien, wo sie am 1. August 1996 verstarb <QI45>.

Sich in den Vordergrund stellen und Aufsehen erregen, das war ihre Sache nicht: **Gertrud („Gerti") Dippmann**, Herzchirurgin aus Passion. Sie wurde als Gertrud Langer am 11. Dezember 1928 in Araçatuba/Sao Paulo in Brasilien geboren. Die auslandsdeutsche Familie kehrte 1938 nach

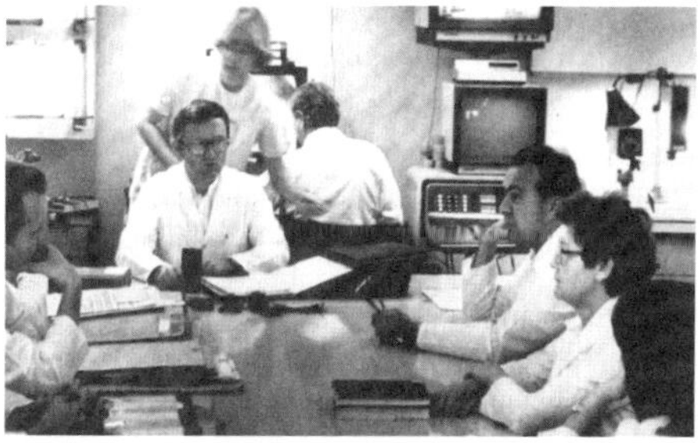

Dr. Gertrud Dippmann (2. v. re.) im Herzteam der Zentralklinik Bad Berka um 1979, neben ihr Prof. W. Ursinus, in Bildmitte der Radiologe Prof. H. Eger (mit freundlicher Genehmigung von Prof. Dr. E. Knoth, Bad Berka).

Deutschland zurück. Das Eingewöhnen war für das zehnjährige Mädchen nicht leicht, 1943 schloss es die Volksschule in Geyersdorf im sächsischen Erzgebirge ab und besuchte anschließend in Chemnitz die Vorstudienanstalt, eine Außenstelle der ABF[32] der TU Dresden, zur Erlangung der Hochschulreife. Von 1948 bis 1953 studierte Gertrud Langer Humanmedizin an der Universität Leipzig, wo sie 1954 auch promoviert wurde. Als frischgebackene Assistenzärztin arbeitete sie bis 1961 am Bergarbeiterkrankenhaus Annaberg, das in das ehemalige königlich-sächsische Lehrerseminar eingezogen war. Noch vor Facharztabschluss wurde sie dort 1959 Oberärztin und schließlich 1960 Fachärztin für Chirurgie. Mit ihrem Mann, dem Chirurgen Dr. Alfred Dippmann (1922–2018), den sie 1956 geheira-

32 Arbeiter- und Bauern-Fakultät, von 1949 bis 1966 in der DDR bestehende Einrichtung für Arbeiter- und Bauernkinder zur Vorbereitung auf ein Hochschulstudium.

tet hatte (die Ehe blieb kinderlos), trat sie 1962 in die thoraxchirurgische Abteilung der Zentralklinik für Lungenkrankheiten und Tuberkulose in Bad Berka ein.[33] In Bad Berka baute zu jenem Zeitpunkt Prof. Dr. Eberhard Hasche (1920–1973) [58] ein herzchirurgisches Zentrum auf, das fünfte in der DDR, und scharte eine verschworene Gemeinschaft um sich. Die Dippmanns wurden Oberärzte, er für Thoraxchirurgie, später Chefarzt dieser Abteilung, sie leitende Oberärztin der Herzchirurgie mit Subspezialisierung Kinderherzchirurgie. Gertrud Dippmann stellte die „wissenschaftliche Abteilung" der Familie Dippmann dar, wie es ihr Chef auszudrücken pflegte. Als „rechte Hand" des Professors war sie für diesen unverzichtbar und hat auch mit ihm gemeinsam das Kapitel „Dringliche Thoraxchirurgie in der Schwangerschaft" für das Handbuch „Klinik der Frauenheilkunde und Geburtshilfe" von Horst Schwalm und Gustav Döderlein verfasst (1965). Nach dem frühen Tod Hasches blieb Frau OÄ Dippmann loyale Stütze auch des neuen Chefs Prof. Wolfgang Ursinus (1932–2007). Gerti Dippmann schied – stark beeinträchtigt durch eine fortschreitende Polyarthritis – 1989 nach über 26-jährigem Wirken in der Bad Berkaer Herzchirurgie aus der Klinik aus, die ihr Leben bedeutet hatte. Sie konnte sich jedoch glücklich schätzen, nicht mehr die wendebedingten Turbulenzen mit marktwirtschaftlicher Orientierung und gänzlich anderer Arbeitsauffassung als sie sie kannte, miterleben zu müssen.[34] Ihre Aktivitäten galten nun der neu erstandenen ärztlichen Selbstverwaltung in Thüringen, insbesondere dem Seniorenausschuss der Landesärztekammer. Als Gerti Dippmann am 29. Januar 2009 im Alter von 80 Jahren in Bad Berka verstarb, titelte die *Thüringer Landeszeitung*: „Weibliche Koryphäe in Männerdomäne" und würdigte die Ärztin entsprechend.[35] Andere nannten sie ebenso zutreffend „Herzchirurgin mit Herz". Gertrud Dippmann ist eine der ersten Herzchirurginnen in ganz Deutschland gewesen, was angesichts der Abkapselung der DDR nicht in das Bewusstsein nachfolgender Generationen gedrungen ist: Nach dem Facharztcurriculum habe es die „erste ausgebildete Kollegin in der Herz-, Thorax- und Gefäßchirurgie erst seit 1989" gegeben, schreibt die Herzchirurgin Ina Ennker. 2001 fanden sich in Deutschland unter den 387 Chirurgen mit der Facharztbezeichnung ‚Herz-Thorax-Kardiovaskular-Chirurgie' 23 Frauen <QI46>. Und es ist eine Frau, die aktuell (2017) die erste Kunstherz-Transplantation in Europa vorgenommen

33 Roppel, A. [Schwester von G. Dippmann]: Schriftl. Mitt. v. 30.1.2018 und Lebenslauf MR Dr. med. Gertrud Dippmann

34 Knoth, E.: Schriftl. Mitt. v. 14.1.2018

35 TLZ (Thüringische Landeszeitung) v. 7.2.2009

hat: Die türkischstämmige Herzchirurgin Dilek Gürsoy (*1978) <QI47>. Apropos deutsche Herzchirurgie: Einen bemerkenswerten Berufsweg schlug die Herzchirurgin Prof. Claudia Schmidtke (*1966) ein. Sie ging nach kardiochirurgischer Tätigkeit in Hamburg, Lübeck und Bad Segeberg den Weg in die Politik, wurde CDU-Mitglied, in den Bundestag gewählt und 2018 von der Bundesregierung zur Patientenbeauftragten ernannt.

Luise Ebmeier gehörte zu den ersten vier Studentinnen, die sich 1908 in Marburg für das Medizinstudium einschreiben konnten. Zuvor hatte sie sich nolens volens einer pädagogischen Ausbildung bei der berühmten Frauenrechtlerin Helene Lange (1848–1930) in Berlin unterzogen. Sie war am 26. September 1879 in Frankfurt an der Oder als Tochter eines Regierungsassessors geboren und im Haus eines Kommerzienrates in Magdeburg erzogen worden. Das medizinische Staatsexamen legte „Fräulein Ebmeier" im Jahr 1911 in Marburg mit der Note „Sehr gut" ab. Ein Jahr später approbiert, volontierte sie an der Medizinischen Universitätsklinik Marburg und trat 1914 als unbezahlte(!) Assistentin in die Chirurgische Klinik Magdeburg-Altstadt ein, wo Prof. Rudolf Habs (1863–1937) ihr chirurgischer und Prof. August Blencke (1868–1937) ihr orthopädischer Lehrer wurde. Nach der Ausbildung arbeitete Luise Ebmeier in Magdeburg noch eine Zeit lang in einer Privatklinik. 1932 ließ sie sich dort als Fachärztin für Orthopädie nieder. Nach dem Verlust eines Armes (Unfall?) spezialisierte sie sich – unverheiratet geblieben – auf dem Gebiet der „Medico-Mechanik". Luise Ebmeier ist 1964 gestorben [9, 30].

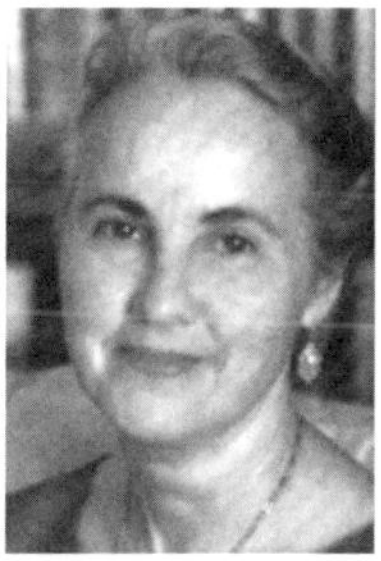
Anita Figueredo

Die Chirurgin und Philanthropin **Anita Figueredo** war die erste Doktorin der Medizin in ihrem Geburtsland Costa Rica und die erste Chirurgin, die im kalifornischen San Diego praktizierte. Sie wurde am 24. August 1916 als Tochter eines bekannten Fußballspielers geboren, wuchs bei ihrer Mutter auf, mit der sie 1921 nach Spanish Harlem in Manhattan N.Y. emigriert war, und absolvierte ein kirchliches College bis zur Reifeprüfung. 1936 wurde Anita als eine von vier Frauen am Long Island Medical College zum Medizinstudium angenommen. Ihre chirurgische Ausbildung erhielt sie am Memorial Hospital in New York. Dr. Anita Figueredo spezialisierte sich auf dem Gebiet der Krebschirurgie und nahm am Memorial Hospital for Cancer im zweiten Weltkrieg eine verantwortliche Stellung ein, als die meisten männlichen Kollegen zum Militärdienst eingezogen waren.

1942 hatte sie den Arztkollegen Dr. William J. Doyle (†1999) geheiratet, blieb 58 Jahre mit ihm verbunden und brachte neun(!) Kinder zur Welt, von denen sechs ebenfalls Ärzte wurden. Ihre älteste Tochter veröffentlichte 2013 eine Biographie über ihre Mutter. Die als manuell äußerst geschickt beschriebene Frau benötigte zum Operieren stets einen Treppenaufsatz oder ein Fußgestell, da sie nur 1,50 m groß war. Neben ihrer chirurgischen Tätigkeit, mit der sie gerade als Frau in San Diego Furore machte, trat Dr. Figueredo durch ihr soziales Engagement hervor. So arbeitete sie 1946 an der Pariser Menschenrechtsdeklaration mit, gründete Hilfsorganisationen für Arme, schloss sich den Bestrebungen von Mutter Teresa[36] an und erhielt eine hohe päpstliche Auszeichnung für ihr karitatives Wirken. Außerdem gehörte sie 12 Jahre dem Stadtrat von La Jolla an. Anita Figueredo starb am 19. Februar 2010 im Alter von 93 Jahren in ihrem Haus in La Jolla an einer Hirnblutung und wurde fünf Jahre postum in die San Diego Women's Hall of Fame aufgenommen <QI48>.

Auch auf dem fünften Kontinent gab es Pionierinnen der Chirurgie. **Laura Elizabeth Forster** ist eine von ihnen. Sie wurde 1858 als fünftes von sechs Geschwistern in Sydney geboren. Es stand ihr ein ungewöhnliches Leben bevor. Ihr Vater war Gutsbesitzer, Dichter und Premierminister der australischen Provinz Neu Südwales. Laura besuchte zunächst Frauenschulen, die der Universität von Sydney angeschlossen waren, und erhielt eine (unvollständige) medizinische Ausbildung. Nach dem Tod des Vaters begab sie sich mit ihrer Stiefmutter nach England, und 1887 gelang es ihr, sich als Medizinstudentin an der Universität Bern zu immatrikulieren. 1894 absolvierte sie ihr Staatsexamen und praktizierte ab 1895 im Vereinigten Königreich. Es folgten 12 Semester Forschung in der Pathologie, wiederum in Bern. Nach ihrer Niederlassung in England praktizierte Laura Forster in Oxford, war approbiert beim Royal College of Physicians and Surgeons in Glasgow, beim Royal College of Physicians und beim Royal College of Surgeons, beide in Edinburgh.

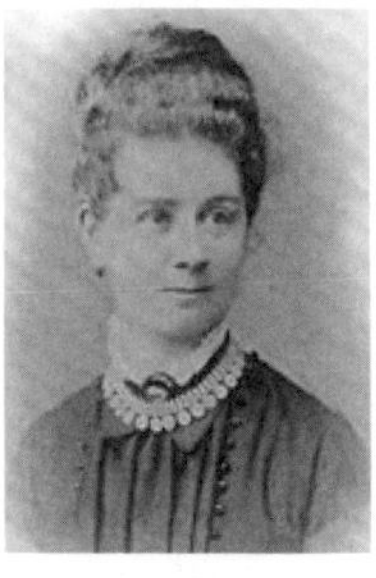

Laura Elizabeth Forster

Laura Forster war Chirurgin und Krankenschwester im ersten Balkankrieg (1912/13) und im ersten Weltkrieg. Vom Britischen Roten Kreuz wurde sie an ein belgisches Feldhospital in Antwerpen abgeordnet. Bei einem deutschen Luftangriff in Frankreich wurde sie verwundet, dann nach ihrer Genesung in das größte Militärhospital von Petro-

36 Teresia Gonxhe Bojaxhiu (1910–1997), heilig gesprochene Ordensschwester albanischer Herkunft in Indien, Friedensnobelpreisträgerin.

grad (St. Petersburg) verlegt. Laura Forster war die erste australisch-englische Ärztin, die dort arbeitete. Nunmehr schloss sie sich dem Russischen Roten Kreuz an, zog in den Kaukasus, arbeitete in Hospitälern von Erzurum und Zalishchyky im russisch-polnischen Galizien. Hier behandelten Forster und ihr Team unter der Flagge der National Union of Women's Suffrage Societies, einer Art Frauenkampfbund, Tausende von Soldaten und Flüchtlingen mit Typhus, Scharlach, Dysenterie und Verletzungen aller Art. 20-Stunden-Tage, ständige Bombardierungen und die alte Verwundung hinterließen zunehmend Spuren bei der 58 Jahre alten Chirurgin. Am 11. Februar 1917 starb Dr. Laura Forster, eine der ersten australischen Chirurginnen, an Herzversagen infolge einer wochenlangen Influenzaerkrankung in Zalishchyky. Dort wurde sie nach russisch-orthodoxem Ritus, eingehüllt in den Union Jack, bestattet <QI49>.

Maud Forrester-Brown war die erste orthopädische Chirurgin in Großbritannien und eine „bemerkenswerte Person", wie Zeitgenossen berichten. Sie wurde 1863 in London geboren und starb im Alter von 84 Jahren am 12. Januar 1970 in einem Krankenhaus in Edinburgh. Ihre Kindheit und Jugend hatte sie in Indien verbracht, dann die Bedford High School und die London School of Medicine for Women besucht und dort den Master- und den Doktorgrad erworben. Sie arbeitete in London, in der Glasgower Geburtshilfe und als Allgemeinmedizinerin, bevor sie „Hauschirurgin" bei Sir Harold Stiles (1863–1946), einem Schüler von Theodor Kocher und Harvey Cushing, in Edinburgh wurde. Ein dreijähriges Stipendium führte Maud 1923 an orthopädische Kliniken in den USA und Europa. Außerdem hospitierte sie an den Kliniken von Sir Robert Jones (1857–1933)[37] in Bangour/Schottland und im Mekka der Orthopäden in Liverpool sowie in Oxford bei Prof. Gathorne Robert Girdlestone (1881–1950).[38] Auf Anraten ihres Lehrers Stiles nahm Dr. Forrester-Brown 1925 die Stelle einer Chefchirurgin am orthopädischen Krankenhaus von Bath und Wessex an. Außerdem sorgte sie dafür, dass in den Grafschaften Somerset, Wiltshire und Dorset Kliniken für Kinderorthopädie eingerichtet wurden. Eigene Erfahrungen mit Verletzten aus dem ersten Weltkrieg führten zur Veröffentlichung ihres Buches „Operationsergebnisse bei Nervenverletzungen aus dem Edinburgh Hospital" (1920). Als Lehrerin

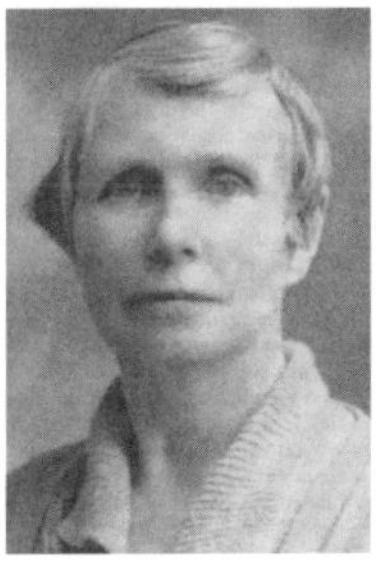

Maud Forrester-Brown

37 „Jones-Fraktur" (des Os metatarsale V)
38 „Girdlestone-Hüfte" = transartikuläre Hüftgelenksarthrodese

zeichneten Maud Forrester-Brown aus, dass sie das Wissen vergangener Generationen bewahrte und immer nach Neuem Ausschau hielt. Selbst im Ruhestand mit 65 Jahren noch aktiv, besuchte und beriet sie Krankenhäuser und Forschungseinrichtungen. Sie sprach fünf Sprachen perfekt und lernte noch Spanisch, als sie 60 Jahre alt war. Maud Forrester-Brown ist ledig geblieben, sie war kunstinteressiert und eine begeisterte Sportlerin. Als sie sich mit 75 Jahren eine Schenkelhalsfraktur zuzog, begann sie nach erfolgreicher Nagelung die sofortige Rehabilitation auf dem Rücken eines Pferdes. Als es zwei Jahre später zu einer Ellbogenfraktur kam, behandelte Maud Forrester-Brown sich selbst mit einer kurzzeitigen Pflasterfixation und frühen Übungen – zwei Monate später ging sie Schwimmen und Autofahren! [89] <QI50>.

In **Katharina Freytag** begegnet uns wieder eine „Ärztin des (deutschen) Kaiserreichs“. Sie kam am 27. Juni 1878 in Moskau zur Welt. Mit sieben Jahren siedelte die Kaufmannsfamilie mit ihrer Tochter nach Deutschland über. Nach dem Besuch einer höheren Mädchenschule und eines Lehrerinnenseminars in Koblenz legte Katharina 1899 das Abitur am Städtischen Gymnasium in Bonn ab. Danach studierte sie in Bonn und Leipzig Medizin mit einem mit „Sehr gut“ bestandenen Staatsexamen, der Promotion und Approbation 1904 in Bonn (S. 174 [81]). Durch Nebenverdienste hatte sie sich ihr Studium hart erarbeitet, hatte nach eigener Aussage „keine Zeit zum Fröhlichsein“. Im *Centralblatt des Bundes Deutscher Frauenvereine*, dem sie angehörte, berichtete Katharina Freytag 1906 über ein Erlebnis als alleinreisende Frau. Auf der Bahnfahrt von Köln nach Hamburg wurde sie wegen ihrer maskulinen Kleidung von der Polizei festgenommen. Erst nach längerer Rechtfertigung ihrer Kleidung und Rückfrage bei der Universitätsverwaltung in Bonn wurde Katharina Freytag wieder frei gelassen. Zwischen 1904 und 1911 erhielt sie an den Universitätskliniken von Bonn und Greifswald sowie am Stadtkrankenhaus von Düsseldorf die chirurgische und gynäkologische Ausbildung, die dann ganz ihre spätere Tätigkeit bestimmte. Unter ihren Lehrern finden sich Namen wie Bier, Schede, Friedrich und Opitz. Zunächst eröffnete Dr. Freytag eine eigene Praxis in Düsseldorf, diente dann im ersten Weltkrieg als leitende Chirurgin in den Kriegslazaretten von Neuwied, Charleroi in Belgien, wo 700 Patienten zu versorgen waren, und Linz. 1918 gründete Frau Dr. Freytag in Düsseldorf eine Privatklinik mit 20 Betten, das Olga-Krankenhaus. Die Klinik wurde 1932 auf 50 Betten vergrößert und bis 1940 von ihr geleitet. Das Haus war ursprünglich nur für weibliche Kranke vorgesehen, davon wurde aber später abgewichen. Soweit aus den vorliegenden Unterlagen hervorgeht, war Katharina Freytag ledig geblieben. Am 2. Februar 1940 starb sie im Alter von 61 Jahren infolge einer Lungenentzündung als „selbständige und einzige leitende Krankenhauschirurgin Deutschlands“ in Düsseldorf [9].[39]

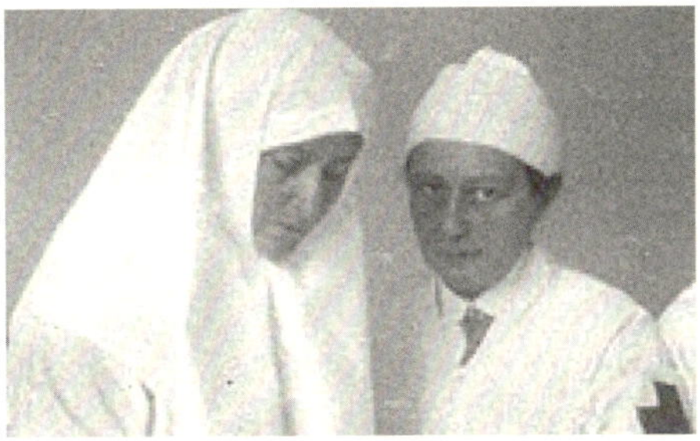

Vera Gedroits (re.) mit Zarin Alexandra

„Eine Prinzessin wie keine andere!“ Das hätte sich die junge Adlige nicht träumen lassen: Dass sie die erste weibliche Militärärztin, die erste Ärztin am Zarenhof, die erste „Laparotomistin“ und die erste Professorin für Chirurgie in Russland werden würde, und das in einer Zeit, in welcher das Frauenstudium tabu war und männliche Ärzte mit Verachtung auf ihre weiblichen Kolleginnen herabsahen. Das zaristische Russland insbesondere war kein guter Boden für eine junge Frau, deren Ambitionen und Zukunftspläne über das hinausgingen, was ihr die gerade dem Feudalismus entwachsende Gesellschaft traditionellerweise zu bieten imstande war. **Vera Ignatiewna Gedroits** (auch: Gedroitz), Tochter eines litauischen Fürsten, wurde am 7. April 1870 als mittleres von fünf Geschwistern in Slobodishche, Gebiet Brjansk, Gouvernement Orjol, geboren. Vera, zunächst im gebildeten Haushalt der Familie unterrichtet, in der neben Russisch auch Französisch und Deutsch gesprochen wurde, besuchte das Frauengymnasium in Brjansk (Abitur 1885) und ging anschließend nach St. Petersburg. Hier wurde sie als Mitglied einer revolutionären Studentenbewegung verhaftet und relegiert, gerade einmal 16 Jahre alt. Durch eine Zweckehe mit einem Kommilitonen „erkaufte“ sie sich Freiheit und einen Reisepass in die Schweiz. Vera studierte in Lausanne Medizin und promovierte 1898 zum Dr. med. et chir.

An der Klinik von Prof. César Roux (1867–1934) erhielt sie ihre chirurgische Ausbildung und avancierte von der Unterärztin zur Oberärztin und Privatdozentin. Schon damals galt sie als eine „Chirurgin aus Leidenschaft“. Persönliche Umstände zwangen sie 1900 zur Rückkehr in die Heimat. Dr. Gedroits wurde Betriebsärztin in der Maltsov-Zementfabrik im Gebiet Kaluga und gründete ein Werkskrankenhaus mit chirurgischer Abteilung, in der sie alles operierte, was es zu operieren gab und 1901 schon auf 248 Eingriffe zurückblicken konnte. Sie führte die Anti- und Asepsis, Desinfektion,

39 Dtsch Ärztebl (1940) 70, H 8: 83; Die Ärztin. Zeitschrift des Deutschen Ärztinnenbundes 1943

Sterilisation und Röntgentechnik ein. Gedroits reflektierte ihre Arbeit auch wissenschaftlich und trug auf dem 3. Russischen Chirurgenkongress 1902 über Hüftoperationen vor. Eine Sensation, dass das eine Frau tat und dabei noch erstaunliche Kenntnisse der deutschen Fachliteratur, insbesondere von Bernhard von Langenbeck und Richard von Volkmann, offenbarte! 1903 holte Vera Gedroits das russische Staatsexamen nach und erhielt die Approbation für das Zarenreich. Die Pflege der kranken Eltern, ein oft zwanzigstündiger Arbeitstag und die Trennung von ihrer Schweizer Lebensgefährtin führten 1903 zu einem Selbstmordversuch, der eigentlich so gar nicht zu Vera Gedroits passte. Der Ausbruch des russisch-japanischen Kriegs 1904 stellte nicht nur eine neue Herausforderung, sondern auch eine Ablenkung für Dr. Gedroits dar. Sie diente im Roten Kreuz und behandelte bereits im ersten Kriegsmonat 1255 Patienten! Als Chefchirurgin eines Hospitalzuges mit Operationseinheit wurde sie zu einer Pionierin der Triage und der Laparotomie bei Bauchschüssen, die selbst im zweiten Weltkrieg den Chirurgen noch große Probleme bereiteten. Ende des Krieges (1905) war Dr. Gedroits Divisionschirurgin im Range eines Oberst. Die alte Militärsanitätsordnung hatte sie mit Erfolg umgekrempelt. Danach nahm sie wieder ihre Position als Chefchirurgin am Maltsover Werkskrankenhaus auf und wurde zugleich ärztliche Direktorin des Luidinovskaya Hospitals. Im selben Jahr löste sie ihre Scheinehe auf. Ihre Verdienste und hohen Auszeichnungen während des russisch-japanischen Krieges veranlasste die Administration in St. Petersburg, Dr. Gedroits an den Zarenhof zu berufen. So wurde sie 1909 zur Ärztin der Zarin Alexandra Feodorowna (1872–1918) und erste weibliche Medizinerin am Hofhospital, das zugleich die Funktion eines Stadtkrankenhauses wahrnahm. Der Ausbruch des ersten Weltkriegs sieht Dr. Gedroits sofort wieder als Freiwillige in der Etappe und an der Front. Hier bildete sie Krankenschwestern aus, darunter die Zarin und ihre Töchter, da war sie Chirurgin in mobilen Lazaretten. Bei der Schwesternausbildung lernte sie die Gräfin Maria Dimitrievna Nirod (1879–1965) kennen, die zu ihrer lebenslangen Partnerin werden sollte. Als beratende Chirurgin der 6. Simbirsker Reiterarmee wurde Gedroits verwundet und nach Kiew gebracht. Dort erlebte sie Kriegsende und Konterrevolution und kam als „Ärztin der Zarin" und trotz ihrer guten Verbindung zum Zarenhof glimpflich davon, konnte in Kiew sogar bis zur Direktorin des chirurgischen Departements an der Universität aufsteigen, bis die Sowjets sie 1930 ihres Amtes enthoben, ihr aber eine auskömmliche Pension gewährten. Auf ihrer Datscha nahe Kiew tat Vera Gedroits unter dem Pseudonym ihres früh verstorbenen Bruders

Sergej G. das, was sie schon seit frühester Jugend tat: Schreiben. Sie war Mitglied eines Poetenzirkels, stand in Verbindung u.a. mit Konstantin Fedin (1892–1977) und Boris Pasternak (1890–1960) und hinterließ eine beachtliche Reihe von Gedichten und autobiographischen Erzählungen [61]. Im März 1932 erlag Vera Gedroits einem metastasierenden Uteruskarzinom <QI51>. Aufgrund ihrer männlichen Kleidung, ihrer tiefen Stimme und ihres Zigarettenrauchens hatte man sie einst „die George Sand"[40] von Zarskoje Selo genannt.

An dieser Stelle seien noch drei sowjet-russische Truppenärztinnen mit chirurgischem Profil genannt: **Wera Nikolajewna Figner** (1852–1942), die Feldscherin, Revolutionärin und Schriftstellerin, **Galina Ewgenewna Nikolajewa** (eigentl. Wolkonskaja) (1911–1963), aus Nishni Nowgorod, und **Jelisaweta Grigorjewna Polanskaja** (1890–1969), an der Sorbonne in Paris ausgebildete und als Frontchirurgin im ersten Weltkrieg tätige Ärztin und Schriftstellerin.

Martha Friedl-Meyer war eine russisch-schweizerische Chirurgin, die am 12. Juni 1891 in Moskau geboren wurde und dort die Deutsche Töchterschule besuchte. Das Medizinstudium absolvierte sie an der Frauenuniversität(!) der russischen Hauptstadt (1915 russisches Staatsexamen). F-M begann ihre Ausbildung an der Chirurgischen Universitätsklinik Moskau bei Fjodor Rein und setzte diese an der Chirurgischen Universitätsklinik in Zürich bei Prof. Paul Clairmont fort. 1933 wurde sie in Zürich zum Dr. med. promoviert, arbeitete als Assistenzärztin an der Gynäkologischen Abteilung der Schweizerischen Pflegerinnenschule und wurde dort 1935 Chefärztin der Chirurgischen Abteilung dieser Einrichtung. 1945 übernahm F-M die ärztliche Direktion der Schweizer Pflegerinnenschule in Zürich und war in Personalunion Chefärztin der Chirurgie und Gynäkologie. 1943 erschien ihr „Lehrbuch der Chirurgie für das Pflegepersonal", das noch viele Auflagen erlebte. Am 22. Juni 1962 verstarb Martha Friedl-Meyer vermutlich in Zürich [29].

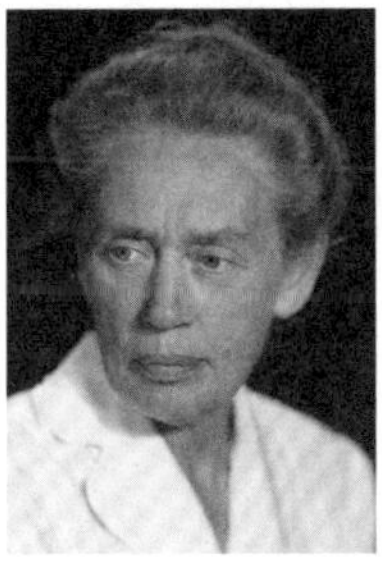

Martha Friedl-Meyer

Heide Gerometta geriet in der Rubrik „Wir trauern um unsere verstorbenen Kollegen" der Mitteilungen der DGCH in den Blick.[41] Sie wurde am 24. Mai 1942 in Dierdorf/Lkr. Neuwied geboren. Wo sie studiert

40 George Sand (1804–1876), das ist Amantine Aurore Lucile Dupin de Francueil, französische Schriftstellerin

41 DGCH-Mitteilungen 5/2002, S. 458

hat, ist nicht bekannt, wohl aber die 1970 in Osnabrück erfolgte Approbation und die Promotion 1971 in Düsseldorf (über das postthrombotische Syndrom). Die chirurgische Ausbildung erhielt Frau Gerometta von 1968 bis 1973 bei dem Derra-Schüler Prof. Dr. Dr. Horst-Eberhard Grewe (1920–1985) an der Chirurgischen Klinik der Städtischen Krankenanstalten in Osnabrück. Sie wechselte 1974 an die Chirurgische Klinik des Johanniterkrankenhauses im heimatlichen Dierdorf und 1976, gemeinsam mit ihrem Mann Dr. Peter Gerometta, später Chirurgiechef in Saarburg, zu Prof. Karl-Heinz Schriefers (1926–2018) an den Kemperhof in Koblenz. Heide Gerometta erwarb auch die Zusatzbezeichnung „Gefäßchirurgie". Die letzten Jahre ihrer ärztlichen Tätigkeit ließ sie etwas ruhiger, aber nicht weniger verantwortungsvoll angehen: Von 1990 bis 1999 arbeitete sie am Versorgungsamt Trier. Am 18. Juni 2002 ist sie in Saarburg verstorben. Sie ist nur 60 Jahre alt geworden.

„Who was Dr. Jessie Gray?" fragte die Hauspostille des Women's College Hospital (WCH) im Stadtkern von Toronto, um anschließend eine Frau zu würdigen, die in vielem die erste war. Kanadas „First Lady of Surgery", **Jessie Gray**[42], war die erste Fachärztin für Chirurgie in Kanada,

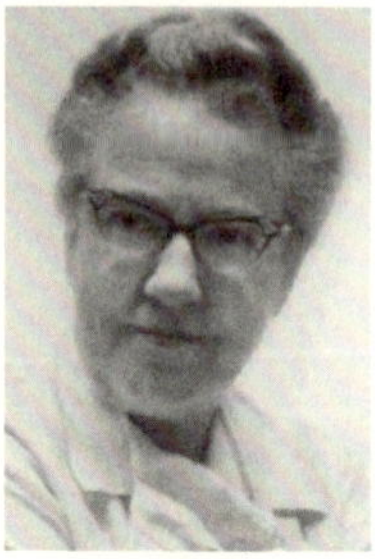
Jessie Gray

die erste chirurgische Chefärztin in diesem Land, das erste weibliche Mitglied des Royal College of Surgeons of Canada, die erste Frau in der Allgemeinen Chirurgenvereinigung von Nordamerika und die erste Krebsforscherin Kanadas. Jessie Gray wurde 1910 in Toronto geboren, studierte und promovierte dort. Zu ihrem bestandenen Examen erhielt sie – wiederum als erste Frau ihres Landes – eine Goldmedaille für herausragende Leistungen. Das WCH blieb ihre chirurgische Heimat, von 1946 bis 1964 war sie dort leitende Chirurgin, von 1953 bis 1965 im Range einer Professorin. An dieser Klinik richtete J. Gray das erste onkologische Zentrum ein, eine der führenden Einrichtungen auf diesem Gebiet in ganz Nordamerika. Nach ihrem Ausscheiden aus dem aktiven Dienst beriet Prof. Gray den Medizinischen Forschungsrat der kanadischen Regierung. Vielfach geehrt, starb Jessie Gray am 16. November 1978 in Toronto. Eine Stiftung und eine Forschungsgemeinschaft für kolorektale Erkrankungen namens Jessie Gray wurden gegründet. Wie es aussieht, hatte sie ihr Leben dem Beruf gewidmet und keine Familie gegründet <QI52>.

42 nicht zu verwechseln mit der gleichnamigen zeitgenössischen Schriftstellerin und Malerin

Durch die Heirat mit dem Professor der Chirurgie, Friedrich August Genewein (1876–1951) wurde 1916 aus Agnes Müser Frau **Agnes Genewein**. Sie wurde am 26. Mai 1888 in Brüssel geboren, besuchte vom siebten bis fünfzehnten Lebensjahr dort das Institut Jouret und wurde durch Privatunterricht auf das Abitur vorbereitet, das sie 1910 auf Sonderantrag am Realgymnasium in Eisenach ablegte. In Jena und München studierte sie Medizin und wurde 1915 in der Hauptstadt des Königreiches Bayern als Ärztin approbiert. Noch im selben Jahr trat „Fräulein Müser" in die Privatklinik des Hofrates Albert Krecke (1863–1932)[43] als Assistentin ein und wechselte dann in die Chirurgische Universitätsklinik München unter Prof. Ottmar Ritter von Angerer (1850–1918). Von ihm erhielt sie auch das Thema ihrer Doktorarbeit „Beitrag zur Gastroptose und ihre operative Behandlung durch Gastropexie von Rovsing"[44], die nach der erfolgreich verteidigten Promotion 1917 in *Bruns Beiträgen* und in der *MMW* erschien. Am 30. April 1921 erhielt Agnes Genewein die Facharztanerkennung für Chirurgie. Zuvor war sie Assistentin an der Chirurgischen Universitätsklinik (von Angerer) und Lazarettärztin im Weltkrieg gewesen. Sie hat dann als niedergelassene Chirurgin in München gearbeitet und drei Kinder zur Welt gebracht, die alle Medizin studiert haben; der Sohn Robert Ignaz Maria Genewein (1927–1999) ist wie seine Eltern Chirurg geworden. Als der Vater, Prof. Genewein, von 1946 bis 1947 Leiter der Chirurgischen Universitätspoliklinik in München war, hat seine Frau Agnes dort mitgearbeitet. Am 10. Oktober 1974 ist sie im Alter von 86 Jahren in München verstorben [9].

In der Rangliste der ersten Ärztinnen und Chirurginnen in Deutschland steht **Agnes Hacker** weit oben. Sie wurde 1860 im ostpreußischen Insterburg als Tochter eines Justizrates geboren und hat dort auch die Höhere Töchterschule besucht. Vor dem von ihr, so ersehnten Medizinstudium hatte sie als Hürden noch ein Lehrerinnenseminar und ein Präparandum in Königsberg zu bestehen. Nach dem Abitur in der Schweiz studierte sie, inzwischen 29 Jahre alt, von 1889 bis 1896 Medizin in Wien und Zürich (Staatsexamen 1896). Ein Jahr später wurde „Fräulein Hacker" an der Universität Zürich über die abdominale Totalexstirpation des schwangeren myomatösen Uterus promoviert. Fachliche Schulung erhielt sie bei den Gynäkologen Prof. Friedrich Schauta (1849–1910) und Prof. Ernst Wertheim (1864–1920) in Wien und bei dem Chirurgen und Gynäkologen Prof. Max Saenger (1853–1903) in seiner Leipziger

43 bekannt geworden als behandelnder Chirurg der Familie Thomas Mann und durch sein Buch „Vom Arzt und seinen Kranken" (1932)

44 Thorkild Rovsing (1862–1927), dänischer Chirurg, Rovsing-Zeichen (Appendizitis)

Privatklinik, wo sie eine Vielzahl operativer Techniken erlernte. 1898 übersiedelte sie nach Berlin und trat 1899 als Chirurgin in die „Klinik weiblicher Ärzte“ ein, die sie ab 1905 leitete. Ihr Credo lautete: „Die Frau ist der beste Arzt der Frau!“. Hackers Freundin, die Frauenrechtlerin Minna Cauer (1841–1922), schrieb u.a. über sie: „... *Mit anerkannt hervorragendem Geschick führte sie die Operationen aus, ja ihre Neigung ging hauptsächlich auf dieses Gebiet hin. Dr. Hacker hat durch jahrelange Betätigung bewiesen, dass auch selbst in der Chirurgie die Frauen Hervorragendes zu leisten imstande sind. Die Ruhe, Entschiedenheit und Kraft, mit welcher Dr. Hacker schwierige Operationen ausführte, wurden selbst von ihren männlichen Kollegen anerkannt, die im Allgemeinen immer noch die Fähigkeiten der Ärztinnen nicht gern gelten lassen* ...“ [17]. Die Operationsstatistiken der Klinik weiblicher Ärzte waren mit denen von größeren und renommierteren Häusern durchaus vergleichbar. Aufgrund steigender Operationszahlen musste die Klinik erweitert werden. Zur Kyffhäuser Straße 22 erhielt das Knopsche Krankenpensionat in der Karl-Schrader-Straße 10, beide in Berlin-Schöneberg, einen neuen, modernen Operationssaal hinzu. Die Klinik war der Lebensmittelpunkt von Agnes Hacker, die eine Zeit lang mit der Juristin und Frauenrechtlerin Anita Augspurg (1857–1943) liiert war. Hacker ist nicht nur als Chirurgin und Vorkämpferin für eine „Frauen-Chirurgie“ bekannt geworden, sondern auch als Pädagogin, Aufklärerin und Sozialpolitikerin mit großem Engagement in der Sittlichkeits- und Frauenbewegung. Am 8. August 1908 ist sie mit 49 Jahren verstorben. Die Formulierung in der Todesanzeige, dass sie einer „tückischen Krankheit erlag, gegen die alle Kunst und alle Wissenschaft machtlos waren“, lässt nur einen Schluss zu: Krebs [9].

Die ehemalige Assistentin der Chirurgischen Abteilung des Städtischen Krankenhauses rechts der Isar in München, **Hannelore Hartl**, wurde bekannt als Ko-Autorin des Buches „Die Geschichte der Chirurgie in Bayern“ (1960). Federführend war ihr Chef Prof. Georg Maurer (1909–1980). Es gab damals noch keine zweite Medizinische Fakultät in München und keine zweite Chirurgische Universitätsklinik. Hannelore Hartl wurde am 18. April 1929 in München als Hannelore Westermayer geboren. Sie studierte und promovierte (1954) an der Ludwig-Maximilians-Universität ihrer Heimatstadt. Bei G. Maurer wurde sie von 1954 bis 1960 Chirurgin. Aus dieser Klinik gingen u.a. auch die Plastische Chirurgin Ursula Schmidt-Tintemann (s.u.) und die Anästhesistin Charlotte Lehmann (*1922) hervor. Frau Hartl besaß übrigens neben der Facharztanerkennung für Chirurgie auch die für Anästhesie. Ihre Bestimmung fand sie seit 1960 im Kreiskrankenhaus Plattling, wo ihr Ehemann Dr. Rudolf Hartl (1921–2017), ein Schüler von Max Lebsche (1886–1957) und somit Enkelschüler von Ferdinand Sauerbruch (1875–1951), Chefarzt der Chirurgie war. 1984 erhielt das Ehepaar Dr. Hartl den Ehrenbrief der Stadt Plattling. Hannelore Hartl starb am 5. April 2011 in Telfs/ Österreich nach längerer Krankheit.

In ähnlicher Weise trat als Mitarbeiterin ihres Meisters bei der Erstellung eines Buches Frau Dr. med. **Gertrud** Anna **Krämer** in Erscheinung: Bei der ersten Auflage der „Meister der Chirurgie", von Hans Killian[45], ein heute aus der Chirurgiegeschichte nicht mehr wegzudenkendes, aber inzwischen total überholtes Übersichtswerk über die Chirurgenschulen im gesamten deutschen Sprachraum. Killian lobt im Vorwort der Auflage von 1951 die mühevolle Arbeit seiner Mitarbeiterin, die wesentlich zum Erfolg des Werkes beigetragen habe. Im Frühjahr 1982 vermerkt Killian bei Erscheinen der zweiten Auflage, dass die Mitautorin ... „Frl. Dr. Krämer längst ausgeschieden" sei. Von Gertrud Krämer konnten lediglich die Lebensdaten, nämlich der 13. Juni 1915 als Geburtsdatum und der 18. Februar 2004 als Sterbedatum eruiert werden, und selbst diese sind noch mit einem Fragezeichen zu versehen. Über chirurgische oder andere Tätigkeiten konnte bisher nichts in Erfahrung gebracht werden.

Obwohl ihr Lebenswerk die schweizerische Krankenpflege war, gilt die am 2. März 1863 in Olten als Tochter und ältestes von elf Kindern eines Kleinfabrikanten geborene und am 9. Dezember 1918 in Zürich an einer Sepsis nach Operationsverletzung verstorbene **Anna Heer** als erste Schweizer Chirurgin, denn als solche hatte sie ihre Laufbahn begonnen. Sie wuchs in Suhr auf, besuchte die Mädchenbezirksschule in Aarau und wollte eigentlich Künstlerin werden, schrieb sich jedoch nach dem Besuch der Höheren Töchterschule und Abitur 1883 in Zürich, wo das schon länger als anderswo möglich war, an der Medizinischen Fakultät ein. Sie machte 1888 Staatsexamen und ging danach für kurze Zeit nach London, wurde dort mit den Ideen der Florence Nightingale vertraut und gründete 1901 mit ihrer Kollegin

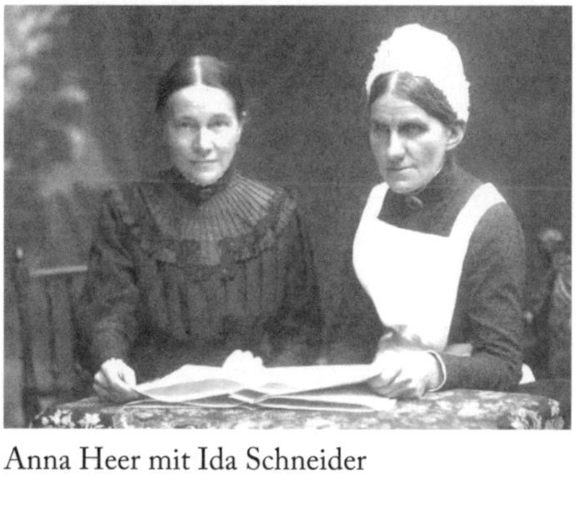

Anna Heer mit Ida Schneider

45 lebte von 1892 bis 1982, von 1943 bis 1945 Ordinarius für Chirurgie an der Universität Breslau, Pionier der Anästhesiologie und Schriftsteller.

Marie Heim-Vögtlin (1845–1916), ebenfalls eine Pionierin der weiblichen Ärzteschaft, die Schweizerische Pflegerinnenschule mit Frauenspital in Zürich. Inzwischen hatte sie mit einer Arbeit über Schenkelhalsbrüche promoviert und die chirurgische Ausbildung abgeschlossen. Anna Heer wirkte in der Dreifachfunktion einer Chefärztin der Pflegerinnenschule, einer Privatklinikerin und einer niedergelassenen Ärztin (seit 1889 eigene Praxis). Darüber hinaus gründete sie mit dem Arzt Walter Sahli (1860–1916) 1910 den Schweizerischen Krankenpflegebund. Sie lebte in Partnerschaft mit der Oberin Ida Schneider (1869–1968). Heers Name ist aus der Professionalisierung der Krankenpflege nicht wegzudenken, daher widmete ihr die Schweizerische Post 1963 eine Sonderbriefmarke, und in Suhr und Zürich ist jeweils eine Straße nach ihr benannt <QI53>.

Bei **Margot Heimann** geb. Stenzel aus Zwickau zeigt sich einmal mehr, mit welchen Klippen und Hindernissen auch eine Frau in der sogenannten modernen neuen Zeit zu kämpfen hatte, um Chirurgin zu werden und als solche zu bestehen. Geboren am 29. März 1925 in Beuthen und aufgewachsen in Breslau, begann sie 1944 das Medizinstudium an der Schlesischen Friedrich-Wilhelms-Universität in Breslau, das sie nach dem zweiten Semester abbrechen musste, um in der Rüstungsindustrie und in der Landwirtschaft zu arbeiten. Nach der Vertreibung verschlug es sie nach Plauen im Vogtland, wo Margot Stenzel zur Krankenschwester ausgebildet wurde. Von 1950 bis 1954 war sie OP-Schwester an der I. Chirurgischen Klinik des Heinrich-Braun-Krankenhauses (HBK) in Zwickau, ihr Streben, Ärztin zu werden hatte sie nicht aufgegeben. Nach vielen Bewerbungen und Intervention ihres chirurgischen Chefs Dr. Frank Otto Mayer (1891–1985) konnte sie von 1954 bis 1958 in Leipzig und Erfurt das Studium der Humanmedizin absolvieren, 1960 mit einem chirurgischen Thema an der Alma Mater Erfordiensis promovieren und sich schließlich bis 1966 am HBK in Zwickau der chirurgischen Fachausbildung unterziehen. Inzwischen mit einem Chirurgen verheiratet und Mutter zweier Kinder, war Frau Dr. Heimann fast ein Jahrzehnt lang die einzige Chirurgin im klinischen Bereich des großen Bezirkskrankenhauses sowie Mitglied der Gesellschaft für Chirurgie der DDR. Dass sie die Klinik verließ, um als Chefchirurgin an die Betriebspoliklinik des Autowerkes VEB Sachsenring Zwickau (PKW „Trabant"!) zu gehen, dürfte nicht zuletzt an einer „Frauenintoleranz" ihres Chefs gelegen haben. Margot Heimann verstarb am 14. Juli 2007 in Jena nach zwei Herzoperationen.[46]

46 Heimann, G.: Persönl. Mitt. v. 8.11.2018 u. Dok.

Für die 43-jährige jüdische Ärztin **Johanna Hellmann**, angesehenes Mitglied der Gesellschaft, brach 1933 eine Welt zusammen. Mit dem perfiden „Gesetz zur Wiederherstellung des Berufsbeamtentums" verlor Frau Dr. Hellmann quasi über Nacht ihre bürgerlichen Rechte, ihre Kassenzulassung und wurde zur Verfolgten. Am 14. Juni 1890 in einen bürgerlichen Haushalt in Nürnberg geboren, an einer höheren Mädchenschule und in einem Privatpensionat ausgebildet, musste sie nach München gehen, um dort 1909 das Abitur abzulegen. In Berlin und Kiel studierte Johanna Medizin und bestand 1914 in der Stadt an der Förde das Staatsexamen. Der erste Weltkrieg hatte gerade begonnen, als Johanna Hellmann in die Chirurgische Universitätsklinik Kiel unter Prof. Wilhelm (Willy) Anschütz eintrat. 14 Jahre blieb sie bei ihm, promovierte 1919 mit einer Arbeit über das Ulcus pepticum und wurde dreifache Fachärztin: für Chirurgie, Urologie und Röntgenologie. Der kriegsbedingte Mangel an männlichen Kollegen hat zweifellos Hellmanns Werdegang insofern befördert, als sie vermehrt an große Operationen herankam und umfangreiche klinische Erfahrungen sammeln konnte [67].
Johanna Hellmann verließ 1929 die Kieler Klinik, ließ sich in Berlin als Chirurgin, Urologin und Röntgenologin nieder. Von 1931 bis 1933 arbeitete sie an der Chirurgischen Universitätsklinik (Charité) bei Prof.

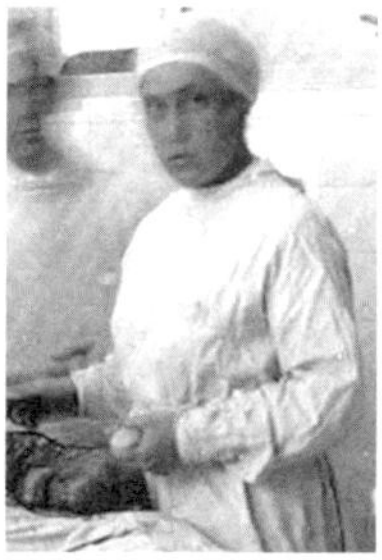
Johanna Hellmann

Ferdinand Sauerbruch. Bei dem ihr durch die Gesetze der neuen Machthaber 1933 aufgezwungenen Ausscheiden aus der Charité Berlin bezeugte Sauerbruch Frau Dr. Johanna Hellmann „ausgezeichnete chirurgische und organisatorische Kenntnisse, die ihr erlaubten, die ihr übertragene Stellung in der Poliklinik zu meiner [Sauerbruchs, d. V.] vollsten Zufriedenheit auszufüllen" [4, 99]. Frau Dr. Hellmann ist übrigens die dritte Frau gewesen, die Mitglied der immer fest in Männerhand befindlichen *Deutschen Gesellschaft für Chirurgie* wurde. Viel später, 1977, hat sie in den „Mitteilungen" dieser Gesellschaft ihre lesenswerten Reflexionen über „Leben und Arbeit einer Chirurgin" veröffentlicht.[47] Das Aus für ihre Karriere versuchte Frau Dr. Hellmann nach 1933 dadurch zu kompensieren, dass sie einige Zeit in der Privatklinik des Prof. Alfred Dührssen (1962–1933) arbeitete, der aber noch im selben Jahr verstarb. Die 43-jährige Chirurgin kam nun als Chefärztin im Wöchnerinnenheim der Berliner Heilsarmee unter. 1939 erhielt sie ein Affidavit[48]

47 DGCH-Mitteilungen. Sonderheft 1977. S. 38–42

48 eidesstattliche, beglaubigte Bürgschaftserklärung für Verfolgte (des NS-Regimes) zur Einreise in Überseeländer

der American Medical Women's Association, das ihr die Emigration in die USA ermöglicht hätte. Allerdings blieb Hellmann bei ihrer Schwester in Dänemark und dann in Schweden „hängen", wo sie sechs Jahre nicht als Ärztin arbeiten durfte. Erst 1944 erhielt sie, die Frau mit mehreren wissenschaftlichen Arbeiten, eine Assistentenstelle an der chirurgischen Klinik eines Lazaretts in Eskilstuna/Södermanland, 1945 die schwedische Staatsbürgerschaft und 1947 die Zulassung als Chirurgin in Schweden. Frau Dr. Hellmann lebte und arbeitete in der Folgezeit in Lidingö bei Stockholm, war 1958 Vertrauensärztin der Deutschen Botschaft in Stockholm. Im hohen Alter von 91 Jahren verstarb Johanna Hellmann im Ledigenstand am 30. April 1981 in Lidingö.

In ihrem Fach und in ihrer Zeit als Frau die erste – das war auch **Gertrude Herzfeld**, geboren am 1. Juni 1890 in Hampstead bei London in eine jüdische Emigrantenfamilie, die aus Österreich kam. Nach der Schulausbildung in London studierte sie Medizin an der Universität von Edinburgh und erhielt dort 1914 ihr Diplom für Chirurgie und Medizin. Ihre weitere Karriere einschließlich der Qualifizierung als erste Kinderchirurgin des Vereinigten Königreiches erfolgte ebenfalls in Edinburgh, u.a. bei Sir Harold Stiles (1863–1946) am Royal Edinburgh Children's Hospital. Als Fachärztin verließ G. Herzfeld

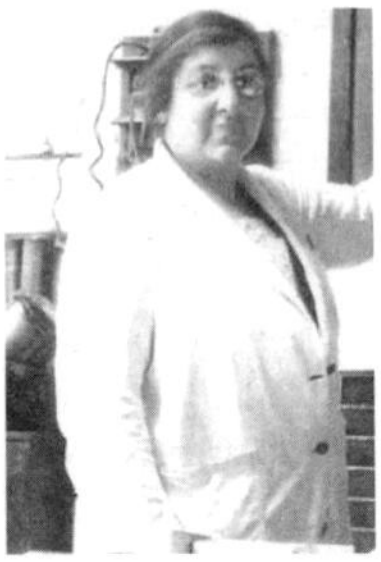
Gertrude Herzfeld

Edinburgh, um als Oberärztin an das Cambridge Hospital in Aldershot und das Bolton Royal Infirmary zu gehen. 1920 kehrte sie nach Edinburgh zurück, wo sie in verschiedenen Chefpositionen tätig war und auch in das Royal College of Surgeons aufgenommen wurde – als zweite Frau nach Alice Mabel Headwards-Hunter (†1973). Im Zuge ihrer Laufbahn wirkte Frau Herzfeld als orthopädische Chirurgin und als Kinderchirurgin in Edinburgh, sie war Dozentin für Kinderchirurgie an der Universität und gründete eine Förderschule für behinderte Kinder. Sie war Mitglied der British Medical Association und Präsidentin der Medical Women's Federation für Schottland. Einen besonderen Ruf genoss Dr. Gertrude Herzfeld, die man liebevoll „Gertie" nannte, auf den Gebieten Kinderchirurgie, Plastische Chirurgie, orthopädische und Abdominalchirurgie. Insbesondere waren es die Hernienoperationen, die sie bis zur Perfektion vervollkommnete und auch ambulant durchführte. Es wird über ihre ungewöhnliche Schnelligkeit berichtet und dass sie sechs Herniotomien in 50 Minuten durchführte. Man beschreibt sie als eine „an Herz und Seele große Frau", die auch körperlich groß war und unvergessen, wie sie mit ihrer raumgreifenden Gestalt die winzigen Neugeborenen an Harnröhren- und Rektumatresien und Pylorusstenosen operierte. Noch bevor es eine exakte Chromosomenbestimmung des Geschlechts gab, widmete sich Frau Herzfeld diesem Thema und der plastisch-kosmetischen Behandlung solche Fälle. Am 12. Mai 1981 starb Gertrude Herzfeld im Alter von 90 Jahren in Edinburgh. Im südlichen Citybereich dieser Stadt gibt es eine Straße namens „Herzfeld Bank“ <QI54>.

Lucie Hörhammer geb. Prochnow kam am 5. Dezember 1876 in Danzig als Tochter eines Maurermeisters auf die Welt. Sie musste nach dem Besuch der Danziger Mädchenschule den Umweg über das Lehrerinnenseminar der Stadt und Privatunterricht gehen, um 1904 das Abitur am St. Johann-Gymnasium von Danzig ablegen und das Medizinstudium aufnehmen zu können. Lucie Prochnow begann in Göttingen und schloss 1909 mit dem Staatsexamen in München ab. Im gleichen Jahr heiratete sie den Kommilitonen cand. med. Clemens Hörhammer (1880–?). Frau Hörhammer erhielt 1910 ihre Approbation und promovierte 1911 in München, wo sie ihr Medizinalpraktikum am Universitäts-Institut für Pharmakologie absolvierte. Dann folgte sie ihrem Gatten an die Chirurgische Universitätsklinik in Leipzig unter Erwin Payr. Sie erhielt dort bis 1919 ihre chirurgische Ausbildung, ihr Mann avancierte zum Oberarzt und stellvertretenden Klinikdirektor; während der Abwesenheit Payrs als Generalarzt im ersten Weltkrieg leitete Hörhammer die Klinik. Außerdem war er seit 1914 Teilhaber der chirurgischen Privatklinik Dr. Goepel-Dr. Hörhammer, in welche dann 1921 auch Dr. Lucie Hörhammer eintrat; sie wohnten in der Funkenburgstraße. Als die ersten Bomben auf Leipzig gefallen waren, siedelte das Ehepaar 1943 nach Haag an der Amper über, dem Geburtsort von Clemens Hörhammer. Hier arbeiteten beide, nach einem kurzen Intermezzo von 1944 bis 1946 in Leipzig, ab dem 27. Mai 1946 in einer chirurgischen Gemeinschaftspraxis und hatten auch Belegbetten im Distriktkrankenhaus von Freising [9]. Am 17. September 1947 ist Lucie Hörhammer in Haag a.d. Amper verstorben.[49]

Elisabeth Holler war in Tauberbischofsheim eine bekannte Chirurgin. Dort am 3. Juni 1922 geboren, hatte sie in Würzburg studiert, 1949 ihre Approbation erhalten und 1920 promoviert. Von 1949 bis 1969 unterzog sie sich einer breitgefächerten gynäkologischen, anästhesiologischen und chirurgischen Ausbildung an den Würzburger Universitätskliniken. Ihr eigentlicher Lehrer wurde Prof. Werner Wachsmuth (1900–1990), bei dem sie 1969 die Facharztprüfung

49 Brandmeier, E. (Verwaltungsgemeinschaft Zolling): E-Mail v. 8.8.2018

für Chirurgie bestand und 1971 unter Wachsmuths Nachfolger Ernst Kern (1923–2014) die Subspezialisierung als Unfallchirurgin abschloss. Danach kam Frau Dr. Holler als Oberärztin der Chirurgie an das Kreiskrankenhaus Tauberbischofsheim. Die Abteilung wurde geleitet von Dr. Joachim Heinzel (1922–1981), nach dessen Unfalltod Frau Holler für drei Jahre kommissarische Chefärztin wurde. Mit Berufung einer neuen ärztlichen Leitung in Tauberbischofsheim entschloss sich die nunmehr 61-Jährige zum Wechsel in das Versorgungsamt der Stadt Heilbronn, wo sie zuerst stellvertretende, dann Leitende Ärztin wurde. Selbst im Ruhestand arbeitete sie noch als freiberufliche Gutachterin. 1996 ist sie im heimatlichen Tauberbischofsheim verstorben [22].

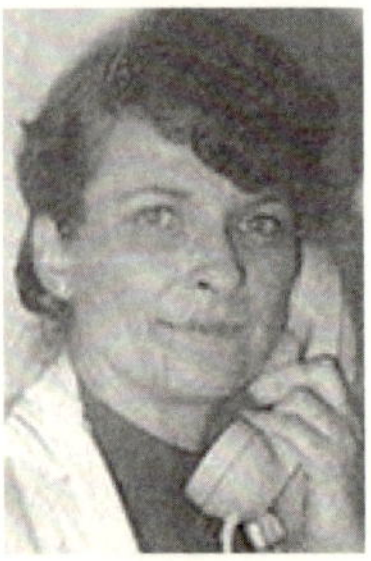
Hazel I. Holst

Eine der prägenden Persönlichkeiten der Plastischen Chirurgie in den USA war **Hazel I. Holst**. Sie wurde 1932 in Minneapolis geboren, erwarb an der Universität von Minnesota das Bakkalaureat und studierte am „Woman's Medical College" von Pennsylvania, wo sie 1958 das medizinische Staatsexamen ablegte. Sie war Assistenzärztin in Washington D.C. und in Pikeville/Kentucky tätig, bevor sie sich der Allgemeinchirurgie am „Woman's Medical College" in Philadelphia (heute: Medical University of Pennsylvania) widmete. Noch immer war auch in den Staaten die Akzeptanz von Frauen in der Chirurgie gering. Mit dem Eintritt in das Department für Plastische und Rekonstruktive Chirurgie unter Prof. Hans May (1902–1975), einem Lexer-Schüler und deutschen Emigranten, verbesserte sich ihre Situation. Unter seiner Förderung wurde sie Oberärztin, außerplanmäßige und planmäßige Professorin für Plastische-, Hand- und Wiederherstellungs-Chirurgie, eine der ersten in den USA, und schließlich Nachfolgerin von H. May. Sie wird als hart arbeitende Chirurgin beschrieben, beliebt bei den Studenten und verehrt von den zahlreichen Schwerverletzten aller Couleur, denen sie durch ihre handwerkliche Meisterschaft wieder eine Zukunft gab. Hazel Holst war eine dem Leben zugewandte Frau, hatte geheiratet, vier Kinder zur Welt gebracht, Freude am Jagen und Fischen gehabt und sogar an der Hauswirtschaft Gefallen gefunden, wie eigene Koch- und Backrezepte zeigen. 1997 wurde Prof. Hazel I. Holst, Mitglied und Ehrenmitglied einer Vielzahl von Fachgesellschaften, emeritiert. Am 9. April 2015 starb sie im Alter von 83 Jahren an den Folgen eines nicht näher bezeichneten chirurgischen Eingriffs und hinterließ ihren (geschiedenen) Ehemann, ihre drei Söhne und eine Tochter sowie vier Enkelkinder <QI57>.

Auf abenteuerliche Weise gelangte die Ostdeutsche nach dem Mauerbau in den Westen. **Brigitte Janiak-Weiser** stammte aus Jena, wo sie am 15. Januar 1931 zur Welt kam und Kindheit und Jugend verbrachte. Studiert und promoviert hat die junge Frau an der Humboldt-Universität in Berlin bis 1957. Ihre ersten ärztlichen Sporen verdiente sie sich am Stadtkrankenhaus von Fürstenberg an der Havel, das sie 1961 verließ, um als Schiffsärztin beim Medizinischen Dienst des Verkehrswesens der DDR in Rostock anzuheuern. Ihre Kaderakte muss sauber gewesen sein, denn sie fuhr ein Jahr zur See, nutzte die Gelegenheit zum Absprung in die Freiheit und kam 1962 bei Alfred Gütgemann (1907–1985) an der Chirurgischen Universitätsklinik in Bonn unter und konnte sich 1964 mit der Facharztanerkennung für Chirurgie einen langersehnten Wunsch erfüllen. Von 1966 bis 1968 vervollkommnete Frau Dr. Janiak-Weiser noch einmal ihre chirurgischen Kenntnisse bei Prof. Martin Reifferscheid (1917–1993) an der Chirurgischen Universitätsklinik der RWTH Aachen. So gerüstet, übernahm sie die Stelle der Oberärztin an der chirurgischen Abteilung des Städtischen Krankenhauses in Siegburg (1969–1975). Von dort aus wurde Frau Janiak-Weiser 1976 zur Chefärztin der chirurgischen Abteilung des katholischen St. Josef-Krankenhauses in Essen-Werden berufen. Von 1980 bis 1983 war sie außerdem Ärztliche Direktorin des gesamten Krankenhauses. Von Frau Dr. Janiak-Weiser, die am 2. November 2002 in Essen verstarb, stammen wissenschaftliche Arbeiten über Pneumothorax, Bronchialkarzinom, Hodentorsion, Herzstillstand und Wiederbelebung sowie Dünndarmresektion bei Kind.[50]

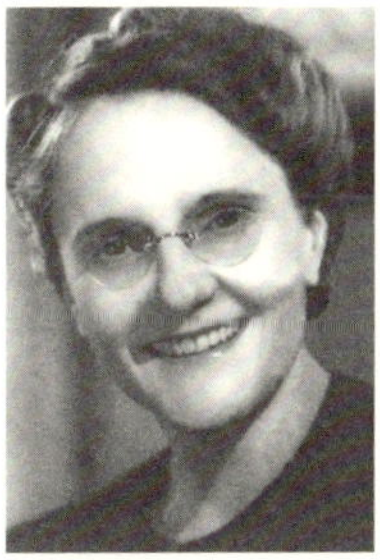
Ruth Jackson

In **Ruth Jackson** begegnen wir der ersten offiziell registrierten orthopädischen Chirurgin der USA und der ersten Frau, die in die American Academy of Orthopedic Surgeons aufgenommen worden ist. Sie wurde am 13. Dezember 1902 auf einer Farm nahe Scranton in Iowa geboren und kam im Alter von 14 Jahren nach Dallas in Texas. Ihr Vater sträubte sich hartnäckig gegen ein Medizinstudium seiner Tochter und konnte sie krankheitshalber ohnehin nicht unterstützen, so dass sie aus eigener Kraft zunächst Ökonomie und Soziologie an der Universität von Texas in Austin studierte. Immer wieder zog es Ruth zu propädeutischen medizinischen Vorlesungen. Sie erreichte schließlich 1928 ihr Ziel mit einem medizinischen Abschluss am Baylor College of Medicine, als eine von vier Frauen in einem Semester

50 DGCH-Mitteilungen 1/2003, S 81

von 100 Studenten. Sie war die achtbeste. Es folgten Ausbildungsjahre als Chirurgin am Massachusetts Memorial Hospital und an der Universität von Iowa bei dem Orthopäden Prof. Arthur Steindler (1878–1959). Sie komplettierte ihre Ausbildung an einschlägigen Einrichtungen in Dallas, u. a. in einem sogenannten Krüppelheim, und ließ sich dort in einer eigenen Praxis nieder. Bei Gründung der American Academy of Orthopedic Surgeons 1933 war Jackson als einzige Frau Mitglied dieser Gesellschaft, und es war ihr im Gegensatz zu früheren Jahren auch erlaubt, als Prüferin von Staatsexamens- und Facharztkandidaten zu fungieren. Frau Jackson gehörte nun dem Lehrkörper der privaten Baylor University in Waco/Texas und dem kommunalen Parkland Hospital in Dallas an. Dazu betrieb sie 38 Jahre lang eine Privatklinik für Orthopädie und Chirurgie in Dallas. 1974 zog sich Ruth Jackson vom Operieren, das ihr vor allem Erfolge in der Wirbelsäulenchirurgie verschafft hatte, zurück, führte aber bis 1989 noch Sprechstunden durch. Sie war in jungen Jahren einmal verheiratet gewesen, trennte sich jedoch schon nach zwei Jahren wieder von ihrem Mann, hatte keine Kinder und sich dann ganz auf ihren Beruf konzentriert. Am 28. August 1994 endete ein langes Leben mit 91 Jahren in Dallas <QI55>.

Die Britin **Rosalie Jobson(-Holmes)** glänzte nicht nur als Chirurgin und Militärärztin, sondern konnte auch ihre Rolle als Suffragette mit der einer Ehefrau und Mutter verbinden. Sie wurde 1886 in Schottland als Tochter eines Brigadechirurgen der Armee geboren, durfte in Oxford Medizin studieren und legte 1914 das Staatsexamen ab. Ungewöhnlich für eine Frau im damaligen englischen Königreich, erlangte R. Jobson den Doktorgrad in Medizin und Chirurgie und wurde sogar Mitglied des Royal College of Surgeons of England. Die auch als Sportlerin bekannt gewordene Chirurgin trat zu Beginn des ersten Weltkriegs in das Women's Hospital Corps unter Louisa Garrett Anderson (s.o.) ein. Sie war an der französischen Front und in Lazaretten in Paris und Wimereux tätig. Während des Kriegseinsatzes lernte sie ihren Mann, den irischen Neurologen Gordon Morgan Holmes (1876–1965), später Sir G. M. Holmes, kennen, den sie 1918 heiratete und mit dem sie drei Kinder hatte <QI58>. Sie starb 78-jährig 1963 in Farnham/Sussex.

Dr. **Olga Jonasson** (1934–2006), eine Tochter schwedischer Einwanderer, war die erste Frau, die eine Abteilung für akademische Chirurgie in den USA leitete. Sie bekleidete von 1987 bis 1993 die Position der ‚Chairwoman' am Ohio State University College of Medicine in Columbus. <QI96>

„Die Jungermann" war in Oldenburg der 1920er und 1930er Jahre eine Institution. Gemeint ist die Chirurgin **Elisabeth Jungermann**, geboren am 7. März 1889 als Lehrerstochter in Reinswalde bei Sorau in der Niederlausitz (heute Zlotnik/Zary, Polen). Elisabeth Jungermann wollte unbedingt Abitur machen und Medizin studieren. Dazu musste sie wie so viele ihrer Geschlechtsgenossinnen erst einmal Lehrerin oder ähnliches werden. Sie absolvierte also zunächst das Lehrerinnenseminar in Droyßig, bevor sie 1913 zum Abitur im weit entfernten Einbeck zugelassen wurde. Sie bestand das Abitur ohne Schwierigkeiten und immatrikulierte an der Medizinischen Fakultät der Universität Leipzig. Nach Erstsemestern in der Messestadt setzte Elisabeth Jungermann ihre Studien in Heidelberg, München und Göttingen fort, wo sie 1918 die Staatsprüfung ablegte und 1919 approbiert und promoviert wurde. Göttingen und die Chirurgische Universitätsklinik unter Prof. Rudolf Stich (1875–1960) blieben für die nächsten Jahre ihr Lebensmittelpunkt. Stich und sein Oberarzt, Jungermanns künftiger Chef Walter Koennecke (1887–1951), wurden zu ihren chirurgischen Lehrern. Als Prof. Koennecke 36-jährig im Jahr 1923 an das Evangelische Krankenhaus in Oldenburg berufen wurde, nahm er E. Jungermann als Assistentin mit und beförderte sie zehn Jahre später zur Oberärztin. Ihr Operieren sei ein Genuss gewesen, behaupteten Zeitgenossen.

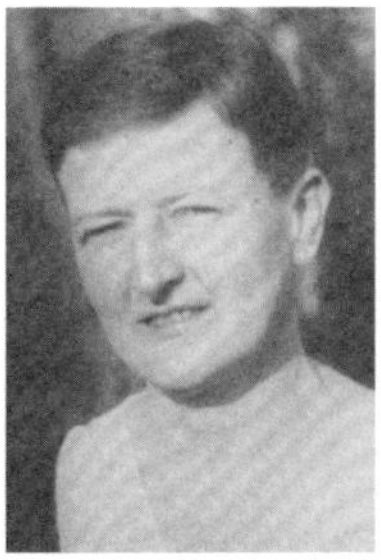
Elisabeth Jungermann

Elisabeth Jungermann war Walter Koennecke treu ergeben und wurde nicht vom Krankenhaus, sondern von ihm persönlich entlohnt. So rankte sich um „die Jungermann" so manche Anekdote. Es hieß, die Leute bewunderten Prof. Koennecke und fürchteten Frau Dr. Jungermann. Wenn die Patienten sie bei der Visite oder in der Ambulanz fragten „Kommt der Professor denn auch?" soll sie gesagt haben: „Das wäre ja noch schöner!". Auch im Urlaub begleitete Elisabeth Jungermann ihren Chef und dessen kinderreiche Familie. Auch im Politischen war sie ihm eng verbunden. Das zeigte sich 1945, als kanadische Truppen in Oldenburg einmarschierten und Prof. Koennecke, der „Halbgott in Weiß", als NSDAP- und Gaustabs-Mitglied, Standortältester der SS und Himmler-Intimus, verhaftet, in das ehemalige KZ Esterwegen verbracht wurde und dort in Haft verblieb. Auch Elisabeth Jungermann wurde fristlos entlassen, *„weil sie die gleichen politischen Ziele wie Prof. Koennecke dem Evangelischen Krankenhaus gegenüber verfolgte und aus der Kirche [in kritischer Zeit] austrat …"* [109]. Auch hatten beide mit ihren Sterilisationsoperationen an der Durchsetzung des „Gesetzes zur Verhütung erbkranken Nachwuchses“ (1933) mitgewirkt. Dabei entsprach die unverheiratet und kinderlos gebliebene Doktorin Jungermann so gar nicht dem NS-Frauenbild: Sie war selbstbewusst, ledig, beruflich emanzipiert, immer voll erwerbstätig und alles andere als ein „gequältes Geschöpf“, wie die Nazis solche selbständigen Frauen sahen [32]. Für Elisabeth Jungermann gab es jedoch nach 1945 noch eine Zukunft: Von 1952 bis 1958 war sie Chefärztin der Chirurgie am Krankenhaus in Bad Zwischenahn, hier starb 1951 auch ihr alter Chef Prof. Koennecke. Anlässlich des 85. Geburtstages von Elisabeth Jungermann gedachte Prof. Karl Heinrich Bauer (1890–1978) in einer launigen Laudatio „unserer Seniorin Lieschen Jungermann, meiner Kon-Assistentin“, der anzumerken war, dass sie auch mit 85 Jahren nichts von ihrem herben Charme verloren hatte. Am 9. März 1976 vollendete sich in Oldenburg das Leben dieser außergewöhnlichen Frau.

Honoria Somerville Keer wurde am 26. Dezember 1883 in Toronto als Generalstochter geboren und starb am 20. März 1969 in Cheshire/Großbritannien. Von 1903 bis 1910 studierte sie Medizin an der Universität von Glasgow mit dem Abschluss eines Bachelor of Medicine und eines Bachelor of Surgery. Miss Keer war dann in Glasgow und Kilmarnock angestellt und wurde 1915 Medizinalassistentin im Auswärtigen Dienst des Scottish Women's Hospital. Sie diente in Militärkrankenhäusern in Frankreich und Mazedonien und war 1918/19 Chefin des Medizinischen Dienstes für serbische Flüchtlinge in einem Hospital in Ajacchio auf der Insel Korsika. Mit dem französischen Kriegskreuz und der serbischen Ehrenmedaille ausgezeichnet, kehrte sie auf die britische Insel zurück und absolvierte in London eine tropenmedizinische Ausbildung mit Diplom (1924). Sie verpflichtete sich als weiblicher Medizinoffizier nach Nigeria, wo sie bis 1934 in Lagos arbeitete, chirurgische Oberärztin im Krankenhaus und Leiterin einer Ambulanz war. Wegen zunehmender Hörprobleme musste Honoria Somerville Keer nach England zurückkehren. Während des zweiten Weltkrieges engagierte sie sich in der Zivilverteidigung und in weiblichen Hilfsdiensten. Man sah sie oft in Uniform und in Begleitung eines Hundes. Doktor Keer wurde 85 Jahre alt <QI59>.

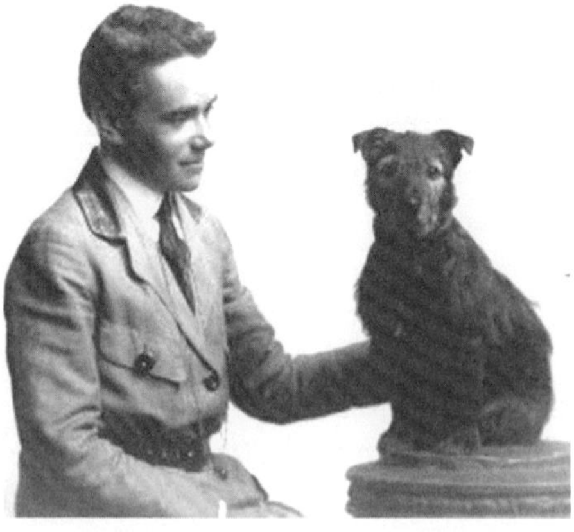

Honoria Somerville Keer

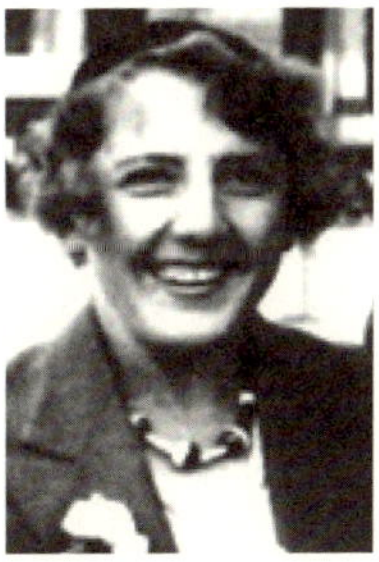

Else Kienle
um 1930

Bekannt geworden und ans Licht der Öffentlichkeit getreten ist **Else Kienle** um 1930, als sie für die Straffreiheit des Schwangerschaftsabbruchs und für Abschaffung des §218 StGB kämpfte. Dafür saß sie – wie ihr Kombattant, der Arzt-Schriftsteller Friedrich Wolf (1888–1953) – im Gefängnis. In der Haft begann sie ihr Buch „Frauen. Aus dem Tagebuch einer Ärztin" zu schreiben, das 1932 bei Gustav Kiepenheuer in Berlin erschien und für viel Aufsehen sorgte. Die Chirurgie kam später. Else Kienle wurde am 26. Februar 1900 in Heidenheim als Lehrerkind geboren. Durch die Versetzungen ihres Vaters bedingt, hat sie Schulen an unterschiedlichen Orten besucht und 1918 als einziges Mädchen ihres Jahrgangs und Klassenbeste am Georgi-Gymnasium in Eßlingen das Abitur abgelegt. Die Medizin hatte in ihrer Familie Tradition: Der Urgroßvater mütterlicherseits Dr. Albert Zeller (1804–1877) war Leiter der Heilanstalt für Geisteskranke in Winnenden, ein Großvater und ein Großonkel waren ebenfalls Ärzte. Dennoch musste sich Else Kienle hartnäckig dem väterlichen Wunsch, dass sie Philosophie studiere, widersetzen und notierte rückblickend: *„Damals war es einfach undenkbar, dass eine Tochter aus gutem Hause einen Beruf ergriff, vom Medizinstudium ganz zu schweigen. Das 20. Jahrhundert und seine großen Wandlungen hatten zwar schon angefangen, doch die meisten von uns lebten immer noch in der Vergangenheit, die nicht die geringste Veränderung verhieß. Es war eine geordnete Vergangenheit, in der alles seinen angestammten Platz hatte, und an dem Platz, der den Frauen zugewiesen war, ließ sich nicht rütteln. Da ich Ärztin werden wollte, musste ich zunächst eine Rebellin werden"* [54]. Als Schulmädchen hatte sich Else während des ersten Weltkriegs in einen Lazarettzug geschmuggelt und bei Operationen zugesehen. Der Versuch, das verstümmelte Gesicht eines Soldaten wiederherzustellen, war das Schlüsselerlebnis ihres Lebens. *„Schon in früher Kindheit wollte ich Ärztin werden"* [77]. Gegen den Widerstand des Vaters und mit Hilfe der Großmutter und des Arzt-Onkels gelingt ihr dies. Sie schreibt sich in Tübingen ein, geht nach dem Physikum nach Kiel und Heidelberg, wo sie 1923 das Staatsexamen ablegt und 1924 promoviert. In der Mensa hatte sie so manches Mal mit Joseph Goebbels und einem ominösen Russen namens Dscherginski zusammengesessen und diskutiert. Obwohl es sich bei letzterem mit Sicherheit nicht um den berühmt-berüchtigten Geheimdienstchef Felix Edmundowitsch Dscherschinski gehandelt hat, sollte sich der unbekannte Kommilitone später als Retter in der Not erweisen

und Else Kienle aus einem Moskauer Gefängnis befreien.
An der Kieler Chirurgischen Universitätsklinik hospitierte Else Kienle mehrmals und nennt einen Professor Kossik (verschlüsselter Name?) als Vorbild. Klinikchef war Willy Anschütz. Mitte der 1920er Jahre wird Else Kienle zu ihrer großen Freude von Erich Lexer (1867–1937) in Freiburg i. Br. als Assistentin angenommen. Hier erwirbt sie sich die Grundlagen der plastischen und wiederherstellenden Chirurgie, nicht ahnend, dass sie sich damit später in den USA ihren Lebensunterhalt verdienen wird, und setzt sich nebenbei mit dem schwierigen Prof. Paul Kraske (1851–1913) auseinander. Als approbierte Ärztin war sie an diversen Stuttgarter Krankenhäusern tätig, als Polizei- und Gefängnisärztin, konfrontiert mit Prostitution und Geschlechtskrankheiten. Dr. Kienle hatte sich auf dem Gebiet der Haut- und Geschlechtskrankheiten spezialisiert und auch ihre ersten dermatochirurgischen Eingriffe durchgeführt. „*Von allen Zweigen der Medizin bot die Chirurgie Frauen die wenigsten Möglichkeiten. In den zwanziger Jahren duldeten Chirurgen keine weiblichen Kollegen neben sich. Ich war schließlich so entmutigt, dass ich rasch zugriff, als ich feststellte, dass im Städtischen Krankenhaus von Stuttgart in der Abteilung Dermatologie und Geschlechtskrankheiten eine Vakanz war* …“. Ihr erster Ehemann, der Bankier Stefan Jacobowitz (1886–1946)[51] richtete ihr dann eine Privatklinik ein, in der sie sich voll entfalten konnte. In der gemeinsamen Villa traf sich auch die Haute volée, die Nazis kamen auf, die sozialistische Ärztin Else Kienle musste sich als Gastgeberin auch Hermann Goering, Mussolinis Schwiegersohn Ciano, wieder Goebbels und anderer brauner Prominenz widmen. Im Mai 1932 wurde Frau Dr. Kienle, inzwischen in Frankfurt am Main lebend und arbeitend, in die Sowjetunion eingeladen, wo sie sich besonders für die Arbeit des Chirurgen und Urologen Prof. Anatoli Pawlowitsch Frumkin (1897–1962) interessierte. In Deutschland brauten sich düstere Wolken über ihr zusammen. Obwohl sie parteipolitisch nicht gebunden war, bezeichneten die Nationalsozialisten sie als „bolschewistische Agitatorin“ und „Frauenschänderin“, erneute Verhaftung drohte, Else Kienle-Jacobowitz wurde steckbrieflich gesucht und dann in Abwesenheit wegen Hochverrats zum Tode verurteilt. 1932 ließ sie sich scheiden, taucht unter, floh über Südfrankreich in die USA. Vorher hatte sie an der Riviera den amerikanischen Geschäfts-

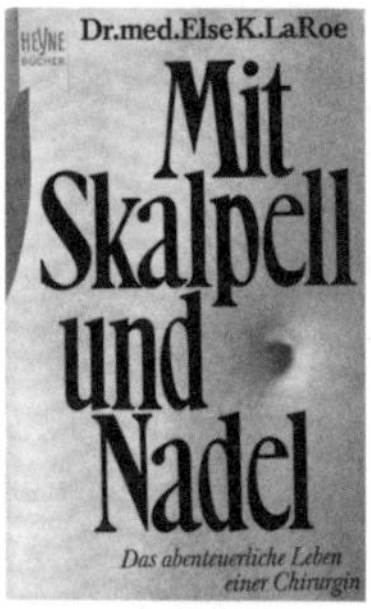

Deutsche Übersetzung von „Woman Surgeon“

51 mit dem Dichter Franz Werfel (1890–1945) befreundet und diesem als Vorlage für das Bühnenstück „Jakubowski und der Oberst“ dienend

mann George LaRoe (1899–1973), ihren zweiten Ehemann, kennengelernt, dessen Namen sie auch nach zwei weiteren Ehen beibehielt. Auf der Flucht in die Staaten hatte sie auf dem Schiff die Nachricht erhalten, dass ihre Freundin Dr. Evelyn Dauber, die Gründerin und Vorsitzende der Friedenspartei der deutschen Frauen, als erste Frau unter dem neuen Regime hingerichtet worden war. – Nach mündlicher Prüfung erhielt Dr. LaRoe-Kienle die US-amerikanische Lizenz als Ärztin und eröffnete eine Privatklinik für plastische und Schönheitschirurgie in der Park Avenue von New York. 1936 trennte sich das Paar, Else heiratete ein Jahr später den Zahnarzt Dr. Ernest C. Gierding. Die Ehe hielt jedoch nicht länger als zwei Jahre. Beruflich ging es mit LaRoe-Kienles „Schönheitsfarm" aufwärts. In ihren Lebenserinnerungen beschreibt sie anschaulich zahlreiche Fälle ihrer plastisch-chirurgischen Tätigkeit. Mit der nächsten ehelichen Bindung ließ sich Else nun Zeit. Nach zwölf Jahren vermählte sie sich mit dem indigenen Konzertsänger Wesley L. Robertson (1901–1968), verlor ihr Vermögen durch betrügerische Spekulanten und starb am 19. Juli 1970 in New York. Deutschland hatte Dr. Else Kienle 1949, 1957, 1958 und 1966 besucht.

Chirurginnen waren an der Sauerbruch'schen Klinik in Berlin eine Seltenheit. Neben Johanna Hellmann zählte **Else Knake** dazu. Die später als Pathologin, Zellforscherin und erste Dekanin der Medizinischen Fakultät der Berliner Universität bekannt gewordene Berlinerin, geboren am 7. Juni 1901, hatte in Magdeburg das Abitur abgelegt und bis 1927 in München, Kiel und Leipzig studiert. Nach Promotion und Approbation begann Else Knake ihre klinische Tätigkeit am Krankenhaus Berlin-Friedrichshain und betrieb vier Jahre Chirurgie als Assistentin an der Charité bei Sauerbruch in der Schumannstraße. Sauerbruch nahm sie auf, obwohl sie 1933 als „Nichtarierin" ihre Kassenzulassung verloren hatte [9]. Nach dem Frau Dr. Knake schon von 1932 bis 1935 „wissenschaftlicher Gast" am Kaiser-Wilhelm-Institut für Biologie in Berlin-Dahlem gewesen war, wechselte sie an das Pathologische Institut der Friedrich-Wilhelm-Universität (Rössle), wurde Vorsteherin der Abteilung für experimentelle Zellforschung und nach der Habilitation über Gewebezüchtung Abteilungsleiterin am Kaiser-Wilhelm-Institut für Biochemie am o.a. Institut in Berlin-Dahlem. 1946 erhielt Dozentin Else Knake eine ordentliche Professur und wurde im gleichen Jahr Dekanin der Medizinischen Fakultät der HU Berlin. Von 1953 bis 1963 leitete Frau Prof. Knake die Abteilung für Gewebezüchtung am Institut für vergleichende Erbpathologie und Erbbiologie des Max-Planck-Instituts in Berlin (West) (Nachtsheim) und lehrte an der FU Berlin. Die ledig gebliebene, „der Chirurgie abhanden gekommene“ Professorin Else Knake verstarb am 8. Mai 1973 nach schwerer Krankheit in Mainz <QI56>. Demgegenüber ist eine Dr. Anna, *„die erste Frau, die in der Charité das Skalpell schwang ...“, „sie ist Assistentin von Professor Sauerbruch“* reine literarische Fiktion [64].

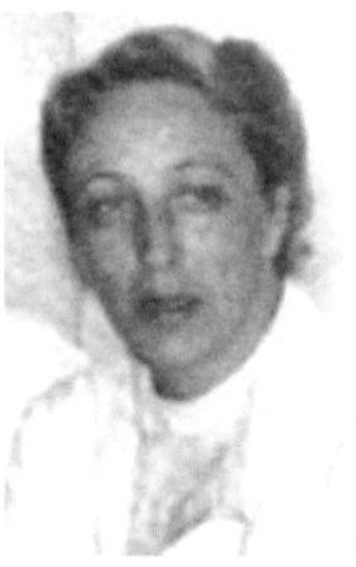

Gertrud Korb

Es gehörte viel Mut und Können dazu, sich 1947 in einer kriegszerstörten Klinik an die Operation einer Herzbeuteltamponade zu wagen. Das gelang der 37-jährigen Chirurgin **Gertrud Korb** im Chemnitzer Krankenhaus Zschopauer Straße, der späteren Unfallklinik, bei einem jungen Mann, der in dem Etablissement „Concordia“ in eine Messerstecherei geraten war. „Männersache“ sei eine solche Operation, hatten die einen vorher gesagt. Hätte sie nicht operiert, wäre sie in den Augen der Kollegen eine „Drückebergerin“ gewesen. Der erfolgreiche Eingriff und das Überleben des Patienten jedoch machten die attraktive Frau schlagartig über die Grenzen Sachsens hinaus bekannt und gaben den Stoff zu einer Romanbiographie [42].[52] Gertrud Korb, geb. Schumann, kam am 23. April 1910 in Schweinfurt als Tochter eines Juristen auf die Welt. Nach dem Abitur an der Oberrealschule in Würzburg, begann sie 1930 das Medizinstudium, das sie an die Universitäten von Rostock, Innsbruck und Würzburg führte, wo sie 1936 promovierte. 1937 fand sie eine Assistentenstelle am Stadtkrankenhaus Zschopauer Straße in Chemnitz und absolvierte hier ihre chirurgische Fachausbildung. Bei einem schweren Luftangriff am 5. März 1945 wurde das Hauptgebäude der über 800 Betten umfassenden Einrichtung schwer zerstört, außerdem herrschte Ärztemangel. Die sowjetische Militäradministration setzte Frau Dr. Korb, die 1942 eine Tochter zur Welt gebracht hatte, als chirurgische Chefärztin und Leiterin des Krankenhauses ein. Sie hatte zeitweise auch den kriegsbedingt abwesenden Prof. Heinrich Kuntzen vom Küchwald-Krankenhaus zu vertreten. Mit der Zeit wandelte sich die politisch indifferente Frau zu einer bewussten Vertreterin der Stadt, die von 1953 bis 1990 den Namen Karl Marx’ trug, denn „vieler Leute Hoffnung war der neue Staat“. Frau Dr. Korb, seit 1954 Mitglied der SED, engagierte sich im Kulturbund („zur demokratischen Erneuerung“), übrigens zusammen mit dem Brücke-Maler Karl Schmidt-Rottluff (1884–1976). Dr. Korb korrespondierte nicht nur mit dem Kulturminister der DDR, Johannes R. Becher (1891–1958), und dessen Frau, son-

52 Anm. d. Verf.: Die Autorin ist zu jener Zeit nicht auf den Gedanken gekommen „der Verdienten Ärztin des Volkes“ zu schreiben.

dern wurde auch zu deren ärztlicher Beraterin. Sie wurde in den Stadtrat von Chemnitz gewählt und in die Volkskammer der DDR entsandt. Ihre chirurgische Tätigkeit verlagerte sie später in die Poliklinik Lortzingstraße, blieb auch in der Regionalgesellschaft für Chirurgie des Bezirkes Karl-Marx-Stadt[53] aktiv. Der „getreuen Genossin an der Seite der Arbeiterklasse" wurden höchste Ehrungen zuteil, darunter der Vaterländische Verdienstorden in Gold und Grußadressen im SED-Zentralorgan „Neues Deutschland" zu ihrem 70. und 75. Geburtstag. Über ihr Familienleben ist wenig bekannt. Sie sei „immer mit der Chirurgie verheiratet gewesen". Ihre persönlichen Erinnerungen an den Aufbau des Gesundheitswesens in Chemnitz hat sie 1985 auf wenigen Seiten veröffentlicht [66]. Ihre einzige Tochter Julia, geheimdienstlich verstrickt (IM Dissa Juko), nahm sich 1990 das Leben. Deren 1961 geborener Sohn wuchs im Heim auf <QI60>. Die prominente Großmutter Dr. Gertrud Korb, über deren Verdienste beim Wiederaufbau des Gesundheitswesens in Chemnitz nach dem zweiten Weltkrieg keinerlei Zweifel bestehen und die zwischen Operationssaal und gesellschaftspolitischer Tätigkeit bis zum Rentenalter pendelte, verstarb im 80. Lebensjahr im März 1989 vereinsamt und unbeachtet in einem Chemnitzer Pflegeheim <QI61>. Dass Dr. Gertrud Korb dennoch nicht ganz vergessen ist, zeigt ihre Würdigung in einem aktuellen Dokumentarfilm über „starke Frauen in Chemnitz".[54]

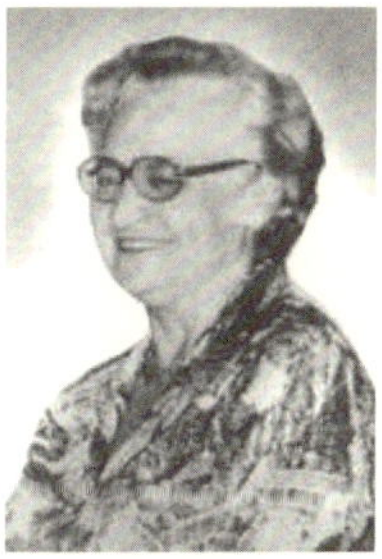
Ilse Krause

Man nennt sie „die erste Kinderchirurgin Deutschlands": **Ilse Krause** [11]. Mitarbeiter, ihre kleinen Patienten und deren Eltern sprachen oft liebevoll von „Mutter Krause". Mutter indes und Ehefrau ist sie jedoch nie gewesen. Die am 14. August 1917 in Graudenz/Westpreußen Geborene ist mit Schuleintritt Berlinerin geworden und es immer geblieben. Nach dem Abitur an der Agnes-Miegel-Schule in Berlin-Neukölln (1937) und dem im Dritten Reich obligatorischen Pflichtjahr begann Ilse Krause 1938 das Medizinstudium an der Friedrich-Wilhelm-Universität zu Berlin (seit 1949 Humboldt-Universität), schloss es 1943 an der Philipp-Universität zu Marburg ab und promovierte in gleichen Jahr zum Dr. med. Ein wenig musste sie noch Kriegs- und Lazarettdienst leisten, bevor sie

53 Die DDR-Regierung löste 1952 die Länderstrukturen auf und schuf – mit der Hauptstadt Ostberlin – stattdessen 15 Bezirke.

54 B. Kunath und U. Schmitz: Hurra, es ist ein Mädchen! 875 Jahre starke Frauen in Chemnitz. Dokumentar-Film von 2018

unter den nicht einfachen Nachkriegsbedingungen ihr Wunschziel, Chirurgin zu werden, in den Krankenhäusern Luckau, Luckenwalde und schließlich in Berlin-Friedrichshain verwirklichen konnte. Prof. Heinrich Klose (1879–1968)[55] wurde ihr chirurgischer Lehrer und hat sie in die Kinderchirurgie gelenkt. Bei Klose war Ilse Krause zuletzt Oberärztin und hat auf dessen und des Kinderarztes Prof. Heinrich Robert Kirchmair (1906–1969) Wunsch im Dezember 1956 die Kinderchirurgische Klinik am Städtischen Hufeland-Krankenhaus Berlin-Buch gegründet. Frau Krause wird als geradlinig, mutig und als Kämpferin beschrieben. Der namhafte deutsche Kinderchirurg Prof. Waldemar Hecker (1922–2008) würdigte sie einmal als „Marschallin der Medizin, die nicht herrschte, sondern diente" <QI62>. Die Klinik entwickelte sich von drei auf 133 Betten zu einer der bedeutendsten kinderchirurgischen Einrichtungen in Deutschland zu einer Zeit, in der viele Universitätskliniken noch über keine selbständige Kinderchirurgie verfügten und die operierten Kinder auf der Allgemeinchirurgie in „Kinderzimmern" lagen. Die Ausbildung von Fachärzten für Kinderchirurgie (in der DDR seit 1955) war der Chefärztin Krause ebenso Herzensangelegenheit wie die Heranbildung von Kinderkrankenschwestern und kinderchirurgischen Fach- und Intensivschwestern <QI63>. Ilse Krause selbst bildete sich an kinderchirurgischen Zentren in Prag, Leningrad (St. Petersburg), Riga, Bremen, München, Liverpool und London weiter. 1976, im 60. Lebensjahr, habilitierte Krause für Kinderchirurgie an der Berliner Charité. In der Sektion Kinderchirurgie der Gesellschaft für Klinische Medizin der DDR war sie Vorsitzende. Sie förderte seit 1966 das ambulante Operieren bei Kindern und gründete 1969 die erste Kinder-ITS in der DDR. An Ehrungen reich, verstarb Ilse Krause mit 67 Jahren am 16. September 1984 in Berlin. Die Deutsche Gesellschaft für Kinderchirurgie stiftet seit 1992 den „Ilse-Krause-Nachwuchspreis" für junge Kinderchirurgen. Ihre Schüler und Nachfolger Kurt Gdanietz (1928–2019) und Götz Borgwardt (*1933) haben ihrer ehemaligen Chefin zu ihrem 100. Geburtstag am 18. August 2017 einen einfühlsamen Gedenkaufsatz gewidmet, aus dem Krauses Credo zitiert sei: *„Zahlen an sich bedeuten nichts. Aber hinter den Zahlen stehen Kinder, kranke Kinder. Auch wegen eines einzigen Schicksals, das wir günstig beeinflussen konnten, also um ein einziges Menschenleben willen, haben sich die … Jahre gelohnt"*. Was nur wenige wissen: Von Frau Dr. Krause existiert auch eine Sammlung unveröffentlichter Gedichte.

---

55 1935 bis 1945 Ordinarius für Chirurgie an der Medizinischen Akademie Danzig

An dieser Stelle kommt man nicht umhin, eine Frau und Schülerin Ilse Krauses zu erwähnen, die noch heute, inzwischen im 85. Lebensjahr, ihr ganzes Interesse der Medizin widmet: Die Kinderchirurgin Dr. med. **Grete Reuter** wurde am 23. Januar 1933 als drittes Kind eines Lehrerpaares in Wilhelmssorge/Ostpreußen geboren und musste im Alter von 11 Jahren mit ihren Eltern die Heimat verlassen, erlebte Flucht und Schrecken eines Internierungslagers und fand 1947 in Schöneiche bei Berlin ein neues Zuhause. Nach dem Abitur 1953 studierte Grete Reuter an der Humboldt-Universität Berlin Humanmedizin, erhielt dort 1958 die ärztliche Approbation und promovierte 1959. In einer damals noch üblichen zweijährigen Pflichtassistenz erwarb sie sich die für ihre spätere Tätigkeit so wichtigen Kenntnisse in Innerer Medizin, Chirurgie und Gynäkologie. 1961 kam Dr. Reuter als Assistentin an die Kinderchirurgische Klinik in Berlin Buch zur Chefärztin Dr. Krause, wurde nach umfassender Ausbildung, die auch je ein halbes Jahr Pädiatrie und Orthopädie mit einschloss, 1965 Fachärztin für Kinderchirurgie. Frau Dr. Krause betraute sie mit dem Fachbereich der plastischen und wiederherstellenden Chirurgie im Kindesalter, insbesondere mit der konservativen und operativen Behandlung von Verbrennungsschäden. Wenn auch die plastische Chirurgie im Vordergrund stand, so vernachlässigte Frau Dr. Reuter keineswegs die Abdominalchirurgie der kleinen Patienten, was auch ihr Aufgabenbereich als Oberärztin der Klinik seit 1974 erforderte. Kaum einer der Kinderchirurgen der DDR *„hinterließ so viele literarische ‚Spuren' über Korrekturen fehlgebildeter Kinderhände wie Frau Dr. Reuter"* [35]. 1994 beendete sie, die sich daneben auch der Vortragstätigkeit, der Schwesternausbildung und der Erwachsenenfortbildung gewidmet hat, ihre klinische Tätigkeit. Medizinische Fachkongresse hat sie noch bis ins hohe Alter besucht.

Über eine andere Kinderchirurgin „der ersten Stunde", Frau Dr. **Isa-Ruth Poppe** aus Rostock, waren wenige Auskünfte zu erhalten; die Rostocker Universität beruft sich, wie so viele andere, zeitgemäß auf den Datenschutz. Infolge dessen muss sich dieser Eintrag darauf beschränken, dass Frau Dr. Poppe u.a. in der Sowjetunion ausgebildet wurde, Oberärztin und Abteilungsleiterin der von ihrem Chef Prof. Walter Schmitt (1911–2005) aufgebauten Kinderchirurgie an der Rostocker Chirurgischen Universitätsklinik gewesen ist. Außerdem war sie aktiv innerhalb der Arbeitsgemeinschaft für Kinderchirurgie der Gesellschaft für Chirurgie der DDR <IQ64>.

Else Krieser wurde am 23. Oktober 1889 als Tochter des Musikalienhändlers Karl Peiser in Leipzig geboren, besuchte die Höhere Mädchenschule und das Dr.-Käte-Windscheid-Gymnasium in Leipzig und begann das Studium der Humanmedizin 1910 in ihrer Heimatstadt. Freiburg i. Br. folgte als Studienort, dann wieder Leipzig. Dort legte Else Peiser 1915 das Staatsexamen ab und promovierte 1916. Als Assistenzärztin der Chirurgischen Universitätsklinik Leipzig erhielt sie von 1915 bis 1919 die chirurgische Ausbildung unter dem Direktorat von Prof. Erwin Payr. Sie ließ sich dann als Chirurgin mit ihrem frisch angetrauten Ehemann, dem Chirurgen Anton Krieser (1888–1944), in der Leipziger Lessingstraße nieder. 1918 bzw. 1922 wurden dem Ehepaar die Töchter geboren, die nach einer kurzen und glücklichen Kindheit ein ebenso tragisches Schicksal erfuhren wie die Eltern. Das jüdische Paar verlor 1933 die Kassenzulassung, emigrierte in die Slowakei und wurde 1944 in Bratislava verhaftet. Als erster wurde Dr. Anton Krieser am 28. Dezember 1944 im KZ Sachsenhausen ermordet. Dann wurde die Tochter Annemarie am 15. Januar 1945 in Ravensbrück umgebracht und am 20. Januar 1945 im selben Lager die Mutter Dr. Else Krieser ermordet. Einzig die jüngste Tochter Eva überlebte nach einer Odyssee den Holocaust und verstarb am 2. Mai 2014 im hohen Alter von 92 in Nitra in der Slowakei [4, 9].

Jemand bezeichnete Frau Dr. med. **Helga Kroening** einmal als „Perle“ in der DDR-Chirurgie. Das „Neue Deutschland“, Zentralorgan der SED, berichtete über sie bei der Einweihung des neuen Krankenhauses in Belzig zum 12. Jahrestag der DDR am 7. Oktober 1961. Von der „Chefärztin und Chirurgin“ wird da berichtet, nicht aber der Begriff „Genossin“ verwendet. Helga Kroening wurde 1915 geboren, durfte nach dem Abitur schon mit 18 Jahren in Berlin Medizin studieren, zählte Ferdinand Sauerbruch, Gustav von Bergmann und Walter Stoeckel zu ihren klinischen Lehrern und erhielt ihre chirurgische Ausbildung am Evangelischen Krankenhaus Bethanien in Berlin-Kreuzberg bei Prof. Max Martens (1869–1932), wo sie dann auch fest angestellt wurde. Mit nur wenig Gepäck entflieht sie den Bombenangriffen in Berlin und begibt sich in das medizinisch unterversorgte Belzig (heute: Bad Belzig) mit marodem Landkrankenhaus südlich von Potsdam, wo sie die chirurgische Lücke füllt und mit staatlicher Unterstützung ihren Traum von einem neuen Krankenhaus verwirklichen kann. Neben ihrer chirurgischen Chefarzttätigkeit hat Frau Dr. Kroening dabei Hervorragendes in der Planung geleistet, selbst Pläne und Zeichnungen erstellt und auf der Baustelle ihren zweiten Arbeitsplatz gehabt. Dafür erhielt sie die Ernennung zur Medizinalrätin, wurde mit der „Hufeland-Medaille“ und dem

Ehrentitel „Verdienter Arzt des Volkes“ ausgezeichnet. Nach 35-jähriger Tätigkeit schied Dr. Kroening 1980 aus dem Berufsleben aus. Kurz vor Vollendung ihres 88. Lebensjahres verstarb sie am 11. März 2004 in Bad Belzig <QI65>.

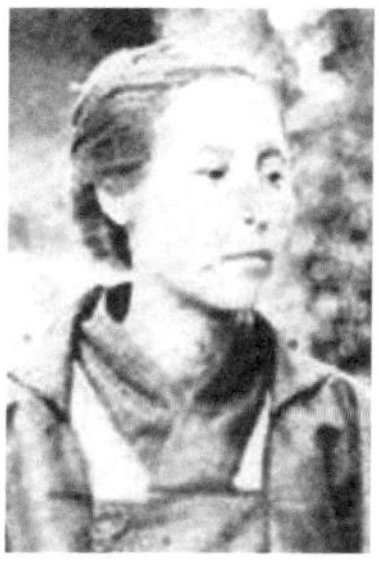
Ine Itoku Kusumoto

In Japan werden üblicherweise die Vornamen nach dem Nachnamen genannt. Wir pflegen jedoch die unserer Gewohnheit entsprechende Form, also erst der Vor- und dann der Nachname: **Ine Itoku Kusumoto**. Das ist eine ganz bemerkenswerte Frau insofern, als die den berühmten deutschen Arzt und Naturforscher Philip Franz von Siebold (1796–1866) zum Vater hatte. Dieser wirkte als Faktoreiarzt der Niederländischen Ostindien-Compagnie in Japan und wählte eine Japanerin zur Lebensgefährtin, die Mutter der gemeinsamen Tochter Ine Kusumoto. Ine, geboren am 31. Mai 1827 in Deshima bei Nagasaki, lernte schon im Alter von 14 Jahren die Grundlagen der japanischen Heilkunst und von Schülern des Vaters die europäische Medizin. Ihr Studium, ungewöhnlich genug für eine junge Frau in diesem fernöstlichen Land, zog sich über Jahre, und ihr Hauptlehrer war der namhafte japanische Chirurg Seikai Totsuka (1799–1876). Da eine Niederlassung als Chirurgin nicht möglich war, praktizierte Ine Kusumoto viele Jahre als Frauenärztin und Geburtshelferin in Nagasaki, wurde sogar als Leibärztin der Kaiserin berufen. Aus einer Affaire mit dem japanischen Arzt-Kollegen Ishii Sôken (1796–1861) ging 1852 die Tochter Takako (1852–1938) hervor. Dr. Ine Kusumoto starb am 26. August 1903 in Mamiana/Azabu. Ihr außergewöhnliches Leben diente als Vorlage für das Musical „Ine“ <QI66>.

In diesem Zusammenhang sind unbedingt die Namen der Japanerinnen **Hideko Kimura** und **Mizu Takahashi** zu nennen. Kimura war die erste Frau, die sich 1887 in der Tokyo Medical School, der späteren Medizinischen Fakultät der Universität Tokio, einschreiben konnte, und Mizu Takahashi bestand als zweite Frau in Japan das medizinische Staatsexamen. Sie hatte u.a. in Berlin studiert und dort bei Prof. Eduard Martin (1809–1875) an der Universitäts-Frauenklinik hospitiert, vermutlich als erste Japanerin an einer deutschen Universität [46].

Die Offizierstochter aus dem ostungarischen Debrecen **Józsa Ladányi**, die bis 1936 Josepha Lusztig hieß, dürfte in diesem Kreis bemerkenswerter Chirurginnen die leidgeprüfteste sein. Am 1. Mai 1898 in Debrecen geboren, blieb sie ihrer Heimatstadt mit Ausnahme der lebensbedrohli-

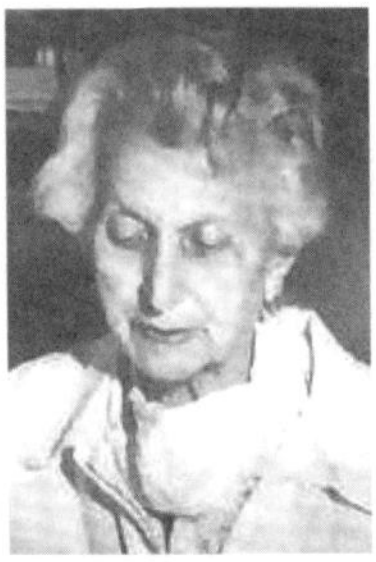

Józsa Ladányi

chen Zeit von 1944 bis 1945 treu. Studium und chirurgische Ausbildung hatte sie an der traditionsreichen Universität von Debrecen (gegr. 1538) absolviert. Nach der Anerkennung als Fachärztin für Chirurgie 1926 machte Josepha Lusztig eine für eine junge Frau in der damaligen Zeit ungewöhnliche Karriere bis zur Dozentin und a.o. Professorin (1935), die mit der Judenverfolgung des kollaborativen Horthy-Regimes 1940 abbrach und zum Verlust ihrer Stellung führte. Frau Prof. Ladányi wurde bei der deutschen Besetzung ihrer Heimat 1944 von der Gestapo verhaftet und mit Teilen ihrer Familie in das KZ Mauthausen verschleppt. Ein Außeneinsatz im österreichischen Mistelbach a.d. Zaya rettete ihr gewissermaßen das Leben; zusammen mit ihrer Mutter und ihrem Bruder überstand die Chirurgin die Lagerhaft. Sie konnte nach Kriegsende an ihre alte Klinik zurückkehren, wieder Professorin werden und sich auf dem Gebiet der Kinderchirurgie spezialisieren. Doch ihre wissenschaftliche und operative Vielseitigkeit ging über dieses Spezialgebiet hinaus: Prof. Ladányi fand internationale Anerkennung auch als Struma-Expertin, als plastische und Replantations-Chirurgin und als Pionierin der Gallenwegs- und Pankreaschirurgie. In Ungarn hatte sie 1934 die erste Duodenektomie durchgeführt. Für Frau Prof. Ladányi wurde an der Universität von Debrecen eine zweite Chirurgische Klinik mit Lehrstuhl eingerichtet. Von 1962 bis 1965 war sie, die auch aktiv in zahlreichen regionalen und überregionalen Gesundheits- und Sozialausschüssen mitarbeitete, Vizerektorin der Universität. Neben der Ungarischen Chirurgenvereinigung gehörte Prof. Ladányi der Deutschen Gesellschaft für Chirurgie, der Österreichischen Chirurgischen Gesellschaft sowie der Societé Internationale de Chirurgie an. 1970 erfolgte ihre Emeritierung, am 14. September 1985 starb sie hochgeehrt im Alter von 87 Jahren in Debrecen und wurde auf dem israelitischen Friedhof der Stadt beigesetzt [101] <QI67>.

Obwohl **Herta Lange**, geborene Cosack, 1972 zur Honorarprofessorin für Neurologie und Psychiatrie an der Freien Universität Berlin ernannt worden war, stand sie doch in sehr enger Beziehung zur Chirurgie. Geboren am 9. Oktober 1907 in Taschkent, der Hauptstadt Usbekistans, als Tochter eines vom Osteuropa-Institut in Berlin abgesandten Pädagogen, kehrte sie 1909 mit der Familie nach Berlin zurück, besuchte die höheren Schulen und ging nach Breslau zum Medizinstudium. Simultan ließ sich Herta Cosack zur Diplom-Sportlehrerin ausbilden. Nach Staatsexamen (1931) und Promotion (1933), beide in Breslau, war sie Medizinalpraktikantin in der Inneren Abteilung und der Hebammenanstalt des später für ihr Leben bestimmenden Städtischen Krankenhauses Berlin-Neukölln. Danach begann Frau Dr. Cosack ihre Fachausbildung an der Universitäts-Nervenklinik Breslau unter Prof. Johannes Lange (1891–1938), den sie nach dessen Scheidung von seiner jüdischen Frau heiratete. Als Witwe mit Tochter und Stiefkindern zog sie 1938 nach Berlin, wo sie am Hirnforschungsinstitut in Berlin-Buch bei Prof. Hugo Spatz (1888–1969) arbeitete. Ihre Forschungen führten sie zum operativen Fach, und so kam Frau Dr. Lange-Cosack zu Prof. Wilhelm Tönnis (1898–1978) an die Neurochirurgische Klinik am Hansaplatz in Berlin. Tönnis war 1937 Extraordinarius der Berliner Universität geworden, die Klinik bekam den Status einer Universitätsklinik für Neurochirurgie (unter der formalen Oberaufsicht des Ordinarius Sauerbruch). Hier lernte Frau Lange-Cosack als Neuropsychiaterin operieren und folgte bei der Bombenzerstörung der Hansa-Klinik ihrem Chef Tönnis in das Ausweichkrankenhaus in Berlin-Buch. 1947 wurde sie vom Stadtrat zur leitenden Ärztin der neu aufzubauenden neurologisch-psychiatrischen Abteilung des Krankenhauses Neukölln bestellt. Auf ihre Initiative ist es mit zurückzuführen, dass an diesem Haus 1960 eine neurochirurgische Abteilung eingerichtet und Prof. Helmut Penzholz (1913–1985, zuletzt Ordinarius für Neurochirurgie in Heidelberg), ein Schüler Arist Stenders (1903–1975) in Berlin-Charlottenburg, ihr erster Chefarzt wurde. 1977 wurde Frau Lange-Cosack mit dem Bundesverdienstkreuz ausgezeichnet. Von Relevanz an dieser Stelle sind ihre wissenschaftlichen Arbeiten, die sich mit den operablen Hirnerkrankungen beschäftigen wie Gefäßmissbildungen, Hydrozephalus, Hirnverletzungen und Hirntumoren. In diesen Bereichen hat Frau Prof. Lange-Cosack auch in Kirschner-Nordmanns „Chirurgie", in Kirschner-Zenkers „Chirurgischer Operationslehre" und an Olivecronas „Handbuch der Neurochirurgie" mitgearbeitet. Gestorben ist sie, vollständig ihrer Sehkraft beraubt, am 16. November 2005 im Alter von 98(!) Jahren in Berlin. Ihre und ihres Mannes Grabstätte befindet sich auf dem Inneren Neustädter Friedhof in Dresden [9] <QI68>.

Frau Dr. med. **Margaretha Lehner-Geisser**, geboren 1937, starb am 20. Juli 2017 in Stuttgart. Nach dem Studium der Medizin in Zürich war sie zunächst Assistenzärztin und ab 1971 Oberärztin auf der kinderchirurgischen Abteilung der Chirurgischen Klinik des Kantonsspitals Zürich. Seit 1975 Leitende Ärztin der Klinik, erhielt Frau OÄ Lehner-Geisser einen Lehrauftrag an der Universität Zürich. Sie ging dann an das Kantonsspital in Frauenfeld und widmete sich der Handchirurgie. 1977 wurde sie vom Verwaltungsrat der damaligen Stiftung Olgahospital Stuttgart zur Chefärztin der Kinderchirurgischen Klinik dieser Einrichtung gewählt. Über 17 Jahre lang leitete sie mit großem Erfolg die 53-Betten-Klinik mit der chirurgischen Rundum-Versorgung kranker Kinder (Thorax-, Abdominal-, Missbildungs-, Unfallchirurgie, Verbrennungen und Kinderurologie. Mit großer Mehrheit wurde Frau Lehner-Geisser 1992 zur ersten Ärztlichen Direktorin des Olgahospitals berufen und verblieb bis 1994 in dieser Funktion am „Olgäle".

Bei der am 6. Mai 1930 in Rastatt geborenen Chirurgentochter **Dorothea Liebermann-Meffert** stand hinsichtlich der Berufswahl die Frage: Malerin oder Ärztin? Parallel zu Oberschule und Abitur in Säckingen besuchte sie die Kunstschule in Wehr; so ist auch ein Selbstporträt von ihr überliefert. Jedoch gewann die Medizin die Oberhand, und Dorothea studierte ab 1949 in Freiburg i. Br., Zürich und Paris. Alle medizinischen Abschlüsse einschließlich der Promotion erwarb sie in Freiburg. Dort trat sie anschließend in das Anatomische Universitätsinstitut (Goerttler) ein, entschied sich aber für die Chirurgie, die sie u. a. bei ihrem Vater erlernte, und bewarb sich um eine Assistentenstelle an der Chirurgischen Universitätsklinik Freiburg (Krauss), die ihr aber nicht gewährt wurde, weil der Chef gegen Frauen

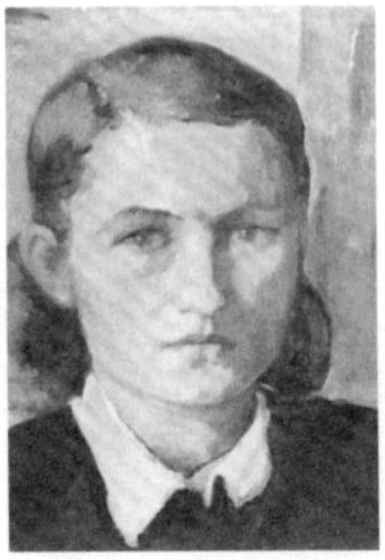

Dorothea Liebermann-Meffert

in der Chirurgie war. Erst nach weiteren Jahren in der Anatomie mit viel wissenschaftlicher Arbeit erhielt Frau Dr. Meffert von dem aufgeschlossenen Prof. Martin Allgöwer in Basel eine chirurgische Planstelle. Allgöwer bewunderte und nutzte Mefferts „ausgesprochene graphische und zeichnerische Begabung". 1977 habilitierte sie bei ihm und wechselte nach Allgöwers Emeritierung 1987 an die TU München, wo sie nach Umhabilitation die Lehrbefugnis für Experimentelle Chirurgie erhielt und 1992 a.o. Professorin wurde. Nach ihrer Emeritierung setzte sie die beliebten „Nahtkurse" für Studenten und Assistenten fort. Prof. Liebermann-Meffert hat sich oft in den USA aufgehalten und auch in englischer Sprache publiziert, darunter „The greater omentum" (zus. mit H. White, 1983). Das American Biographical Institute kürte sie 1998 zur „Frau des Jahres"! 2003/2004 war sie Gastprofessorin am Departement of Surgery der University of Southern California in Los Angeles. 1999 erwies Prof. Liebermann-Meffert dem großen Vorbild Rudolf Nissen (1896–1981) mit dem Werk „Rudolf Nissen and the world revolution of fundoplication" ihre Reverenz [80]. Von dem weltweiten Ansehen der Chirurgin zeugt ihre

Ehrenmitgliedschaft – als erste Frau! – in der internationalen Chirurgengesellschaft. 2001 erschien unter Liebermann-Mefferts Federführung „A century of international progress and tradition in surgery. An illustrated history of the International Society of Surgery". Verheiratet war sie seit 1956 mit dem Juristen Eduard Liebermann. Dorothea Liebermann-Meffert verstarb nach einem in Beruf und Familie erfüllten Leben mit 90 Jahren in Opfingen bei Freiburg. Sie hinterlässt ihren Ehemann, vier Kinder und sechs Enkelkinder[56] <QI69>.

Auch **Myra Adele Logan** zeichnet Außergewöhnliches aus: Die afroamerikanische Anatomin und Chirurgin war die erste Frau, die eine Operation am offenen Herzen durchführte, und sie war die erste Frau ihrer Herkunft, die zum Mitglied der US-amerikanischen Chirurgenvereinigung (American College of Surgeons) gewählt wurde. Ihre Eltern waren gebildete Leute, die Mutter im Gesundheitsdienst ausgebildet und der Vater Finanzchef und Vorstand der örtlichen Hochschule. Myra Adele Logan wurde 1908 in Tuskegee/Alabama als jüngstes von acht Kindern geboren, absolvierte die dortige Oberschule als Klassensprecherin und kam dann auf die Columbia University in New York, wo sie den Mastergrad in Psychologie erwarb. Nach einer Tätigkeit in der christlichen Frauenjugend-Organisation YWCA erhielt sie ein Vier-Jahres-Stipendium für Medizin. Myra Adele wählte das New York Medical College und schloss 1933 mit dem medizinischen Staatsexamen ab. Ihre erste chirurgische Stelle trat sie im Harlem Hospital von New York an, wo sie den Maler Charles Alston (1907–1977) bei der Arbeit an einem Wandbild des Krankenhauses kennenlernte und ihm Modell saß. 1944 heirateten sie, von gemeinsamen Kindern wird nicht berichtet <QI70>. Myra Logan-Alston wurde chirurgische Assistentin im Harlem Hospital, spezialisierte sich in der kardiovaskulären Chirurgie, hospitierte im Sydenham Hospital und konnte 1943 als Frau die erste von neun Operationen am offenen Herzen vornehmen. Sie entwickelte sich zu einer Expertin der Kinderherzchirurgie (wie 20 Jahre später G. Dippmann in der DDR, s.o.) und war auch beteiligt an der Entwicklung des Antibiotikums Aureomycin®. Während der 1960er Jahre beschäftigte sich Frau Dr. Logan

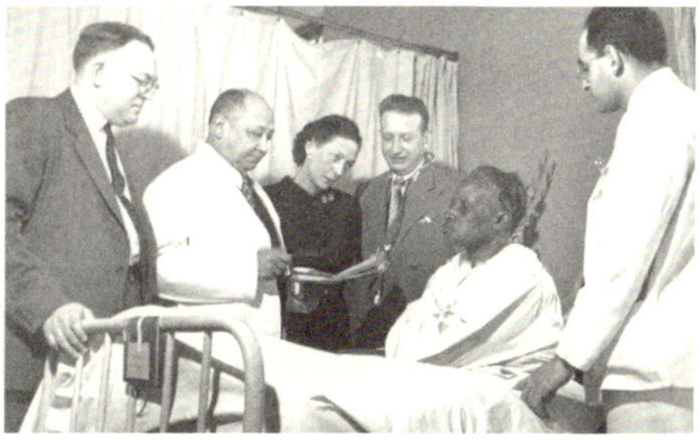

Myra A. Logan (Mitte)

56 Nachruf (2020) CHAZ 21: 543

mit der Erkennung und Behandlung des Mammakarzinoms. Sie war Mitglied zahlreicher wissenschaftlicher Kommissionen, von medizinischen und sozialen Gesellschaften. Obwohl man ihr die afro-amerikanische Herkunft nicht ansah, hatte sie sich mit Rassismus und Diskriminierung auseinanderzusetzen. Als Myra Adele Logan 1970 in den Ruhestand ging, widmete sie sich intensiver ihrem Hobby, dem Klavierspielen. Am 13. Januar 1977 erlag sie im Mount Sinai Hospital in New York einem Bronchialkarzinom [47].

Ihr Lebensweg führte **Gertrud Lullies** von der alten ostpreußischen Krönungsstadt Königsberg, in der sie am 2. November 1899 in eine Gelehrtenfamilie geboren wurde, nach Berlin, wo sie ihr Berufsleben verbrachte und am 26. Juli 1974 verstarb. In Königsberg (Kaliningrad) studierte und promovierte sie 1923, ließ sich jedoch 1924 in Berlin approbieren. Ihre Medizinalpraktikantenzeit führte sie noch einmal nach Königsberg, anschließend erhielt sie ihre chirurgische Ausbildung am Städtischen Krankenhaus Westend in Berlin-Charlottenburg bei Prof. Arthur Woldemar Meyer (1855–1933).[57]

57 Schüler von Wilms und Enderlen in Heidelberg, 1918 Habilitation, 1921 a.o. Professor, seit 1922 Chefarzt der II. Chirurgischen Abteilung des Westend-Krankenhauses in Berlin-Charlottenburg, Leibarzt des Königs Ferdinand I. von Bulgarien. Ihm gelangen fünf erfolgreiche Operationen der Lungenembolie! Er und seine Frau nahmen sich 1933 das Leben.

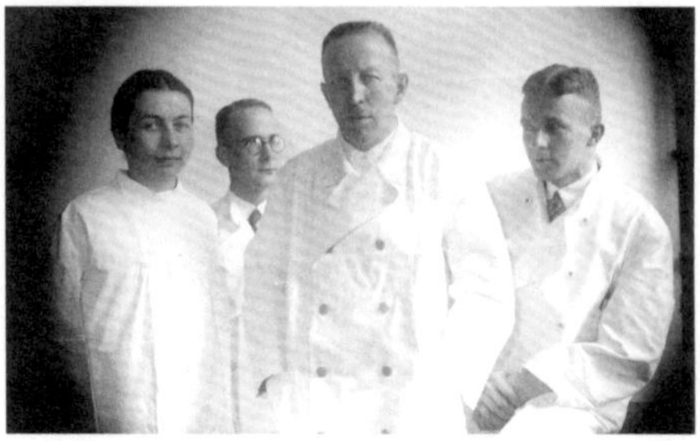

Gertrud Lullies li., in der Mitte A. W. Meyer (um 1925)

Von 1925 bis 1926 hospitierte Gertrud Lullies an der Städtischen Frauenklinik in Berlin-Charlottenburg (Schäfer). 1933 verließ sie die Klinik, um sich selbständig zu machen. Sie arbeitete als Kassenärztin in Charlottenburg und leitete die Privatklinik Kemnitz in Berlin-Schöneberg, war aktiv in der Berliner Ärztekammer und Mitglied der Deutschen Gesellschaft für Chirurgie [20]. Von 1953 bis 1969 hat sie als niedergelassene Chirurgin in der Rankestraße 35 in Berlin-Charlottenburg (heute City West) gearbeitet [9].

Die Pfarrerstochter **Charlotte Mahler**, Vorbild und Mentorin einer ganzen Chirurgengeneration, war früh Waise geworden. Ihre Wiege stand am 4. November 1894 in Krippehna/Nordsachsen, am 12. Juni 1973 ging ihr Leben in Frankfurt am Main zu Ende, der Stadt, in der sie Großes vollbracht hatte und hoch geehrt wurde. Charlotte wuchs in Halle an der Saale auf und erhielt eine humanistische Schulausbildung an den berühmten Franckeschen Stiftungen der Stadt. Zuerst hatte sie sich für ein Studium der Naturwissenschaften – Chemie, Physik und Mathematik – entschieden, fühlte sich aber dann mehr zur Medizin hingezogen und absolvierte das vorklinische und das klinische Studium an der Universität Halle (Promotion 1923). Charlotte Mahler blieb an der Chirurgischen Universitätsklinik und sammelte erste Erfahrungen in der Thoraxchirurgie, die damals in erster Linie eine Chirurgie der Tuberkulose gewesen ist. 1926 wechselte sie mit der Berufung ihres Chefs Prof. Victor Schmieden (1874–1945) als Assistentin an die Chirurgische Universitätsklinik in Frankfurt am Main, wo sie 1929 zur Oberärztin ernannt wurde. In den Kriegs- und Nachkriegswirren leitete Frau OÄ Dr. Mahler 1945/46 kommissarisch die Klinik. Bei dem neuen Chef Rudolf Geißendörfer (1902–1976) konnte sie sich 1946 mit einer Arbeit über Lippen-, Kiefer- und Gaumenspalten habilitieren, die sie bei Prof. Schmieden begonnen hatte. Mit V. Schmieden hatte sie auch einige Arbeiten aus der allgemeinen Chirurgie veröffentlicht, wobei die Verletzungen der Wirbelsäule eine gewisse Vorrangstellung einnehmen. Ebenfalls mit Prof. Schmieden hat Charlotte Mahler zwei Kapitel in der Operationslehre Bier-Braun-Kümmell verfasst: Operationen an der Wirbelsäule und am Rückenmark sowie Operationen am Magen (3. Aufl. 1933) <QI71>. Von 1947 bis 1964 leitete Frau Dozentin Dr. Mahler die Chirurgische Klinik des Bürgerspitals in Frankfurt am Main.

Ihr Oberarzt Prof. Günther Vetter aus Dresden ist 1964 ihr Nachfolger geworden, die Oberärztin Dr. Ingrid Hasselblatt-Diedrich dann Chefärztin der Chirurgie am Krankenhaus Frankfurt-Sachsenhausen. Stadtführer in Frankfurt am Main erwähnen bei Erreichen des Uhrtürmchens am Bürgerhospital die Chirurgin als „Tante Lotte“ und „Frau mit geballter Energie“ [121]. Verheiratet ist Frau Dr. Charlotte Mahler nicht gewesen, hat aber eine Tochter an Kindes statt angenommen [65].

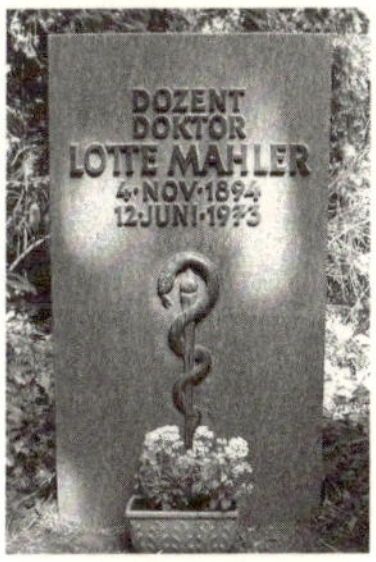

Grabstätte von Charlotte Mahler auf dem Frankfurter Hauptfriedhof

Über Vielseitigkeit in ihrem Leben konnte sich **Louisa Martindale** gewiss nicht beklagen: Sie war Staatsbeamtin, Gefängniskommissarin, Ärztin, Chirurgin, Mitglied des Nationalen Frauenrates und Schriftstellerin. Geboren am 30. Oktober 1872 Leytonstone/Essex in eine christliche Familie, Mutter Suffragette, war ihr ein offenes und selbstständiges Leben vorbestimmt. Nach dem Tod des Vaters zog die Familie 1874 nach Cornwall, unternahm Reisen durch Deutschland und die Schweiz, um schließlich in Lewes/Sussex zu leben. 1885 wechselte die Familie wie-

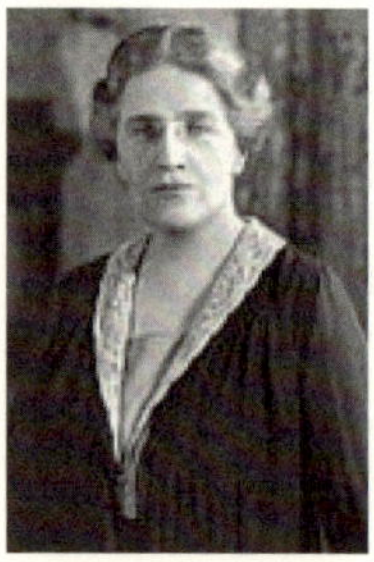
Louisa Martindale

der ihren Wohnsitz und ließ sich in Brighton nieder, wo Louisa die Höhere Schule besuchte. Sie immatrikulierte 1892 an der Medizinischen Fakultät der Londoner Universität und besuchte im darauf folgenden Jahr die London School of Medicine for Women, die sie 1899 mit dem Staatsexamen abschloss. Ihre berufliche Laufbahn als Chirurgin begann 1900 in Hull bei Dr. Mary Murdoch, auch diese eine Suffragette, mit der sie bis 1906, dem Jahr ihrer Promotion, eine berufliche sowie private Partnerschaft verband und mit der sie Ferien in Wien, Berlin und in der Schweiz verbrachte. Nach Brighton zurückgekehrt, arbeitete Dr. Martindale allgemein-, kinder- und frauenärztlich, bevor sie Chefchirurgin am New Sussex Hospital for Women wurde. 1922 ging sie nach London, eröffnete eine chirurgische Praxis und operierte aber noch in Teilzeit am New Sussex Hospital. Im Laufe ihrer Tätigkeit soll sie 7000 Operationen durchgeführt haben. Louisa Martindale genoss Respekt bei Kollegen und Patienten, auch wenn sie ein für die damalige Zeit ungewöhnliches Privatleben führte. Sie hatte nicht geheiratet und lebte 30 Jahre mit Frau Ismay Fitzgerald (1870–1946) zusammen. Ihre Studenten identifizierten sie als lesbisch, und auch sie selbst schrieb 1951 in ihrer Autobiographie „A Woman Surgeon“ offen über ihre Liebe zu Ismay Fitzgerald, ohne in Details zu gehen. Dr. Louisa Martindale hat zahlreiche Mitgliedschaften, Ehrenmitgliedschaften und Auszeichnungen wissenschaftlicher Gesellschaften erhalten. 1947 hat sie ihre chirurgische Tätigkeit eingestellt, am 5. Februar 1966 ist sie im Alter von 93 Jahren gestorben. Ihr literarischer Nachlass ist breit gefächert und reicht von Fachbüchern bis zu Erinnerungen und Essays <QI72>.

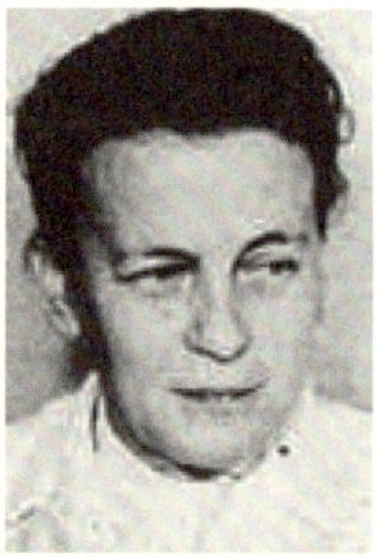
Ilse Melzl

Ilse Melzl geborene Meissner dürfte zu den weniger bekannten Kolleginnen zählen, obwohl sie regional zu ihrer Zeit durchaus eine Rolle spielte. Den ersten Hinweis auf Frau Dr. Melzl verdankt der Verfasser Prof. Eckehard Knoth aus Bad Berka, wo Ilse Melzl einmal gearbeitet hat.[58] Ilse Elisabeth Meissner wurde am 25. Februar 1914 geboren (Geburtsort unbekannt) und verstarb am 9. Oktober 2005 im thüringischen Eisfeld, wo sie 1990 Ehrenbürgerin geworden war. Ihre Verdienste resultieren aus der Aufbauleistung im

58 Knoth, E.: Schriftl. Mitt. v. 14.1.2018 u. Dok. [im Zusammenhang mit Recherchen zu G. Dippmann]

Gesundheitswesen der Kleinstadt in den 1950er Jahren. Unter bescheidenen Bedingungen eine fachgerechte Chirurgie zu betreiben, war gewiss nicht einfach. Ilse Meissner hatte in Würzburg studiert und wurde dort 1938 promoviert, erhielt 1954 die Facharztanerkennung für Chirurgie und war seit 1961 Oberärztin am Kreiskrankenhaus Eisfeld, eine 1902 durch die Stiftung des jüdischen Kaufmanns und Mäzens Dr. Max Michaelis (1852–1932) gegründete Einrichtung. Hier war ihr Ehemann Dr. med. Hans Melzl (†1980), seit 1959 „Verdienter Arzt des Volkes"[59], von 1950 bis 1978 Chefarzt der Chirurgie. Das Ehepaar Melzl setzte durch, dass der Altbau des Krankenhauses rekonstruiert und erweitert wurde, eine Röntgenabteilung, eine Wachstation, ein moderner Operationssaal, eine Unfallstation und eine septische Station geschaffen wurden. Erschwerend kam hinzu, dass sich Eisfeld bis 1972 im DDR-Sperrgebiet der innerdeutschen Grenze befand. Ilse Melzl soll eine Geschichte des Eisfelder Krankenhauses von 1901 bis 1975 geschrieben haben, die noch ihrer Auffindung und Erschließung harrt.[60]

59 hohe Auszeichnung der DDR für Ärzte mit hervorragenden Leistungen in Wissenschaft und Praxis (sollte die medizinische Intelligenz an den Staat binden)

60 Haine, H. [Museum Schloss Eisfeld]: E-Mail v. 18.1.2018

Gesine Menardi wurde am 8. Januar 1936 als Gesine Romberg in Düsseldorf geboren, wo sie die Grund- und Oberschule besuchte und 1956 am Städtischen Luisen-Gymnasium maturierte. 1963 wurde sie an der Universität Innsbruck zum Dr. med. promoviert. Am 22. Januar 1988 wurde der damaligen Primaria des Allg. öffentl. Landeskrankenhauses Innsbruck die Lehrbefugnis als Universitätsdozentin für Chirurgie „mit besonderer Berücksichtigung der Kinderchirurgie" an der Medizinischen Fakultät der Universität Innsbruck erteilt. Vorausgegangen war die Habilitation zum Thema „Ventilkomplikationen beim Hydrozephalus im Kindesalter". Professorin wurde Gesine Menardi, Leiterin der Station und Ambulanz für Kinderchirurgie der Chirurgischen Universitätsklinik Innsbruck, am 19. Oktober 1998.[61] Ihre Laufbahn führte sie bis an die Spitze der Österreichischen Gesellschaft für Kinderchirurgie, deren Präsidentin sie von 1987 bis 1990 war. Menardi war Mitglied und Ehrenmitglied zahlreicher internationaler Fachgesellschaften, darunter die Deutsche, Kroatische und Österreichische

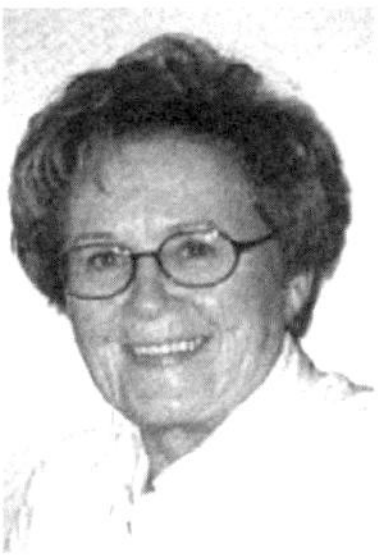

Gesine Menardi

61 Goller, P. [Universitätsarchiv Innsbruck]: E-Mail v. 18.5.2018

Kinderchirurgische Gesellschaft. Ab 2001 im Ruhestand, war sie immer noch beratend und helfend tätig. Viel Zeit widmete sie den Richard-Wagner-Gesellschaften von Wien und Innsbruck. 2003 war aus ihrer Feder eine Übersetzung der Nachdichtung vom „Ring des Nibelungen" von Derek Watson erschienen. Gesine Menardi verstarb nach langer und mit viel Geduld ertragener Krankheit am 13. November 2007 in ihrem geliebten Innsbruck <QI73>.

Das ungewöhnliche Leben der **Marie Mergler** begann am 18. Mai 1859 in Mainstockheim in Bayern. Die Familie wanderte bald nach Illinois in Nordamerika aus. Der Vater war Arzt, unterrichtete Marie zu Hause und nahm sie frühzeitig zu Hausbesuchen mit. Da ihr trotz des Besuches einschlägiger Schulen die Zulassung zum Medizinstudium verweigert wurde, ergriff Marie den Beruf der Lehrerin – wie in Old Europe! Schließlich gelang es ihr 1877, in das Women's Medical College von Chicago aufgenommen zu werden und 1879 das erste Examen zu bestehen. 1881 wurde Marie Mergler Assistentin des Chirurgen William Byford (1817–1890) in Chicago, 1882 Medizinprofessorin und 1899 Dekanin an der Alma Mater, an der sie Studentin gewesen war. Nach 1890 hatte sich Prof. Mergler allerdings mehr der Gynäkologie zugewandt, die Teil des chirurgischen Lehrstuhls war. Sie gab das *Medical Women's Journal* und ein Lehrbuch der operativen Gynäkologie heraus – „A guide to the study of gynecology" von 1923 wird heute noch im Reprint aufgelegt. Übrigens hatte sich Marie Mergler noch einer postgradualen Weiterbildung in Zürich unterzogen und auch dort den Doktorgrad erworben. Am 17. Mai 1901 starb sie unverheiratet in Los Angeles, Kalifornien.[62]

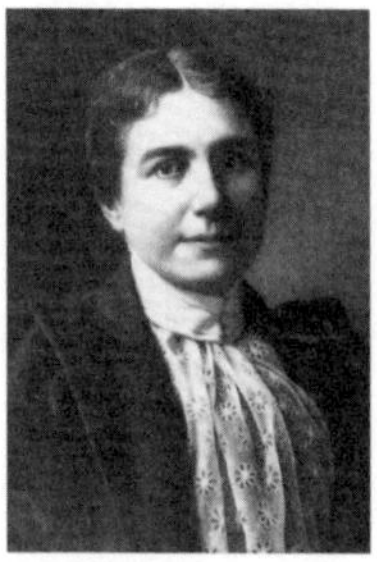

Marie Mergler

Die Chirurgin Dr. med. **Ruth Moeller** wird am 16. September 1913 in Treuenbrietzen geboren. Nach erfolgreichem Abitur in Potsdam widmet sie sich dem Studium der Medizin mit Stationen an den Universitäten in Freiburg, Königsberg und Berlin. Sie möchte Ärztin werden – ein Berufsbild, das Frauen zu jener Zeit noch vielfach vorenthalten wird. Sie promoviert an der Charité. Doktorvater ist der berühmte Professor Sauerbruch. So tritt die junge Frau in die Fußstapfen ihres Vaters Dr. Paul Moeller, der in ihrer Geburtsstadt als Arzt wirkt. 1942 wird sie Assistenzärztin am Krankenhaus in Pritzwalk, später in Brandenburg/ Havel. Mitte 1945 kommt Ruth Moeller nach Treuenbrietzen zurück.

62 Fine E: Mergler, Marie. In: ANB (American National Biography) <QI74>

Die Situation im Krankenhaus ist schwierig – es mangelt an Medikamenten, Instrumenten und an Personal. Die Ärztin steht nun in einer Doppelfunktion am Operationstisch und im Kreißsaal – an Betten werdender Mütter, sowie Kranken und Verletzten. Gleichzeitig ist sie vier Jahre lang Gesundheitsdezernentin in Treuenbrietzen, Brück und Niemegk. 1950 erwirbt sie die Anerkennung als Fachärztin für Chirurgie, ein Fachgebiet, für das große physische und psychische Kräfte erforderlich sind. Längst hat die junge Frau das Vertrauen der Menschen in und um Treuenbrietzen gewonnen. Mit übermenschlichem Engagement und ausgeprägter Zugewandtheit für ihre Patienten sowie außergewöhnlicher medizinischer Kompetenz arbeitet sie bis zur Selbstaufgabe. Sie erfährt höchste Anerkennung und wird 1971 zur Medizinalrätin ernannt. Bis zu ihrer Pensionierung 1978 arbeitet sie als Chefärztin der Chirurgischen Abteilung des Kreiskrankenhauses Treuenbrietzen. Aus dem Ruhestand wird nichts: Ruth Moeller behandelt und kuriert nun in der kleinen Landarztpraxis ihres Vaters weiter. Ihr Beruf ist zu einer Berufung geworden. Sie beendet ihr Lebenswerk kinderlos am 23. September 2010 im Alter von 97 Jahren <QI75>.

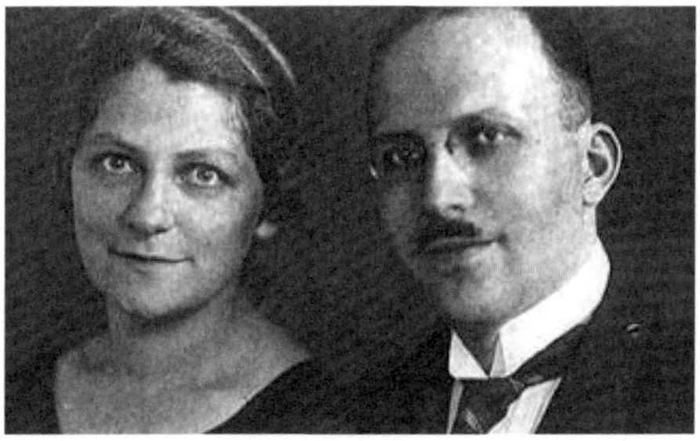
Herta und Erich Nathorff

Chirurgie im Zusammenhang mit der Nichte des Physik-Nobelpreisträgers Albert Einstein, der Schriftstellerin und Psychotherapeutin **Hertha Nathorff-Einstein**? Geboren am 5. Juni 1895 in die wohlhabende Familie des Zigarettenfabrikanten Arthur Einstein (1865–1940) im württembergischen Laupheim, wollte die „höhere Tochter" nach dem Abitur in Ulm eigentlich Sängerin werden, entschied sich aber für das Medizinstudium, das sie nach Heidelberg, Freiburg i. Br. und Berlin führte. Seit 1921 approbierte Ärztin in Berlin, war sie im sozialen Bereich engagiert und auch standespolitisch aktiv. So arbeitete Frau Dr. Einstein im Ärztinnenbund, in der Berliner Ärztekammer und – als erste Frau – im Gesamtausschuss der Ärzte. Ihre Sorge galt vor allem den Ärmsten der Armen. 1923 ließ sie sich als praktische Ärztin und Geburtshelferin in Berlin-Lichtenberg nieder und übernahm die Leitung des Entbindungs- und Säuglingsheims des DRK. Im selben Jahr heiratete sie den Internisten Dr. Erich Nathorff (1889–1954), den sie während ihrer Ausbildung im Krankenhaus Berlin-Moabit kennengelernt hatte. Sie war dort Assistentin in der Chirurgie bei Prof.

Moritz Borchardt (1868–1948), er Oberarzt bei Prof. Georg Klemperer (1865–1946). Dies war auch Herthas erster intensiver Kontakt mit der Chirurgie, bei Siegbert Joseph (1894–1944) erfolgte die gynäkologische Schulung. Als Frau Nathorff-Einstein 1933 von den Nazis aus dem DRK-Säuglings- und Mütterheim entlassen, die von ihr betreute Ehe- und Familienberatungsstelle in Berlin-Charlottenburg geschlossen und ihr die Kassenzulassung entzogen wurde, kam sie bei ihren Lehrern Prof. Borchardt und Dr. Joseph in deren Privatkliniken unter und arbeitete wieder in den operativen Fächern – bis 1938 nach der sogenannten Reichskristallnacht ihr Mann verhaftet und in das KZ Sachsenhausen verschleppt wurde. Da läuteten die Alarmglocken, sie und ihr aus dem KZ freigekämpfter Mann flohen in die USA [98]. Dort konnte Frau Nathorff-Einstein jedoch nicht wieder an ihre ärztliche Tätigkeit anknüpfen und musste als Küchenhilfe, Hausangestellte, Krankenschwester und schließlich als „mithelfende Ehefrau“ in der lizensierten Praxis ihres Mannes arbeiten. Nach dessen Tod wagte sie 1954 einen Neuanfang, ließ sich am Alfred-Adler-Institut in New York zur Psychotherapeutin ausbilden und war schriftstellerisch tätig („Das Tagebuch der Hertha Nathorff“ u.a.). Am 10. Juni 1993 starb sie im Alter von 98(!) Jahren in New York [118].

„Madame Noël“, die „Ärztin mit ungewöhnlichen Fähigkeiten“, geboren am 8. Januar 1878 als Suzanne Gros in Laon, war eine der ersten plastischen Chirurginnen in Frankreich und Pionierin des „Face Lifting“. Die aus einer wohlhabenden Familie stammende Frau hatte, obwohl oder gerade weil sie aktive Feministin war, schon im Alter von 19 Jahren den neun Jahre älteren Arzt Dr. Henri Pertat geheiratet, ihm in der Praxis geholfen und medizinische Kurse belegt. 1912 schloss Suzanne ihre Ausbildung im Internat des Hôpitaux de Paris mit dem Staatsexamen ab und brachte eine Tochter zur Welt. Nach dem Tod ihres Mannes ehelichte sie 1919 den Dermatologen André Noël, welcher sich nach

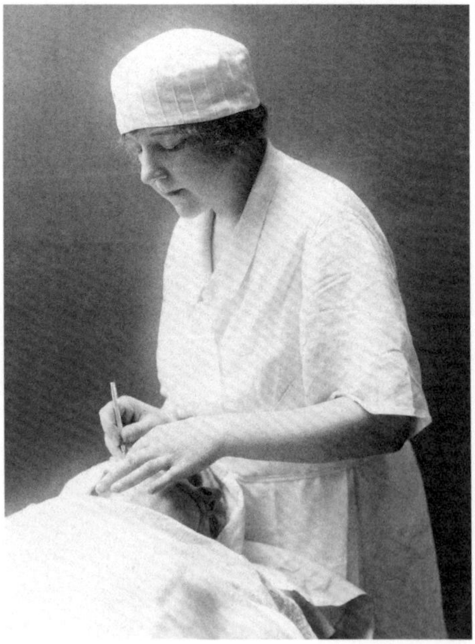
Suzanne Noël

dem Tod seiner (Stief-)Tochter vor den Augen seiner Frau in der Seine ertränkte. Die Witwe verschrieb sich nun ganz der plastisch-kosmetischen Chirurgie und hier insbesondere den wiederherstellenden Gesichtsoperationen bei verwundeten Soldaten des Weltkrieges. Sie eröffnete eine Privatklinik und fand ihre Patienten dann vornehmlich in der Modewelt und in Adelskreisen. 1924 gründete Suzanne Noël in Paris den Klub der „Soroptimisten“, eine Emanzipationsbewegung berufstätiger Frauen. 1929 erschien ihr „Handbuch der plastischen Chirurgie“. 1939 wechselte Frau Noël an die Pariser Clinique de Bluets und machte sich mit Brustkorrekturen, Liposuktionen und Sklerosierung von Varizen einen Namen. 1954 starb Suzanne Noël in Paris <QI76>.

Auch wenn in der Meiji-Zeit[63] der Einfluss der europäischen Medizin in Japan deutlich zunahm, so war doch die Ausbildung von Frauen zu Ärztinnen die große Ausnahme. Als erste Frau bestand **Ginko Ogino** in ihrem Land das medizinische Staatsexamen und absolvierte eine Facharztausbildung. Sie wurde am 3. März 1851 in Tarawase als Tochter des Dorfvorstehers geboren. Mit 16 Jahren wurde sie zum ersten Mal verheiratet, vom Ehemann mit Gonorrhoe infiziert und unfruchtbar; sie ließ sich scheiden. Die mehrjährige Behandlung ihres Leidens war für G. Ogino insofern ein Martyrium, als sie ausschließlich von männlichen Ärzten behandelt wurde und sich unverstanden fühlte. Darüber schrieb sie später: „*Wir seufzten stets, dass die Untersuchung durch einen männlichen Arzt jedes Mal ein Elend war. In dieser Welt gibt es viele Frauen, die aufgrund ihres Widerstrebens, von einem Mann untersucht zu werden, mit einer unheilbaren Krankheit enden oder früh sterben … Andere werden unfruchtbar und gehen ihren gefühlskalten Männern eine Entschuldigung, sich scheiden zu lassen*“. Somit erscheint es nur folgerichtig, dass Ginko Ogino, nachdem sie mit Sondergenehmigungen Schul- und Universitätsausbildung absolvierte und sich auf dem Gebiet der operativen Gynäkologie qualifiziert hatte, ein eigenes Frauenkrankenhaus in Tokio eröffnete. Immer mehr setzte sie sich auch für Frauenrechte ein und kämpfte gegen Prostitution und das in Japan noch weit verbreitete Konkubinat. Die auch als Geburtshelferin gefragte Ginko Ogino war zudem Ausbilderin an Frauenschulen und Redakteurin. Sie war zum Christentum übergetreten, seit 1890 mit einem protestantischen Pfarrer verheiratet und starb am 23. Juni 1913 in Tokio. Nach ihr trägt der Kleinplanet „10526 Ginkogino“ seinen Namen <QI77>.

63 japanische Geschichtsperiode (1868–1912) unter der Herrschaft des Tenno Mutsuhito

Die kommunistische Ärztin und Schriftstellerin (Pseudonym Maria Heim) **Marie Pappenheim** kam im Exil zur Chirurgie, eigentlich war sie Dermatologin. Geboren am 4. November 1882 in Preßburg (Bratislava), studierte und promovierte sie in Wien (1903–1909). In der Universitäts-Hautklinik bei Prof. Gustav Riehl (1855–1943) ließ sie sich zur Fachärztin für Haut- und Geschlechtskrankheiten ausbilden und arbeitete im Anschluss daran auch als solche. 1917 trat Marie Pappenheim in die KP Österreichs ein, erstellte in jenem Jahr auch ein psychiatrisches Gutachten über Gavrilo Princip, den Attentäter von Sarajewo <QI78>. 1918 heiratete sie den Jugendpsychiater Dr. Hermann Frischauf (1879–1942), führte zeitweise den Namen **Frischauf-Pappenheim**, ließ sich aber 1938 von ihm scheiden. Hermann Frischauf wurde im KZ Buchenwald umgebracht. Frau Dr. Pappenheim wurde wegen ihrer KP-Mitgliedschaft, ihrer Sympathie für die Sowjetunion und ihrer Mitarbeit in der illegalen „Roten Hilfe“ 1934 verhaftet und emigrierte anschließend nach Paris. Die weiter geführte Parteiarbeit konnte sie nicht ernähren und so musste sie für ihren Unterhalt sorgen. Sie bekam eine Arbeitserlaubnis, nahm ihre Tätigkeit als Hautärztin auf und widmete sich verstärkt der kosmetischen Chirurgie. Dafür gab es offenbar im Paris der Vorkriegszeit einen Bedarf. Da Marie Pappenheim schon als junge Frau in Wien in Künstlerkreisen verkehrt und in Paris den Emigrantenzirkel „Cercle Culturel Autrichien“ ins Leben gerufen hatte, strömten ihr die Patienten gerade aus diesen Kreisen zu. Nach der deutschen Besetzung Frankreichs floh Frau Dr. Pappenheim aus dem berüchtigten Internierungslager Gurs nach Mexiko, von wo sie 1947 nach Wien zurückkehrte, unermüdlich ärztlich, literarisch und politisch tätig. Sie verstarb am 24. Juli 1966 in Wien [62].

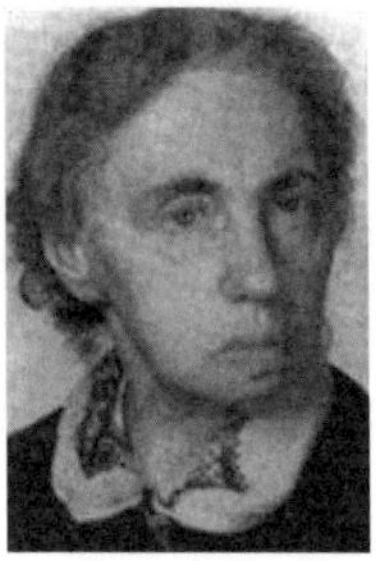
Marie Pappenheim

Ihre Heimat waren Breslau, Berlin und New York. In Breslau wurde **Edith Peritz** 1897 geboren als Tochter des Chirurgen und Zahnmediziners Max Meyer Peritz, hier studierte und promovierte sie (1922). Auch ihr Bruder Walter war Mediziner und spezialisierte sich später in Zahnmedizin – er emigrierte nach England und nahm den Namen Pearce an. In Berlin lebte und arbeitete Edith Peritz von 1926 bis 1935, und New York wurde der zwangsemigrierten Jüdin zur Wahlheimat, in der sie, „die Feministin mit dem Skalpell“, 1985 starb. Einen Teil ihrer chirurgischen Ausbildung hat Frau Dr. Peritz am Rudolf-Virchow-Krankenhaus in Berlin bei Prof. Richard Mühsam (1872–1938) erhalten. Aus dieser

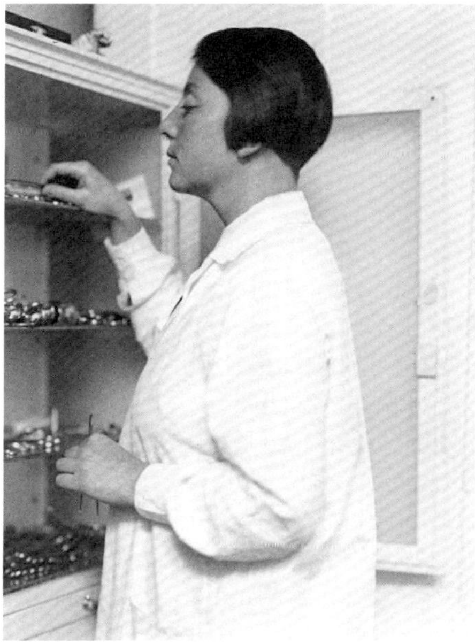

Edith Peritz

In New York erhielt sie, seit 1937 mit dem zehn Jahre älteren Karl von Lojewski (1887–1960) verheiratet, nach den entsprechenden Prüfungen und Überprüfungen die ärztliche Lizenz und praktizierte bis 1965 [4, 9].

Zeit stammen auch einige Publikationen chirurgischen Inhalts. Von 1928 bis 1935 firmierte Dr. Peritz als Chirurgin und niedergelassene Ärztin in Berlin-Charlottenburg. Sie war Mitglied der Berliner Chirurgischen Gesellschaft und der Berliner Ärztekammer. Die androgyn anmutende Frau mit Bubikopf und Krawatte hatte 1930 in Berlin den Soroptimisten-Club[64] gegründet, durch den sie auch die Kollegin Suzanne Noël (s.o.) kennenlernte und sich mit ihr auch fachlich austauschte. 1933 verlor Edith Peritz ihre Kassenzulassung und emigrierte 1936 in die USA. *„Ich stand damals als Schönheitschirurgin am Beginn einer glänzenden wie sehr ertragreichen Praxis"* (Peritz).

Sie kann durchaus als westdeutsches Pendant zu → Ilse Krause im Osten bezeichnet werden: Dr. med. **Inge** (Ingeburg) **Petersen**, geboren am 19. Februar 1920 in Flensburg, langjährige Chefärztin der Kinderchirurgie am Kinderkrankenhaus Hamburg-Rothenburgsort. Dass dieses Haus 1982 geschlossen werden würde, davon ahnte die frischgebackene Chefärztin bei ihrem Dienstantritt 1960 noch nichts. Ihre biographischen Daten sind ergänzungsbedürftig. Bekannt ist, dass Inge Petersen 1944 in Straßburg approbiert wurde, vermutlich auch dort studiert hatte und zum ersten Mal mit dem dortigen Chirurgie-Ordinarius Prof. Ludwig Zukschwerdt (1902–1974) in Berührung kam, der bestimmend für ihr Leben wurde. Inge Petersen wählte die Chirurgie, arbeitete bis Kriegsende bei Zukschwerdt in Straßburg, dann in den Kreiskrankenhäusern Norderdithmarschen, Göppingen, wohin es Prof. Zukschwerdt verschlagen hatte, und – immer im Geleitzug von

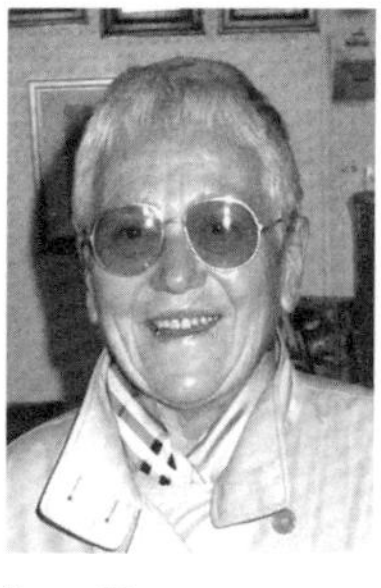

Inge Petersen

64 auch als „Damen-Rotary-Club" bezeichnet

Zukschwerdt – in Bad Oeynhausen und schließlich mit der Berufung des Meisters an der Chirurgischen Universitätsklinik Hamburg-Eppendorf, sich zunehmend der Kinderchirurgie widmend. 1960 mit Dienstantritt in Rothenburgsort war Inge Petersen die erste Chefärztin für Kinderchirurgie in Westdeutschland. Die Teilgebietsbezeichnung „Kinderchirurgie" führte sie nach eigenen Angaben ab 1972. Durch ihre Schule sind zahlreiche Kinderchirurgen gegangen, die bei ihr sahen, wie man operiert, die für die Kinderchirurgie begeistert wurden und später auf diesem Gebiet verantwortliche Positionen einnahmen. Frau Dr. Petersen starb am 21. Februar 2017 im gesegneten Alter von 97 Jahren [21] <QI79>.

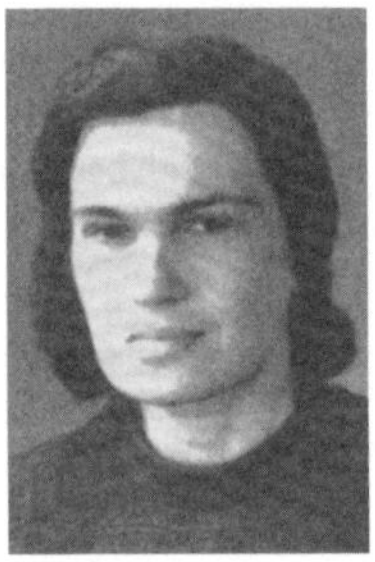
Halina Pröscher

Halina Pröscher geborene Klimenko kam am 12. Juli 1916 bei Poltawa in der Ukraine zur Welt. Beide Eltern waren Lehrer. Halina besuchte von 1931 bis 1934 die Schwesternfachschule in Krementschug und studierte anschließend Medizin an der Universität von Charkow, wo sie nach dem Staatsexamen 1939 auch promovierte. Aus ihrer praktischen Tätigkeit als Ärztin in der Ukraine wurde Halina Klimenko 1942 als Zwangsarbeiterin nach Deutschland deportiert, hatte aber Glück und konnte aufgrund ihrer Vorbildung an der Chirurgischen Klinik Magdeburg-Sudenburg unter Chefarzt Dr. Richard Tölle (1907–?) ärztlich tätig sein und sogar eine chirurgische Ausbildung beginnen. Sie lernte den Internisten Dr. Wilhelm Eugen Pröscher (1915–1947) kennen, den Sohn der LDPD-Politikerin und späteren Ostberliner Gesundheitsstadträtin Wilhelmine Schirmer-Pröscher (1889–1992). Nach Heirat und Umzug nach Berlin setzte Frau Dr. Halina Pröscher ihre chirurgische Ausbildung am Rudolf-Virchow-Krankenhaus in Berlin bei Walter Mirauer (1882–1948) und am Robert-Koch-Krankenhaus in Moabit, der einstigen III. Chirurgischen Universitätsklinik Berlin, bei Erwin Gohrbandt (1890–1965), einem Sauerbruch-Schüler, fort. 1950 wurde Frau Dr. Pröscher zur Chefärztin der Chirurgischen Klinik der Städtischen Krankenanstalten Berlin-Buch (Hufeland-Krankenhaus) berufen, 1959 habilitierte sie an der Medizinischen Fakultät der Humboldt-Universität Berlin. Ihr erster Oberarzt in Berlin-Buch war Graf Alexander von Lutzki (1920–1961). An der Bucher Klinik wurden unter der Leitung von Frau Pröscher die Allgemeinchirurgie und die plastische Chirurgie gepflegt. Außerdem entließ sie die Urologie in die Selbstständigkeit [122]. 1961 initiierte Chefärztin Pröscher die erste Hämodialyse in Berlin-Buch, in dem Jahr, in dem sie zwar noch Ärztliche Direktorin des gesamten

Klinikums geworden war, dann aber schon bald nach Hamburg verzog. In der Hansestadt war sie Chefärztin einer Privatklinik am Hirschpark, erwirbt 1965 noch die Teilgebietsbezeichnung „Plastische Chirurgie" und übersetzt 1970 die „Lokalanästhesie" des Schweden Ejnar Eriksson (*1920). Die Chirurgenverzeichnisse weisen einige wissenschaftliche Arbeiten und zwei Monographien von Halina Pröscher aus. Die erste erschien 1959 in (Ost-)Berlin mit dem Titel „Anwendung der Sulfonylharnstoffe in der Behandlung der chirurgischen Komplikationen beim Diabetes mellitus" und die zweite 1970 in Stuttgart unter dem Titel „Aktuelle Probleme der Beta-Rezeptorenblockade" [21]. Beide Schriften sind Ausdruck von Halina Pröschers Interesse an der Grundlagenforschung.

Johanna Charlotte Putzar-Ehrenberg zählt zu den Ärztinnen des Kaiserreichs mit chirurgischer Vergangenheit. Sie wurde am 3. Februar 1889 in Arnsberg/Westfalen als Tochter eines Baurates geboren, besuchte die Höhere Mädchenschule zu Kiel, ein Pensionat am Genfer See und konnte nach etlichen privaten Vorbereitungen Ostern 1910 die Reifeprüfung am Gymnasium in Kassel ablegen. Danach studierte Johanna Ehrenberg zunächst zwei Semester Naturwissenschaften in Freiburg i. Br., wechselte zur Medizin, legte 1913 das Physikum in Freiburg i. Br. ab und 1915 das medizinische Staatsexamen in Kiel, wo sie drei Jahre später auch promoviert wurde. Frisch approbiert ging sie 1915 kurzzeitig als Medizinalpraktikantin an die Lungenheilstätte im oberschlesischen Loslau (heute: Wodzislaw Slaski, PL). Von 1915 bis 1917 schloss sich die chirurgische Ausbildung am Krankenhaus Magdeburg-Sudenburg an. Hier waren Prof. Rudolf Habs und Prof. Walter Wendel (1872–1941) ihre chirurgischen Lehrer. In Sudenburg kam es zum Eklat, als Johanna Ehrenberg kündigte, weil sie im Vergleich zu ihren männlichen Kollegen einen zu niedrigen Lohn erhielt! Ihre weiteren Stationen waren die Gynäkologie am St. Georg in Hamburg, wechselnde Wohnorte und Tätigkeiten, u.a. in Niederschlesien und Dresden-Weißer Hirsch, vorwiegend als praktische Ärztin. Ihr Haupttätigkeitsort vor und nach 1945 war Berlin. Ihre zwischen 1919 und 1926 eingegangene Ehe mit dem Augenarzt Wilhelm Putzar wurde 1945 geschieden. Die Unterlagen weisen die Mitgliedschaft von Dr. Putzar-Ehrenberg in der NSDAP und deren Gliederungen aus. Sie hat in Berlin Erste-Hilfe-Kurse und Vorträge gehalten. Gestorben ist Frau Dr. Putzar-Ehrenberg am 14. Oktober 1977, vermutlich in Eßlingen (letzter Meldeort) [9].

Margrethe P. Rask, besser bekannt als **Grethe Rask**, war eines der ersten Opfer der AIDS-Krankheit außerhalb von Afrika. Sie wurde 1930 in der dänischen Kleinstadt Thisted auf Jütland geboren, über ihre familiären Verhältnisse ist wenig bekannt. Sie muss in Kopenhagen studiert und ihre Ausbildung zur Chirurgin erhalten haben, bevor sie ihrem Wunsch nach einem Auslandseinsatz folgte und 1964 für kurze Zeit nach Zaïre (heute Demokratische Republik Kongo) ging. Danach absolvierte Grethe Rask in nicht näher beschriebenen Kliniken in Europa eine Spezialausbildung in Magenchirurgie und Tropenkrankheiten. 1972 hält sie sich wieder in Zaïre auf, wo sie in dem kongolesischen Ort Abumombazi eine kleines Krankenhaus leitet und 1975 zum Hospital des Dänischen Roten Kreuzes in Kinshasa wechselt. Schon seit 1974 machen sich bei ihr unklare Symptome bemerkbar, die sich nach einem Erholungsurlaub in Südafrika noch steigern: Durchfall, Lymphknotenschwellung, Gewichtsverlust und Müdigkeit. Unter (symptomatischer) medikamentöser Behandlung trat nur eine vorübergehende Besserung ein, um alsbald zu neuer Verschlechterung zu führen. Im Vordergrund stand so große Atemnot, dass Dr. Rask definitiv arbeitsunfähig wurde und auf Sauerstoffapplikation angewiesen war. Schwer krank kehrte sie 1977 nach Dänemark zurück und wurde ins Reichshospital von Kopenhagen aufgenommen. Dort wies man Infektionen mit Staphylococcus aureus, Candida albicans, Pneumocystis carinii und ein insgesamt darniederliegendes Immunsystem nach. In ihrem Haus am Fjord verbrachte Grethe Rask ihre letzten Lebenswochen, stets an ihrer Seite ihre langjährige Lebensgefährtin, eine Krankenschwester. Dr. Rask wurde noch einmal in das Reichshospital in Kopenhagen eingewiesen, wo sie am 12. Dezember 1977 an einer AIDS-Pneumonie verstarb. Blut- und Gewebeproben wurden nach der Autopsie, die eine schwere Lungenaffektion ergab, asserviert und 1984 und 1987 nachuntersucht, mit dem Ergebnis, dass die HIV-Infektion bestätigt wurde <QI80>. Die Erkrankung und ihr Erreger waren ja erst 1981 entdeckt worden. Rasks Freund und Kollege, der Infektionsmediziner Ib Bygbjerg (*1945), schrieb 1983 über sie, dass sie bei ihrer Arbeit als Chirurgin unter primitivsten Bedingungen leicht dem Blut und den Sekreten ihrer (infizierten) afrikanischen Patienten ausgesetzt gewesen sei. Der Zeitpunkt von Grethe Rasks Infektion wird im Jahre 1964 vermutet <QI81>.

Anna Reif stammte aus Dornhan bei Sulz am Neckar, wo sie am 27. November 1889 als Tochter des jüdischen Arztes Dr. Heimann geboren wurde. In Schwäbisch Hall ist sie zur Schule gegangen und hat 1909 das Reifezeugnis erhalten. Ihrem Vater nacheifernd, studierte sie Medizin, und zwar in Tübingen, München und Freiburg i. Br., wo sie 1914 abschloss und promovierte.

Danach erhielt Anna Heimann die chirurgische Ausbildung bei Prof. Paul Kraske (s. Lemma Kienle) an der Chirurgischen Universitätsklinik Freiburg. Für ihre Arbeit als Chirurgin erhielt sie im September des vierten Kriegsjahres das Goldene Verdienstkreuz des Großherzogtums Baden. Seit dem 27. Juli 1890 war Anna mit dem Dermatologen und Sportarzt Dr. Fritz Reif (1890–1973) verheiratet und hatte zwei Söhne. 1921 ließ sich das Ehepaar in einer Stuttgarter Gemeinschaftspraxis nieder, sie als praktische Ärztin und Chirurgin „ohne Geburtshilfe“, wie ausdrücklich vermerkt wird, und er als Hautarzt. 1933 verloren beide die Kassenzulassung und überlebten einige Jahre als sogenannte (jüdische) Krankenbehandler, bevor sie 1938 gegen eine erpresste Ablösesumme in die USA emigrierten. Hier holte Fritz Reiff das amerikanische Staatsexamen nach, während seine Frau zurückstand und sich um die Familie kümmerte. Sie bekannte: *„Da wir in den ersten Jahren hier kaum das nackte Leben verdienten, hatte ich keine Möglichkeit, für das Examen mich vorzubereiten und nachdem ich jetzt so viele Jahre nicht praktiziert habe, fühle ich mich nach allem, was ich durchgemacht habe, nicht mehr stark genug, das anstrengende Studium in der fremden Sprache aufzunehmen“*. Am 24. November 1957, drei Tage vor ihrem 68. Geburtstag, verschied Anna Reiff in Niagara Falls/USA [9, 103].

Elisabeth Reinhold war Hamburgerin, dort am 19. Oktober 1911 geboren und zur Schule gegangen, fand nach dem Abitur 1931 einen Studienplatz für Medizin an der Universität Halle, der sie über das Staatsexamen (1937) und die Promotion (1939) treu blieb. Dr. Reinhold wählte zu ihrer Fachausbildung die Chirurgische Universitätsklinik der Saalestadt unter Prof. Werner Budde (1886–1960). 1951 wechselte sie an die Chirurgische Abteilung des Kreiskrankenhauses in Schönebeck/Elbe, wurde Oberärztin und 1953 Chefärztin. *„Durch ihr selbstloses und aufopferungsvolles Wirken erwarb sie sich das Vertrauen aller Bevölkerungsschichten der Stadt und weit über die Grenzen des Kreises Schönebeck hinaus“* (Geffert). Neben hohen staatlichen Auszeichnungen wie der „Vaterländische Verdienstorden“, die Titel „Verdiente Ärztin des Volkes“ und „Obermedizinalrätin“ erhielt Frau Dr. Reinhold 1973 die Ehrenbürgerschaft der Stadt Schönebeck. Sie war es auch, die ihre junge Kollegin **Leni Büchter** (s.o.) nicht nur in die Chirurgie einführte, sondern ihr auch den Weg zur Universitätsmedizin in Halle ebnete[65] <QI82>.

65 Den Hinweis auf Frau Dr. Reinhold verdanke ich Herrn Prof. Dr. Manfred Mörl, Schiffdorf bei Bremerhaven; die biographischen Angaben Herrn H.-J. Geffert

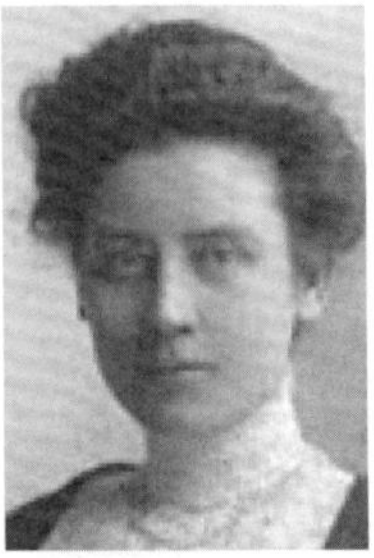

Jane Smillie Robertson

Jane („Jennie") Smillie Robertson wird als „erster weiblicher Chirurg in Kanada" bezeichnet. Als Jane Smillie, am 10. Februar 1878 in Hensall/Ontario als viertes Kind eines Farmerpaares geboren, dort heranwuchs, wurde sie von Hauslehrern auf den höheren Bildungsweg vorbereitet. Es konnte ihr nicht schnell genug gehen, eine medizinische Hochschule zu besuchen, und augenscheinlich gelang es ihr ohne größere Schwierigkeiten, in das Kingston's Ontario Medical College for Women einzutreten, das 1906 in der Medizinischen Fakultät von Toronto aufging. Schwieriger wurde es dann nach dem Examen 1909, als sich kein Krankenhaus in Toronto fand, um sie als Assistentin aufzunehmen. Also ging Jennie nach Philadelphia in den USA und ließ sich am Women's Medical College ausbilden. 1911 kam sie als fertige Chirurgin in ihre Heimat zurück – das hatte es in Kanada noch nicht gegeben: Eine Frau in diesem Metier! Wie in jener Zeit üblich, praktizierte Miss Smillie auch die operative Gynäkologie, wiederum als erste Frau in Kanada. Im Alter von 70 Jahren(!) heiratete Jennie Smillie einen gewissen Mister Alex Robertson. Am 26. Februar 1981 starb sie in einem Schwesternheim in Toronto. Smillie Robertson ist 103 Jahre alt geworden <QI83>.

Sie ist Kollegin der vorerwähnten Gertrud Dippmann im Annaberger Bergarbeiterkrankenhaus gewesen und hat mit dieser eine Zeit lang dort gearbeitet: Dr. med. **Waltraud Roick**. Ihr Geburtstag ist mit dem 15. September 1928 bekannt, ihr Geburtsort nicht. Sie wuchs bei einem kinderlosen Onkel auf, niedergelassener Arzt im Erzgebirge, und ist dadurch schon sehr früh an den Arztberuf herangeführt worden. Das Abitur, vermutlich in Annaberg, ist auf 1947 datiert. 1950 immatrikulierte Waltraud Roick an der Alma Mater Lipsiensis, wo sie auch 1955 promoviert wurde. Dann ging sie an das damalige Wismut[66]-Krankenhaus Annaberg und half daneben ihrem Onkel bei Hausbesuchen. Als das Bergarbeiterkrankenhaus in Annaberg schloss und von der Stadt übernommen wurde, wechselte Frau Roick, inzwischen Fachärztin für Chirurgie, als Oberärztin an das nunmehrige Kreiskrankenhaus Annaberg-Buchholz. In dieser Funktion, die die Chefarztvertretung mit einschloss, ist sie bis 1988 verblieben [10]. Zeitzeugen erinnern sich, dass die ledig gebliebene Chirurgin von der Belegschaft „Mutter Roick" genannt wurde, weil

66 Sowjetisch-Deutsche Aktiengesellschaft (SDAG) (1946–1990) zur Förderung des Uranbergbaus für die sowjetische Atomindustrie; die SDAG Wismut besaß in der DDR ein eigenes Gesundheitswesen.

sie sich auch zu ungewöhnlichen Zeiten mütterlich um ihre Patienten kümmerte.[67] Waltraud Roick ist am 2. April 2015 im Alter von 87 Jahren im Annaberger Erzgebirgsklinikum gestorben.

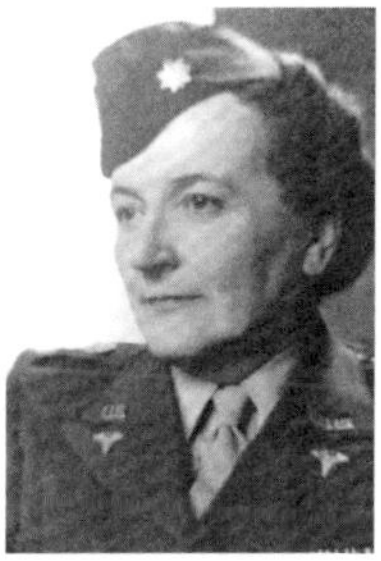
Alice Rosenstein

Alice Rosenstein, die sich später Alice Ellen Rost nannte und als erste Neurochirurgin der Welt gilt, hatte ihre Wurzeln in Breslau, wo sie Medizin studierte und Assistentin des Neurologen/Neurochirurgen Otfrid Foerster (1873–1941) wurde. Geboren am 9. Juni 1898, ging Alice Rosenstein dann mit 32 Jahren an die Universitäts-Nervenklinik in Frankfurt am Main zu Prof. Karl Kleist (1879–1960), einem ausgesprochenen Philosemiten. Die in Neurologie, Hirnpathologie und Neuroradiologie gleichermaßen bewanderte Ärztin leitete an der Frankfurter Klinik die Röntgenabteilung und führte selbständig zahlreiche neurochirurgische Operationen durch. Nach ihrer aufgrund der faschistischen Rassegesetze erfolgten Entlassung emigrierte sie 1933 in die USA. Als erste Chirurgin wurde sie am Montefiore Hospital in New York angestellt – ein auch damals in den USA noch sensationelles Faktum! Im zweiten Weltkrieg wechselte Alice E. Rost, wie sie sich nun nannte, ihre Tätigkeit und trat als beratende Psychologin und Neurologin in die US Army ein. In ihrer persönlichen Lebensform war sie ihrer Zeit weit voraus und lebte über 40 Jahre mit ihrer Haushälterin zusammen. Im Alter von 92 Jahren starb Alice E. Rost am 24. Mai 1991 in New York [4] <QI84>.

Drei politische Systeme hat **Galina Sergejewna Schatalowa** erlebt: Das Zarenreich, die Sowjetunion mit allen ihren Höhen und Tiefen und die postkommunistische Russische Föderation. Ein Jahr vor Ausbruch der Oktoberrevolution am 13. Oktober 1916 in Asgabat (ehemals Aschchabad) in Turkmenien geboren, zog die Familie mit ihr nach Rostow am Don. Ein Medizinstudium war für junge Frauen in der UdSSR, gute Leistungen vorausgesetzt, kein Problem, und so studierte Galina von 1932 bis 1938 an der Rostower Universität. 1939 wurde sie als Militärärztin eingezogen und an der russisch-finnischen Grenze eingesetzt. Nach Ende des Großen Vaterländischen Krieges[68] arbeitete Galina Schatalowa an der Sowjetischen Akademie der Wissenschaften in Moskau, was einer Auszeichnung gleichkam, und qualifizierte sich am

67 Heß, B. [Erzgebirgsklinikum]: E-Mail v. 8.2.2018

68 russische Bezeichnung für den zweiten Weltkrieg

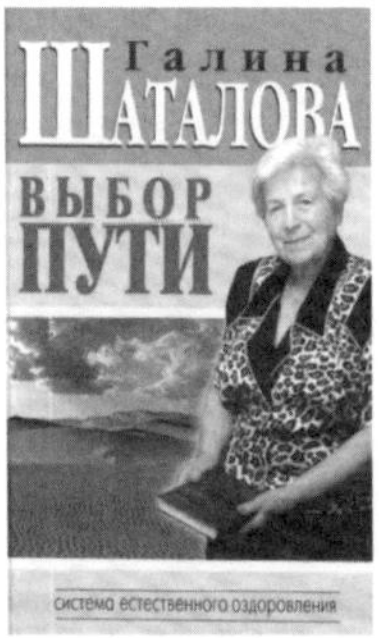

Galina Schatalowa und ihr alternatives Lebenswerk „Wir fressen uns zu Tode"

Zentralinstitut für Neurochirurgie zur Fachärztin. 1951 wurde sie promoviert und mit der Burdenko[69]-Medaille ausgezeichnet. Schatalowa wirkte über zehn Jahre als klinische Neurochirurgin und wurde in den 1960er Jahren auf eine verantwortliche Position bei der Auswahl und ärztlichen Betreuung der Fliegerkosmonauten der UdSSR an das Institut für Weltraumforschung versetzt. Wiederum ein Jahrzehnt später arbeitet Galina Schatalowa als „freischaffende" Ärztin in Moskau, ein in der Sowjetunion höchst seltener Status. Seit ihrer Zeit bei der Kosmonautenausbildung hat sie sich intensiv mit Ernährungsfragen beschäftigt und ist mit ihrem nicht unumstrittenen „Konzept der natürlichen Heilung" (in Vorwegnahme heutiger veganer Ernährung) weltweit bekannter geworden denn als Neurochirurgin. Viele Bücher hat sie darüber geschrieben, die in viele Sprachen übersetzt wurden. „Wir fressen uns zu Tode" („Vibor puti") und, weniger drastisch, die „Philosophie der Gesundheit" sind auch in Deutschland erschienen. Galina Schatalowa starb am 14. Dezember 2011 in Moskau <QI85>. Ob es an ihrer vorzugsweise veganen Ernährung oder an ihren kilometerlangen Wanderungen gelegen hat, dass sie 95 Jahre alt geworden ist?

Die biographischen Angaben zu **Anni Scheele** geb. Seunmilch sind dürftig. Man weiß, dass sie 1918 als Ärztin approbiert wurde, aber nicht, wo und wann sie geboren wurde und wo sie studiert hat. Es ist bekannt, dass sie mit dem Chirurgen Prof. Karl Scheele (1884–1966) verheiratet war, der erst Oberarzt an der Chirurgischen Universitätsklinik in Frankfurt am Main (Schmieden) und dann Leiter des Evangelischen Krankenhauses der Huyssens-Stiftung in Essen gewesen ist. Dank des Reichsmedizinalkalenders kann der chirurgische Werdegang von Frau Anni Scheele etwas besser nachvollzogen werden: Assistenzärztin an der Chirurgischen Universitätsklinik in Halle an der Saale (Schmieden, Voelcker), Assistentin an der chirurgischen Abteilung des Städtischen Krankenhauses Frankfurt-Sachsenhausen, dann mit ihrem Mann Wechsel nach Essen, wo ihre chirurgische Tätigkeit nicht gesichert ist [100]. Auch Frau Scheeles Sterbedatum wurde nicht angezeigt [9].

Die deutsch-amerikanische Chirurgin und Allgemeinmedizinerin **Trude Schiff-Löwenstein** wurde am 28. Mai 1907 als Tochter eines jüdischen

69 Prof. Nikolai N. Burdenko (1876–1946), Schöpfer der sowjetrussischen Neurochirurgie

Kaufmanns Adolf Löwenstein in Köln geboren, in einer Zeit, in der es Mädchen zunehmend erlaubt wurde, die höhere Schule zu besuchen und zu studieren. Trude absolvierte das Kaiserin-Augusta-Gymnasium Köln und begann anschließend in Köln das Medizinstudium. Nach dem Physikum 1928 besuchte sie die Universitäten in Bonn, Innsbruck und Wien, um dann wieder an ihre heimatliche Alma Mater zurückzukehren und 1931 zu promovieren. 1932 erhielt die junge Doktorin ihre Approbation, volontierte an den Universitätskliniken in Köln-Lindenthal und in Frankfurt am Main. Jedwede Karriereplanung wurde zunichte gemacht, als Frau Dr. Löwenstein unmittelbar nach der Machtergreifung der Nationalsozialisten entlassen wurde. Sie kam dann am Israelitischen Asyl in und im Jüdischen Krankenhaus Ottostraße, beide in Köln, unter. In letzterer Einrichtung arbeitete Dr. Löwenstein als 1. Assistentin, Oberärztin und zeitweilig als Leiterin(!) der chirurgischen Abteilung. Ihr chirurgischer Lehrer war der dann ebenfalls in die USA emigrierte Chirurg Alfred Roseno (1896–1965), dieser nun seinerseits wieder ein Schüler von Prof. Paul Rosenstein (1875–1964). Am 25. Juni 1937 erhielt sie

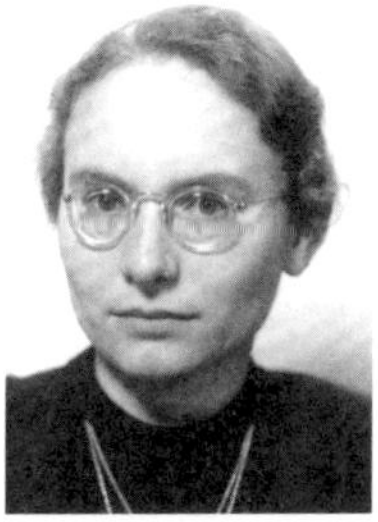

Trude Schiff-Löwenstein, 1938

– allen widrigen Umständen zum Trotz – die Facharztanerkennung für Chirurgie. Ein reichliches Jahr später verlor sie ihre Approbation. Neben 16 männlichen Kollegen war Dr. Löwenstein als einzige Frau zur Krankenbehandlung jüdischer Mitbürger zugelassen. Am 21. September 1938 hatte sie den kaufmännischen Angestellten und Fotografen Hans Schiff (1907–1976) geheiratet. Auf Drängen von Alfred Roseno, der bereits 1936 in die USA emigriert war, stellte das Ehepaar den Ausreiseantrag und konnte mit einem temporären Visum London erreichen, wo Frau Dr. Schiff-Löwenstein jedoch nicht ärztlich arbeiten durfte und sich mit Hilfsarbeiten ihren Lebensunterhalt verdienen musste. 1940 wurde beiden die Einreise in die USA erlaubt. Nach einer Sprachprüfung und amerikanischem medizinischen Examen war Frau Dr. Schiff-Löwenstein, mit Beinamen Joan, endlich wieder Ärztin! Allein, sie erhielt keine klinische Anstellung, die sie sich wünschte, um als Chirurgin zu arbeiten. Kurzentschlossen eröffnete sie eine Praxis für Allgemeinmedizin in New York, musste aber mit Krankenpflege und medizinischen Referaten dazu verdienen. Trude „Joan" Schiff arbeitete bis ins hohe Alter hinein in den Ambulanzen großer Kliniken wie Beth David, Manhattan General oder Mount Sinai Hospital. Am 11. Juni 2003 starb sie 96-jährig bei einem Besuch in Israel [4] <QI86>.

Ende Juli 2017 kam über die Presseagenturen die Nachricht, dass am 26. Juli die langjährige Chefin der Plastischen Chirurgie am Klinikum rechts der Isar der TU München, Professorin **Ursula Schmidt-Tintemann** verstorben ist.[70] Auf seinen Kontakt zu Frau Prof. Schmidt-Tintemann ist der Verfasser in seinem im Kaden Verlag erschienenen Erinnerungsbuch „Zugeeignet“ ausführlich eingegangen [63]. Ursula Tintemann wurde am 19. Juni 1924 im ostpreußischen Goldap geboren und maturierte 1942 in Königsberg. Sie wurde als Krankenschwester zum Kriegsdienst verpflichtet und konnte daneben ihr Medizinstudium in Königsberg beginnen. An der Karls-Universität in Prag legte sie 1944 das Physikum ab, kam 1945 in ein russisches Internierungslager bei Brünn (Brno), konnte zu den Amerikanern nach Pilsen fliehen und gelangte schließlich nach München, wo sie 1951 das Studium an der Ludwig-Maximilians-Universität beendete und promovierte. 1948 heiratete Ursula Tintemann einen Arzt, mit dem sie zwei Kinder hatte. Mann und Sohn verstarben 1968 bei einem tragischen Autounfall. Ihre Tochter Michaela überlebte schwerverletzt und wurde später auch Ärztin. Am Münchner Krankenhaus Perlach begann Ursula Schmidt-Tintemann die chirurgische Ausbildung bei Georg Maurer (1909–1980), der sie bei

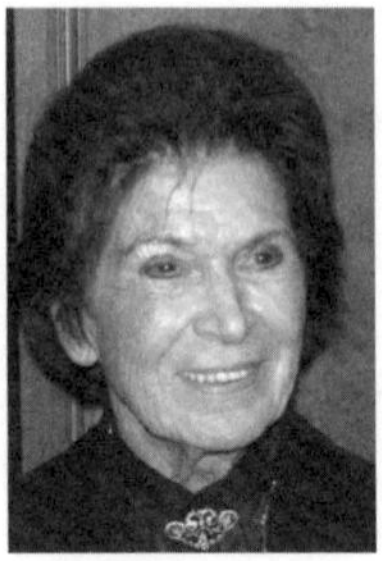

Ursula Schmidt-Tintemann

seinem Wechsel mit an das Krankenhaus rechts der Isar (seit 1968 Medizinische Fakultät der TU München) nahm. Seit 1956 Fachärztin für Chirurgie, widmete sich Frau Schmidt-Tintemann, nicht zuletzt auf Vorschlag des Lexer-Schülers Maurer, verstärkt der plastischen Chirurgie. Sie hospitierte auf diesem Gebiet in einschlägigen Einrichtungen in Wien, Großbritannien und den USA. Ab 1958 wurde sie mit dem Aufbau einer eigenen Abteilung am Krankenhaus rechts der Isar betraut, habilitierte 1969 mit „Zur Lage der plastischen Chirurgie“ und wurde 1975 Professorin an der TU München <QI87>. Operieren war ihre Leidenschaft, und immer hat sie sich vehement für die Selbstständigkeit ihres Fachgebietes eingesetzt, dieses auch gegen den Ruf mediokrer Schönheitschirurgie verteidigt. Neben den fachspezifischen war die Rolle der Frau eines der Lieblingsthemen von Frau Prof. Schmidt-Tintemann. Wo immer sie konnte, hat sie ihre Kolleginnen dazu aufgefordert, aus der zweiten Reihe herauszutreten und die Bastionen der „Männer-Chirurgie“ zu stürmen [105]. Sie wusste nur allzu gut, wovon sie sprach, denn sie hatte schon als Studentin geheiratet und dann zwei Kinder bekommen, und sie hatte

70 CHAZ (2017) 18: 394

sich von einem nicht einfachen, übermächtigen Chef emanzipiert. Ursula Schmidt-Tintemann wurde als erste Frau und Vertreterin der plastischen Chirurgie in den Vorstand der Deutschen Gesellschaft für Chirurgie gewählt und 1996 als erste Frau sogar Ehrenmitglied dieser Gesellschaft. Die „Grande Dame" der plastischen, rekonstruktiven und ästhetischen Chirurgie in Deutschland hat eine Fülle von Ehrungen und Auszeichnungen erhalten, 1984 wurde sie emeritiert. Ihr Meisterschüler Edgar Biemer (*1946) wurde ihr Nachfolger. Nach dem Tode ihres Ehemanns lebte Frau Prof. Schmidt-Tintemann bis zu ihrem Tode in Partnerschaft mit dem Journalisten, Fernsehmann und Schriftsteller Dagobert Lindlau (1930–2018). Ihre Lovestory liest sich bei Lindlau so: *„1956 sollte mein immer noch nicht verheiltes rechtes Bein* [nach einer Kriegsverletzung, d. Verf.] *am Oberschenkel amputiert werden. Eine junge und atemberaubend schöne Chirurgin, die in den USA eine bei uns kaum bekannte Transplantationstechnik gelernt hatte, legte ihr Veto gegen die Amputation ein und deckte die ausgedehnten und bis auf die Knochen reichenden Defekte mit einem halben Dutzend Operationen. Bis heute behielt ich mein Bein und sie mich …"* <QI88>. Eine Schülerschar von Frau Schmidt-Tintemann, voran Prof. Wolfgang Mühlbauer (*1938) aus München-Bogenhausen, hat ihrer Chefin einen einfühlsamen Nachruf gewidmet [87].

An dieser Stelle sind zwei weitere plastische Chirurginnen zu nennen. Die ältere ist **Charlotte Wilberg**, die 1907 in Oranienburg bei Berlin geboren wurde. Sie besuchte eine höhere Töchterschule und hat zunächst – ohne Abitur! – Chemie studiert, sich als Werkstudentin an Berliner Universitätskliniken das Geld dazu verdient und 1939 das Abitur nachgeholt. Von 1939 bis 1944 studierte Charlotte regulär Medizin in Berlin, unterbrochen von Kriegseinsätzen. Nach dem Krieg widmete sie sich der Chirurgie, und hier insbesondere den plastischen und wiederherstellenden Eingriffen, Erwin Gohrbandt und Georg Axhausen (1877–1960) sollen ihre Lehrer gewesen sein. Seit 1951 war Frau Wilberg als Fachärztin für plastische Chirurgie in der Stuhmer Allee 7 in Berlin-Charlottenburg niedergelassen. Ihre Kassenzulassung gab sie 1969 auf. Sie hat unter dem Pseudonym „Maximin" auch Gedichte wie beispielsweise „Mignons Lied aus Amerika" veröffentlicht, die sie selbst illustrierte, und ist Mitglied des Bundes Deutscher Schriftsteller-Ärzte (BDSÄ) gewesen.

Etwas jünger ist **Elisabeth Winkler**, geboren am 12. November 1917 in Wels/Oberösterreich. Sie gilt als Pionierin der plastischen und Handchirurgie in der Alpenrepublik und war u.a. auch Lehrerin von Ursula Schmidt-Tintemann. Sie wuchs in Wels auf und hat in Wien studiert, wo sie aufgrund ihrer ausgezeichneten Kenntnisse im Chirurgie-Examen von Prof. Leopold Schönbauer (1888–1963) als Assistentin an die I. Chirurgische Universitätsklinik Wien verpflichtet worden ist. Dort arbeitete Frau Winkler elf Jahre lang in allen Bereichen der Chirurgie und wurde von ihrem Chef mit dem Aufbau einer Abteilung für plastische, kosmetische und rekonstruktive Chirurgie betraut. Zu diesem Zwecke hospitierte sie auch bei namhaften Fachvertretern in Stockholm, London, St. Louis und New York. Elisabeth Winkler war die Lehrerin des berühmten Nervenchirurgen Prof. Hanno Millesi (1927–2017), der wiederum mit der plastischen Chirurgin Dr. Dagmar Millesi (*1955) verheiratet gewesen ist. Als Dozentin und Oberärztin schied Dr. Elisabeth Winkler 1961 aus der Chirurgischen Universitätsklinik aus und widmete sich ihrer Privatpraxis im Rudolfinerhaus Wien. Dort starb sie 1996 [60].

Hildegart Schreiner-Bienert wurde als ältestes von fünf Kindern des Dresdner Mühlenbesitzer- und Mäzen-Ehepaars Theodor und Berta Bienert. Hildegart (teilweise auch Hildegard geschrieben) wurde am 25. Januar 1890 in Dresden-Plauen geboren, besuchte zwei Gymnasien in Dresden und legte 1910 das Abitur ab. Von den Eltern gefördert, zählte sie zu den wenigen jungen Frauen, die sich in München für Medizin einschrieben. Hildegart absolvierte die ersten Semester in der bayerischen Hauptstadt und in Freiburg i. Br. Nach dem Physikum ging sie nach Kiel, wo sie 1917 das Staatsexamen ablegte und 1918 mit der Arbeit „Über halbseitige, multiple Enchondrome“ zum Dr. med. moviert wurde. Während des Krieges hatte Hildegart Bienert beim Roten Kreuz und als Hilfsärztin in einem Dresdner Lazarett gearbeitet. 1918 begann sie ihre chirurgische Ausbildung an der Chirurgischen Universitätsklinik Kiel bei Wilhelm Anschütz. Ihm widmete sie zum 60. Geburtstag die Publikation „Über entzündliche Strikturen des Rektums und ihre chirurgische Behandlung“ (1930). Ab 1929 ist sie in den einschlägigen Verzeichnissen als Fachärztin für Chirurgie und Gynäkologie in Dresden vermerkt, von 1931 bis 1939 dann in gleicher Eigenschaft am Odeonsplatz 2 in München. Sie hatte inzwischen den Ökonomen Dr. G. Schreiner geheiratet und nannte sich fortan Hildegart Schreiner-Bienert. Das Ehepaar muss nach 1945 weiter in München gelebt haben, denn 1947 erschien ihr zusammen mit Louise Diel (1893–1967)[71] verfasstes Buch „Ein Kind wird erwartet: Über das Erleben der Mutterschaft und die Vorsorge für das kommende Kind“ und Dr. Hildegart Schreiner-Bienert wird noch 1955 als 1. Vorsitzende des „Business and Professional Wo-

71 deutsche Schriftstellerin, Apologetin des Faschismus mussolinischer Prägung

man-Club Germany“ in München genannt. Ihr Sterbejahr wird mit „vor 1963“ angegeben <QI89>.

Als Frau Dr. med. **Ursula Schumann** ihren 90. Geburtstag feierte – sie sollte 94 Jahre alt werden – konnte sie auf eine ungewöhnliche Laufbahn zurückblicken. 1913 in eine gutbürgerliche Magdeburger Familie geboren, hatte sie früh den Vater verloren, konnte dennoch die höhere Schule besuchen und das Wunschstudium ‚Medizin‘ absolvieren, in Freiburg i.Br., Köln und Hamburg. In der Hansestadt wurde „Fräulein Schumann“ 1938 promoviert und arbeitete als Medizinalassistentin. Zurück in Magdeburg, begann sie auf der Inneren Abteilung des Altstädter Krankenhauses und wechselte 1941 in die Chirurgie. Hier fand sie in Prof. Max Biebl (1893–1968) einen sie prägenden Lehrer von internationalem Ruf. 1949 erhielt Dr. Schumann die Facharztanerkennung für Chirurgie, 1951 die Stelle einer Oberärztin. Mit dem Ausscheiden ihres Chefs musste sie sich 1962 an die neuen Verhältnisse unter dessen Nachfolger Prof. Heinz Burmeister (1920–1995), einem Felix- und Serfling-Mann aus der Berliner Charité, gewöhnen. Für die „Magdeburger Biographien“ schrieb die Chirurgin Schumann später eine Kurzbiographie über Burmeister. Mit Prof. Winfried Mokros (*1936) erlebte Oberärztin Dr. Schumann dann bis zu ihrem altersbedingten Rückzug 1978 den dritten Chef. Allen ihren Vorgesetzten ist sie eine zuverlässige und loyale Stütze gewesen, alle haben ihr selbständige Aufgaben anvertraut, so den Aufbau einer auch überregional anerkannten Schilddrüsen-Dispensaire und die Leitung der Ausbildung von Arzthelferinnen und Arzthelfern, einer Berufsgruppe zur Kompensation des Ärztemangels in den frühen Jahren der DDR. Ursula Schumann ist unverheiratet geblieben und hat mit ihrer ebenfalls ledigen leiblichen Schwester zusammen im elterlichen Haus gelebt, wo sie 2007 verstarb.

Dass es im zaristischen St. Petersburg eine medizinische Hochschule speziell für Frauen gegeben hat, geht u.a. aus dem Kopf einer wissenschaftlichen Arbeit hervor, die eine Chirurgin 1914 auf dem Ersten Russischen Kongress für Krebsforschung vorgetragen hat und die im gleichen Jahr in der *Deutschen Zeitschrift für Chirurgie* veröffentlicht worden ist. Da heißt es „Aus dem Bakteriologischen Laboratorium des Petersburger Medizinischen Instituts für Frauen ...“ [106]. Bei der Autorin handelt es sich um die am 5. November 1878 in Perm an der Kama geborene **Claudia Schumkowa-Trubina**. Sie hatte an jener Petersburger Hochschule für Frauen studiert und war dann an die Universität von Kasan gewechselt. Hier erhielt sie zwischen 1906 und 1911 eine chirurgische Ausbildung, während der sie 1910 auch promovierte.

Frau Schumkowa ging dann wieder zurück nach St. Petersburg und arbeitete am Institut für Ärztliche Fortbildung sowie an der Chirurgischen Abteilung des Kaiserlichen Instituts „Helena Pawlowna“. Hier wurde der Chirurg und Pionier der russischen Krebsforschung, Prof. Nikolai Nikolajewitsch Petrow (1876–1964) ihr eigentlicher Lehrer und Mentor. Das von ihm 1927 gegründete Onkologische Forschungsinstitut trägt noch heute seinen Namen. Claudia Schumkowa-Trubina jedoch zog es an die Orthopädische Universitätsklinik von Taschkent, wo sie sich 1920 habilitierte und Dozentin wurde. 1924 erhielt sie einen Lehrauftrag an der Universität von Baku am Kaspischen Meer. Dr. Schumkowa-Trubina hat zahlreiche wissenschaftliche Arbeiten publiziert; auch im Register des deutschsprachigen Handbuchs „Drüsen mit innerer Sekretion“ von 1926 findet sich ihr Name. Über ihr persönliches Leben und ihren Tod ist so gut wie nichts bekannt.

Unter den US-amerikanischen orthopädischen Chirurgen und Krebsforschern nahm **Mary Stults Sherman** eine Sonderstellung ein, weil sie als Frau eine Karriere machte und Führungspositionen einnahm, wie sie sonst nur Männern vorbehalten waren. Mary Stults wurde am 21. April 1913 in Evanston/Illinois geboren. Ihr Vater war Manager, ihre Mutter Gesangslehrerin. Auch bei Mary waren nach Abschluss der High School dem Medizinstudium andere Stationen „vorgeschaltet“. So ging sie mit 16 Jahren an die Schule von Madame Collnot in Paris, erwarb nach ihrer Rückkehr in der Heimat den Bachelor und den Master of Arts und wurde als Lehrerin des Französisch-Instituts der Universität von Illinois noch einmal nach Paris delegiert (1935/1936). 1941 konnte Mary Stults, die jung einen gewissen Thomas Sherman (Lebensdaten unbekannt) geheiratet hatte, endlich das Medizinstudium mit Diplom an der Universität von Chicago abschließen. Eine postgraduale wissenschaftliche Arbeit verband sie mit dem Atomphysiker Enrico Fermi (1901–1954). In Chicago absolvierte sie auch die Ausbildung in Chirurgie und Orthopädie, wurde 1947 a.o. Professorin für orthopädische Chirurgie und 1952 nach New Orleans als Direktorin des knochenpathologischen Instituts der Ochsner-Klinik[72] berufen. Ein Jahr darauf schon folgte sie dem Ruf als Professorin an der New Orleans' Tulane Medical School, verbunden mit der Krebsforschung am Cha-

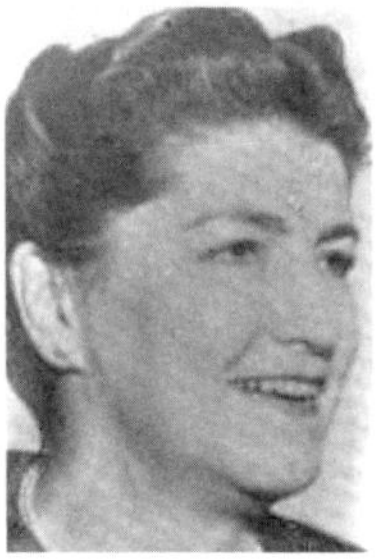

Mary Stults Sherman

72 Schöpfung des Chirurgen Alton Ochsner (1896–1981), auch bekannt als Ösophagus- und Magen-Darm-Chirurg

rité-Krankenhaus von New Orleans. Dort soll sie in geheime Forschungen zu einem Krebs- und Polio-Impfstoff eingebunden gewesen sein. Am 21. Juli 1964 wurde Frau Prof. Sherman in ihrer Wohnung in der St. Charles Avenue in New Orleans tot aufgefunden, der Körper voller Brand- und Stichwunden. Die Autopsie bestätigte als Todesursache Mord durch Stiche ins Herz. Da dieser Fall nicht aufgeklärt und kein Täter gefunden wurde, waren Verschwörungstheorien Tür und Tor geöffnet. Die 51-Jährige war Mitglied des American College of Orthopedic Surgeons und Mitglied des American College of Surgeons gewesen. Außerdem hatte sie der Musikgesellschaft „Pi Kappa Lambda", die ihr Vater gegründet hatte, der wissenschaftlichen Vereinigung „Sigma Xi" und der medizinischen Ehrengesellschaft „Alpha Omega Alpha" angehört <QI90>.

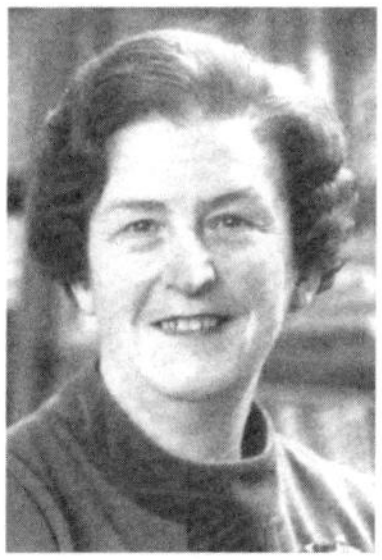

Sheila Sherlock

Professor Dame **Sheila Sherlock** gehört zu den Pionieren in der Hepatologie. Sie wurde am 31. März 1918 als Tochter eines irischen Kavallerieoffiziers in Dublin geboren. Die Familie zog kurz nach Sheilas Geburt nach London, später nach Kent. Dort ging sie in die Schule und erhielt auf ihre Bewerbung zum Medizinstudium zahlreiche Ablehnungen aus dem Hauptgrund, dass sie eine Frau war, was teils offen ausgesprochen, meistens aber schamhaft verschwiegen wurde. Schließlich gelang ihr 1936 der Start an der Universität von Edinburgh. Sheilas Begabung war offensichtlich, als Jahrgangsbeste beendete sie 1941 das Studium und erhielt als zweite Frau überhaupt ein Sonderstipendium. Das nutzte Sheila, um bei Prof. Sir James Learmonth (1895–1967) in Edinburgh Chirurgin zu werden. Von Learmonth wurde Miss Sherlock auch in das wissenschaftliche Arbeiten eingeführt. An der Royal Postgraduate Medical School bei Prof. Sir John McMichael (1904–1993), einem Internisten, forschte sie zum ersten Mal über Hepatitis, ließ Chirurgie Chirurgie sein, ausgenommen, wenn über operative Möglichkeiten bei Lebererkrankungen diskutiert wurde und die Lebertransplantation ins Blickfeld geriet, und widmete von nun an ihr ganzes Berufsleben den Erkrankungen von Leber und Gallenwegen. Bereits 1951, im Alter von 33 Jahren, war Sheila Sherlock Mitglied des Royal College of Physicians geworden, die jüngste Frau, die je in diesen Traditionsklub gewählt wurde. Und 1959 wurde sie als erste Frau im United Kingdom Professorin an der Royal Free Hospital School of Medicine in London. Sheila Sherlock war nicht nur eine exzellente Klinikerin und Chefin, sondern sie war auch sehr beliebt! Bei Kongressen und Symposien stand sie stets im Mittelpunkt. 1983 wurde sie emeritiert. Dutzende von Ehrendoktoraten, Ehrenmitgliedschaften und Ehrenmedaillen aus aller Welt wurden ihr zuteil. Wenn es eine „Päpstin“ der Hepatologie gab, dann war es Sheila Sherlock, die unser Wissen über dieses Gebiet enorm bereichert hat. Dabei war sie eine lebenslustige Frau, hatte 1951 den Arzt Dr. Geraint „Gerry“ James (1922–2010), einen Sarkoidoseforscher, den sie 1949 im Hammersmith Hospital in London kennengelernt hatte, geheiratet und war Mutter zweier Töchter geworden. Am 30. Dezember 2001 erlag Dame Sheila Sherlock (-James) in London einer Lungenfibrose, zwei Wochen nach ihrer Goldenen Hochzeit <QI91>. Dass sie nicht bei der Chirurgie geblieben war, ist bei allen ihren Verdiensten zu bedauern.

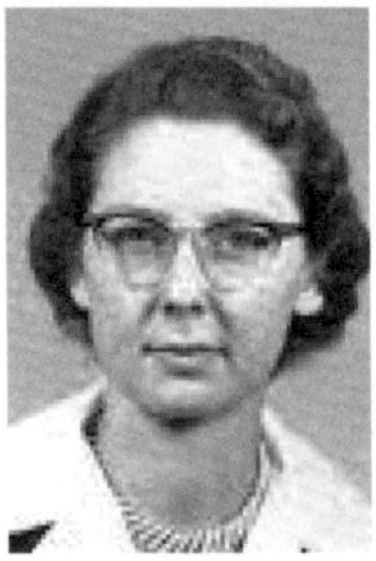
Rowena Spencer

Nun wieder eine Vollblut-Chirurgin, wenn man so sagen darf. **Rowena Spencer** wurde in den USA zur ersten Kinderchirurgin, als es noch nahezu undenkbar erschien, dass eine Frau überhaupt den Beruf eines Chirurgen ergriff; nicht nur die sprachliche Form war männlich dominiert. Was Rowena Spencer aus der Masse ihrer Kollegen beiderlei Geschlechts heraushebt und ihr einen ständigen Platz in der chirurgischen Ruhmeshalle einräumt, ist ihre Pionierarbeit in der operativen Behandlung sogenannter siamesischer Zwillinge („conjoined twins“).[73] Rowena Spencer kam am 3. Juli 1922 in Shreveport, Louisiana, als älteste von zwei Schwestern zur Welt. Ihre Kindheit ist gekennzeichnet von mehreren Ortswechseln, zuerst nach New Orleans, dann nach Los Angeles. In Jonesville L.A. absolvierte Rowena die High School und begann 1939 ihr Studium an der Louisiana State University, von der sie 1943 an die Johns Hopkins School of Medicine in Baltimore wechselte. Hier erhielt sie Unterricht bei dem Medizintechniker Vivien T. Thomas (1910–1985)[74] und promovierte 1947. Die weiteren Schritte auf ihrem Werdegang erfolgten an Johns Hopkins, an der Kinderklinik in Philadelphia und an der Tulane University in New Orleans. Dr. Spencer erwarb die Anerkennungen für Allgemein-, Gefäß- und Kinderherzchirurgie, hospitierte am Karolinska Institut in Stockholm und wurde 1957 Professorin an der Louisiana State University sowie an der Tulane University, wobei die Missbildungschirurgie ihr Arbeitsschwerpunkt war. Die Trennung von siamesischen Zwillingen 1955 machte sie schlagartig in der ganzen Welt bekannt. Seit 1969 arbeitete Prof. Spencer außerdem in ihrer Privat-

73 Doppelfehlbildung eineiiger Zwillinge, die auch nach der Geburt körperlich verbunden bleiben
74 kongenialer Partner des Herzchirurgen Alfred Blalock (1899–1964)

praxis in New Orleans bis zu ihrem Abschied 1984. Der Hurrikan „Katrina“ zwang sie 2005 zum Verlassen von New Orleans in Richtung Texas. Immer noch publizierend, ließ sich Rowena Spencer 2009 in Alexandria, Virginia, nieder, wo sie am 13. Mai 2014 hochgeehrt verstarb.

Bei der Neusserin **Leonore (Lore) Gomperts** sind im Biographischen keine besonderen Hürden bekannt, die sie am Medizinstudium gehindert hätten. Geradlinig machte sie Abitur, studierte an der damaligen Friedrich-Wilhelms-Universität in Berlin Humanmedizin und wurde dort 1929 zur Dr. med. promoviert. Zu einem ersten intensiven Kontakt zur Chirurgie kam es, als „Fräulein Gomperts“ Doktorandin bei Prof. August Bier (1861–1949) an der Chirurgischen Universitätsklinik in der Berliner Ziegelstraße wurde. Einmal das Interesse geweckt, erhielt sie ihre chirurgische Schulung bei Prof. Moritz Borchardt (1868–1948) am Krankenhaus Moabit (= III. Chirurgische Universitätsklinik), Berlin. Um 1930 hatte Lore Gomperts Kurt Stein (1902–1982) geehelicht und hieß fortan **Leonore Stein.**[75] 1933/34 emigrierte das Ehepaar rechtzeitig nach Palästina, wo ihm zwei Kinder geboren wurden. Frau Dr. Stein hat 1988 an den Herausgeber von *The Jerusalem Post* geschrieben, dass sie 1930 bei den Herzkatheter-Selbstversuchen des späteren Medizin-Nobelpreisträgers Werner Forßmann (1904–1979) zugegen gewesen sei.[76] Die Ärztin und Chirurgin verstarb, im 101. Lebensjahr am 9. Januar 2004 in Tel Aviv [4].

Im Heilbad Heiligenstadt im Eichsfeld erinnern sich nur noch die Älteren an die Ärztin Dr. **Hildegard Steinmetz** vom St. Vinzenz-Krankenhaus. In dieser Stadt ist sie am 4. Februar 1915 geboren worden, hier ging sie zur Schule, bevor es sie nach krankenpflegerischer Tätigkeit ebenda zum Studium an die „Reichsuniversität“ Straßburg im Elsass zog. In Straßburg wurde „Fräulein Hildegard Steinmetz“ 1944 promoviert und approbiert. Unter den klinischen Lehrern hatte es ihr Prof. Ludwig Zukschwerdt (1902–1974) besonders angetan – sie wollte Chirurgin werden! Also bewarb sie sich mit Erfolg bei Zukschwerdt – es war Krieg und es fehlten Chirurgen – und wurde Assistenzärztin der Chirurgischen Universitätsklinik Straßburg. Ihre Freude darüber währte nur kurz, denn sie musste im Kriegslazarett Cherbourg Dienst tun, was jedoch ihren chirurgischen Eifer nur anspornte. Nach Kriegsende schlug sich Frau Dr. Steinmetz auf Wegen und Umwegen in ihre Heimatstadt

75 nicht zu verwechseln mit Leonore von Stein, zeitgenössische US-Komponistin

76 Sie gibt dabei das KH Berlin-Moabit an, Forßmann hat seine Experimente jedoch im KH Eberswalde durchgeführt.

durch, die nun in der sowjetischen Besatzungszone lag. Dr. Steinmetz trat in die chirurgisch-gynäkologische Abteilung des ihr wohlvertrauten St. Vinzenz-Krankenhauses ein. Der leitende Arzt Dr. med. Aloys Beykirch (1896–1956) war ein chirurgischer Allrounder alter Schule, als Chef streng, pedantisch, aber umgänglich. Dr. Steinmetz hat viel bei ihm gelernt, machte bei ihm ihren Facharzt, damals mehr eine Formsache denn strenge Prüfung, und wurde Oberärztin in Heiligenstadt. Es wird erzählt, sie sei recht korpulent gewesen. Bei schwierigen Operationen solle sie Bruder Franz, den Pfleger, gerufen und kommandiert haben: „Korsett auf!", woraufhin sich dieser dann an der Rückfront der Oberärztin zu schaffen machte ... 1954 wechselte Hildegard Steinmetz an die Zentralklinik für Lungenkrankheiten und Tuberkulose in Bad Berka/Thüringen zu Adolf Tegtmeier (1894–1975), der als Pulmologe noch selbst operierte und nun eine gelernte Chirurgin als Oberärztin für die Thoraxchirurgie suchte. Steinmetz bleib vier Jahre und verließ dann die DDR. Im Marienhospital von Hamm in Westfalen hatte sie kurz eine Assistentenstelle inne, von 1959 bis 1965 war sie erste Assistentin der chirurgischen Abteilung des St. Barbara-Krankenhauses in Attendorn/NRW. Dr. Hildegard Steinmetz beschloss ihre chirurgische Laufbahn in der ihr angemessenen Stellung einer Oberärztin der chirurgischen Abteilung des Kreiskrankenhauses Bad Königshofen im Grabfeld. Gestorben ist sie am 21. November 1999 in Fulda.[77]

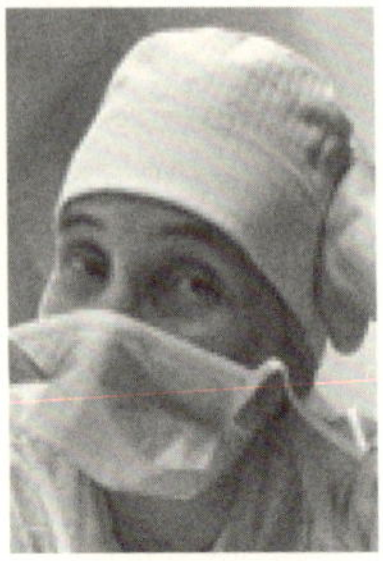
Jessie Ternberg

„Legende", „chirurgische Pionierin", „bedeutende Chirurgin des 20. Jahrhunderts" – mit diesen und anderen Attributen konnte sich die im Alter von 92 Jahren am 9. Juli 2016 während eines Urlaubsaufenthalts in Zermatt verstorbene US-Amerikanerin **Jessie Lamoin Ternberg** zu Recht schmücken. Sie stammte aus einer bäuerlichen Familie, wurde 1924 im kalifornischen Corning geboren, wuchs in Fairmont/Minnesota auf, machte 1946 an dem hundert Jahre zuvor gegründeten Grinnel College in Iowa ihren Bachelor und promovierte 1950 mit einem biochemischen Thema an der University of Texas. Nach Assistenzen in Boston und Saint Louis graduierte sie 1953 dort an der Washington University School of Medicine St. Louis zum Medical Doctor. Am Barnes Hospital in St. Louis erfüllte sie sich ihren langgehegten Wunsch, Chirurgin zu werden, und wurde dann chirurgische Chefärztin, eine der ersten damals und eine der wenigen in den USA. Mit Eintritt in die Chirurgi-

77 u.a. DGCH-Mitteilungen 1/2000, S. 37

sche Klinik der Washington University eröffnete sich für Dr. Jessie Ternberg eine beispiellose Karriere zur Spezialisierung und des akademischen Aufstiegs bis zur Professorin und Dekanin der Medizinischen Fakultät. Prof. Jessie Ternberg zählte zu den ersten Chirurginnen in den USA, die minimal-invasiv operierten, und war von 1971 bis 1990 Leiterin des Kinderchirurgischen Departments der Washington University St. Louis. *„Wenn man mit Dr. Ternberg im OP-Saal war, dann war die wichtigste Person im Raum immer der Patient"*, so ihre Kolleginnen und Kollegen. Obwohl unverheiratet und kinderlos, galt ihre besondere Liebe den kranken Kindern. Privat fühlte sie sich im Kreise ihrer Geschwister, Nichten, Neffen und Freunde wohl. Jessie Ternberg erhielt eine Fülle von Ehrungen und Auszeichnungen, national wie international; schon zu ihren Lebzeiten wurde der „Jessie-L.-Ternberg-Award" ausgelobt <QI92> <QI93>.

Hedwig Thierry wurde am 17. Juli 1880 in Stettin als Tochter eines Bankbeamten geboren. In Stettin und in Berlin-Charlottenburg hat sie die Höhere Töchterschule und anschließend ein Lehrerinnenseminar besucht. Letzteres schloss sie 1900 ab, Voraussetzung für die erfolgreiche Reifeprüfung 1906 am Königlichen Landesgymnasium in München. Es gelang ihr, einen Studienplatz für Medizin in Berlin zu erhalten. In München legte sie 1909 das Physikum und 1911 das Staatsexamen ab. Ebenda wurde Hedwig Thierry ein Jahr später auch promoviert und approbiert. Über die Gründe, Chirurgin zu werden, geben die Unterlagen keine Auskunft. Auch über ihre Zeit zwischen 1913 und 1919 ist nichts zu erfahren. Möglicherweise hat Frau Dr. Thierry in einer Frauenklinik gearbeitet, denn 1913 erschien von ihr eine wissenschaftliche Arbeit über „Untersuchungen über die elektrische Erregbarkeit bei Schwangeren". Ihre Doktorarbeit trägt den Titel „Beitrag zur Symptomatologie der Thyreosen". Von 1919 bis zirka 1926 war Frau Dr. Thierry – wie Agnes Genewein (s.o.) – in der renommierten chirurgischen Privatklinik von Dr. Albert Krecke in München tätig. Aus dieser Klinik stammen dann auch zwei weitere Publikationen, die auf wissenschaftliches Interesse von Frau Thierry schließen lassen: Eine über „Epithelkörperchen-Überpflanzung bei postoperativer Tetanie" (MMW 1919) [ein zu dieser Zeit erstaunlicher Therapieansatz] und „zur Symptomatologie und Therapie der Hypernephrome" (MMW 1921). Von 1926 bis 1930/31 wird die (wahrscheinlich unverheiratet gebliebene) Dr. Hedwig Thierry als Chirurgin und niedergelassene Ärztin in München geführt. Als Sterbedatum wird das Jahr 1930 oder 1931 angegeben [9].

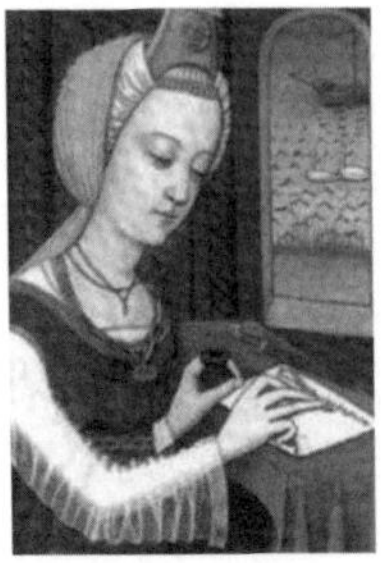

Trotula von Salerno

Unter den Ärzten, die im 11. Jahrhundert n. Chr. in Italien lebten und wirkten, war **Trotula von Salerno**, die Ehefrau des Arztes Johannes Platearius (~1000–~1099) und Mutter von drei Söhnen, darunter zwei Ärzte, eine herausragende Persönlichkeit. Ihr Geburtsdatum ist unbekannt, gestorben ist sie 1097 in Salerno. Trotula (Trota, Trocta oder Trotta) entstammte der Adelsfamilie Ruggiero aus der Gegend um Neapel. An der Medizinschule von Salerno wurde sie zusammen mit Männern ausgebildet. Der normannische Chronist Vitalis (1075–~1142) erwähnt unter den medizinischen Disputanten von Salerno die *kluge Matrone Trotula*, die den Männern an Wissen ebenbürtig gewesen sei. In Volksmärchen ist sie als „Dame Trot" unsterblich geworden. Statt der verbotenen Leichensektionen ergründete Trotula die Krankheiten durch genaue klinische Beobachtung. Überliefert sind medizinische Schriften und Traktate der Trotula wie „Practica brevis", „De Compositione Medicamentorum" oder „Passionibus Mulierum Curantorum", quasi das erste bekannte Buch über Frauenleiden. *„Weil ich, Trotula, den Schmerz der Frauen bedaure und weil ich von einigen dringend gebeten worden bin, habe ich dieses Buch über die Krankheiten geschrieben, die ihr Geschlecht betreffen"* [24]. Mit ihrer öffentlichen Praxis begab sich Trotula auf ein gefährliches Terrain, zu ihrer Zeit sind nicht wenige heilkundige Frauen auf dem Scheiterhaufen verbrannt worden [11]. Trotula, die auch chirurgische Instrumente trefflich zu gebrauchen wusste und den Kaiserschnitt beherrschte, unterrichtete männliche und weibliche Adepten der Heilkunst. Über Legenden und Wirklichkeit der Trotula ist vielfach geforscht und ihr publizistisches Werk einer quellenkritischen Analyse unterzogen worden [70]. Trotz vieler Dunkelstellen kann davon ausgegangen werden, dass diese Frau mit ihren handwerklich-chirurgischen Fähigkeiten zusammen mit ihren Kenntnissen pflanzlicher und anorganischer Heilmittel eine medizinische Autorität im frühen Mittelalter gewesen ist.

Die Chirurgin **Luise Umbach** stammte aus Hoyerswerda in der Oberlausitz und kam im Süden Deutschlands zu Ehren. Am 28. Dezember 1920 in oben erwähnter Stadt geboren, ist über ihre Kindheit und Jugend wenig bekannt. Offenbar sind ihre Eltern spätestens nach dem zweiten Weltkrieg in den Westen Deutschlands gegangen, denn bereits 1952 erhielt Luise Umbach ihre ärztliche Approbation. Es ist davon auszugehen, dass es während des klinischen Studiums in München die Persönlichkeit des Chirurgen

Prof. Emil Karl Frey (1888–1977), Direktor der Chirurgischen Universitätsklinik von 1943 bis 1958, gewesen ist, der die junge Frau für die Chirurgie begeisterte. Die chirurgische Ausbildung begann Dr. Luise Umbach jedoch 1955 am Kreiskrankenhaus Fürstenzell bei Passau und setzte sie 1958 im Kreiskrankenhaus Aalen fort. Längere Zeit war sie als Assistentin der chirurgischen Abteilung am Städtischen Krankenhaus Aschaffenburg (1959–1966) tätig. Als Fachärztin und Oberärztin wechselte Dr. Umbach 1966 an das Stadtkrankenhaus Deggendorf, um 1970 als Oberärztin an das Haus zurückzukehren, an dem sie zehn Jahre zuvor Assistenzärztin gewesen war: Aalen. 1974 wurde sie – endlich – zur Chefärztin des Kreiskrankenhauses Bopfingen im Ostalbkreis berufen. Seit dieser Zeit ist sie auch Mitglied der Deutschen Gesellschaft für Chirurgie. Die leitende chirurgische Tätigkeit übte sie, ganz ihrem Beruf lebend, bis 1980 aus. Am 6. Dezember 1997 verstarb Dr. Luise Umbach in ihrer Wahlheimat Bopfingen.[78]

Eine der typischen Ärztinnen des Deutschen Kaiserreichs war **Margarethe Wachsmuth**, geboren am 7. November 1869 in Leipzig, wo sie 1944 verstarb. Ihr Vater war Dr. Rudolf Wachsmuth, der Direktor der Allgemeinen Deutschen Creditanstalt. Wie viele Mädchen ihrer Generation, sofern sie es sich leisten konnten, besuchte sie eine Privatschule, in diesem Fall die Teichmannsche Lehranstalt für Mädchen in Leipzig. Zur Vorbereitung auf das Abitur, das sie im Februar 1899 vor einer Sonderkommission in Dresden ablegte, hatte sie ebenfalls Privatstunden erhalten. Gleich nach der Reifeprüfung begann sie das Medizinstudium in Zürich, dem Zufluchtsort vieler in Deutschland zum Studium nicht zugelassenen Frauen. Margarethe Wachsmuth verbrachte einige Semester in Leipzig und Heidelberg und legte 1904 das Staatsexamen mit der Note „Sehr gut“ ab – Frauen mussten immer besser sein als die Männer! Nach nicht näher bekannten Volontariaten promovierte Frau Wachsmuth 1907 als eine der ersten weiblichen Kandidaten an der Landesuniversität in Leipzig mit der Arbeit „Über das Stützgewebe der Milz“[79] und trat 1912 als Assistenzärztin in die Chirurgische Universitätsklinik Heidelberg (Wilms) ein. Ihre chirurgische Ausbildung muss dort kurz gewesen sein oder noch vor 1912 an anderer Stelle begonnen haben, denn schon bald darauf hat sie sich als Fachärztin für Chirurgie und Orthopädie in ihrer Heimatstadt Leipzig niedergelassen. Die Eintragungen datieren dort bis in das Sterbejahr 1944. Ihre Praxis befand sich in der Emilien- und dann

78 DGCH-Mitteilungen 2/1998, S 118

79 Doktorvater war der Anatom Prof. Carl Rabl (1853–1917).

in der Prinz-Eugen-Straße und war mit einem „Röntgenlaboratorium" verbunden [9].

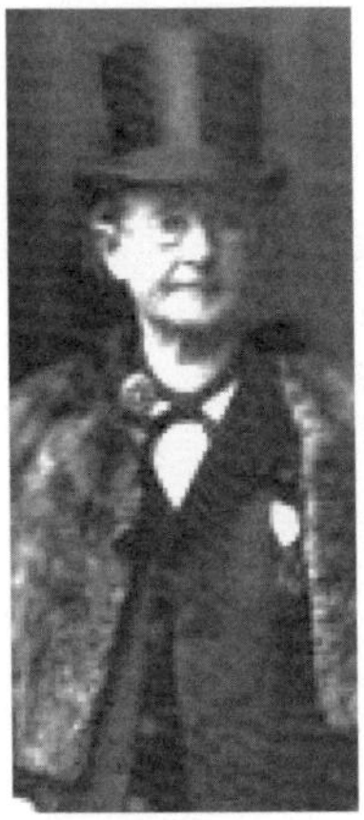
Mary Edwards Walker

Ihr Leben erinnert entfernt an das der wesentlich älteren Margaret Ann Bulkley-Stuart-Barry (s.o.), die sich als Mann ausgab. Ganz soweit ging **Mary Edwards Walker** nicht. Sie blieb Frau, heiratete sogar, trug aber bis ins hohe Alter Männerkleidung. Mary wurde am 26. November 1832 in Oswego im Staate New York als Tochter eines Arztes geboren und hatte fünf ältere Schwestern und einen jüngeren Bruder. Die Mutter der Kinderschar war Lehrerin. Mary studierte ab 1853 am Central Medical College in Syracuse/N.Y. und schloss 1855 als einzige Frau in ihrem Jahrgang mit dem Doktordiplom ab. Somit war sie nach Elizabeth Blackwell (s.o.) die zweite Frau in den USA mit abgeschlossenem Medizinstudium. 1856 heiratete sie – die Braut trug Hosen! – ihren Studienkollegen Dr. Albert Miller, dessen Namen sie jedoch nicht annahm und den sie nach drei Jahren wegen Untreue aus dem Haus und der gemeinsamen Praxis warf. Mit Beginn des amerikanischen Bürgerkrieges (1861) verpflichtete sich Dr. Mary Walker als Sanitäterin, Krankenschwester und (inoffizielle) Ärztin bei der Unionsarmee. Miss Walker nahm an etlichen Schlachten teil und setzte durch, dass sie 1863 als offizielle Chirurgin der US-Army anerkannt wurde. Als Chirurgin der 52. Ohio-Infanteriedivision geriet sie 1864 in Gefangenschaft der konföderierten Südstaatenarmee. Im Austausch gegen einen Offizier dieser Armee kam sie frei und ging unverzüglich wieder an die Front, auch in gefährliche Zonen hinter den feindlichen Linien. Für ihr ungewöhnlich tapferes und mutiges Agieren erhielt Mary Walker 1865 vom US-Präsidenten Andrew Johnson die „Medal of Honor", die höchste und angesehenste militärische Auszeichnung.

Die nicht nachvollziehbare Aberkennung der Medaille aufgrund eines neuen Ordensgesetzes 1917 revidierte 1977 Präsident Carter, indem er ihr postum die Ehrenmedaille für immer verlieh. Mary Edwards Walker ist bis heute die einzige Frau mit diesem Orden geblieben. Ihre für eine Frau seltsam anmutende Kleidung hatte ihren Ursprung in den Ansichten des Vaters, der enge und einschnürende Korsetts und Mieder für gesundheitsschädlich gehalten hatte – ein früher Vertreter der 50 Jahre später weltweit um sich greifenden Reform-Kleidung! Das Tragen eines Zylinders als Kopfbedeckung, wie es Mary tat, hatte er Frauen allerdings nicht empfohlen <QI94>.

Emma K. Willits wurde am 20. September 1869 in Macedon/N.Y. geboren und in einer Quäkerschule streng erzogen. 1892 begab sie sich nach Chicago und trat in das Women's Medical College ein. Nach dem vierjährigen Studium der Medizin erhielt sie 1896 an der nunmehrigen Northwestern University ihr Diplom. Das praktische Jahr leistete Dr. Emma Willits am Women's Hospital von Chicago ab. Ein Jahr später, 1897, wurde sie Assistenzärztin am Frauen- und Kinderkrankenhaus von San Francisco und spezialisierte sich auf Allgemein- und Kinderchirurgie. Sie soll die dritte Frau in den USA gewesen sein, die Chirurgin wurde, und die erste, die eine chirurgische Klinik leitete, zuerst die für Kinderchirurgie, dann von 1921 bis 1934 als Vorsteherin des Departements für Allgemeine Chirurgie in San Francisco. Emma Willits hatte ihre Kenntnisse an der Mayo-Klinik in Rochester/Minnesota und an den beiden Chirurgischen Universitätskliniken in Wien (v. Eiselsberg, v. Hochenegg) vervollkommnet. Außerdem betrieb sie eine Hausarztpraxis und war konsultierende Chirurgin bis zur Aufgabe ihrer Tätigkeit im Jahre 1941. Willits lebte Jahrzehnte offen mit ihrer Partnerin Elizabeth Ristine zusammen, und zwar in einem noblen Haus in Palo Alto, das ihr der Stararchitekt Lionel H. Pries (1897–1968) gebaut hatte. Frau Dr. Willits erreichte das stolze Alter von 95 Jahren und starb einsam am 9. April 1965 in San Francisco <Q195>.

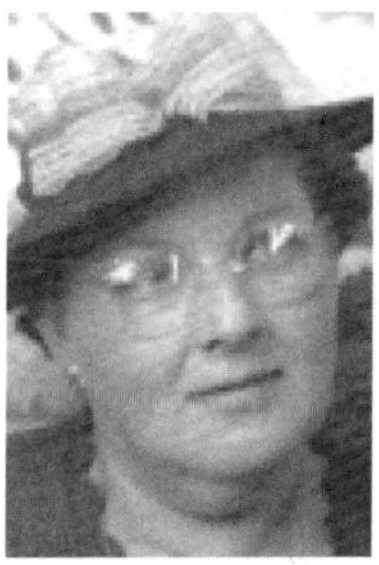

Emma K. Willits

Im Sog großer geschichtlicher Ereignisse vollzogen sich Ausbildung und berufliche Tätigkeit bei **Elsa Winokurow** geb. Rammelmeyer, die am 20. April 1883 als Tochter deutscher Eltern in Moskau geboren wurde, dort die deutsche Peter-Paul-Mädchenschule besuchte und ein Zusatzexamen als Hauslehrerin ablegte. Gegen den Willen ihrer Eltern setzte sie ihr Medizinstudium durch und pendelte zwischen Moskau, Zürich, Berlin, Bonn und Frankfurt am Main. In Zürich, wo Elsa 1904 das Physikum ablegte, geriet sie in russische revolutionäre Kreise und lernte Leo Trotzki (1879–1940) kennen. 1901 hatte sie den russischen Kommerzienrat Dimitri Winokurow geheiratet. Frau Winokurow schloss 1908 in Moskau ihr Studium ab, promovierte im gleichen Jahr in Bonn, erlangte aber erst 1922 in Frankfurt am Main das deutsche Staatsexamen und die Approbation. Vorausgegangen waren eine chirurgische Ausbildung im Stadtkrankenhaus von Moskau und eine Chefarzttätigkeit in einem chirurgischen Kriegslazarett in Moskau (1914–1917). In dieser Zeit bildete sie mit zwei weiteren Kolleginnen und Krankenschwestern ein rein weibliches Chirurgenteam und war für insgesamt 4000 Schwer-Kriegsverletzte verantwortlich. Während der Revolution verstarb ihre einzige Tochter an Typhus. Dr. Winokurow ließ sich scheiden, um das Land verlassen und die deutsche Staatsbürgerschaft erhalten zu können. In Deutschland fasste sie am Annastift in Hannover, der zweitgrößten orthopädischen Heilanstalt in Deutschland, Fuß und widmete sich der orthopädischen Chirurgie (1925–1930). Sie brachte es bis zur Vertreterin ihres Chefs Prof. Bruno Valentin (1885–1969). Anschließend ließ sich Frau Dr. Winokurow in Hannover und Goslar nieder, vertrat zeitweise den Oberarzt der Chirurgischen Abteilung des Städtischen Krankenhauses in Goslar. Sie praktizierte bis zum 78. Lebensjahr und starb fast 100-jährig im März 1983 in Hannover [9, 82].

Elisabeth Winterhalter wird gelegentlich als „Deutschlands erste Chirurgin" apostrophiert, obwohl sie streng genommen Gynäkologin war [38]. Aber da in der letzten Hälfte des 19. Jahrhunderts (und darüber hinaus) beide Fächer noch Hand in Hand gingen, mag das mit der ersten Chirurgin angehen. Elisabeth Hermine Winterhalter wurde am 17. Dezember 1856 als jüngstes von 13(!) Kindern eines Arztes in München geboren. Ärzte hatte es in der Familie seit Generationen gegeben, ihr als Frau aber wurden alle nur erdenklichen Steine in den Weg gelegt, als sie

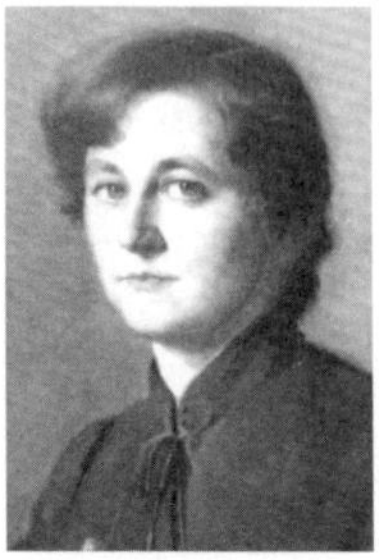

Elisabeth Winterhalter
(Ölbild ihrer Lebensgefährtin Ottilie Roederstein)

Medizin studieren wollte. Da half erst einmal, wie so oft, die Pädagogik. Nach Volks- und Klosterschule absolvierte Elisabeth das Bayerische Lehrerinnenseminar in München und wurde ab 1874 Hilfslehrerin im Viertel Schwabing, wo sie sich sehr wohl fühlte und eine bisher nicht gekannte Freiheit erfuhr. Fast zehn Jahre hat sie dort an einer Grundschule gearbeitet, die Medizin nicht aus dem Blick lassend. Wieder einmal war es die Universität Zürich, die eine junge Frau aus Deutschland zum Medizinstudium aufnahm. 1884 immatrikulierte Elisabeth Winterhalter dort, machte 1888 das Physikum, ging für ein Semester nach Bern und legte 1889 in Zürich das Staatsexamen ab. In der Stadt an der Limmat hat sie auch ihre Lebenspartnerin, die Kunstmalerin Ottilie Roederstein (1859–1937) kennen und lieben gelernt. Wie sollte es nun weitergehen? Elisabeth Winterhalter, seit 1890 Dr. med. der Universität Zürich[80], strebte ein operatives Fach an. In Deutschland war es ohne landeseigenes Examen und die entsprechende Zulassung schwierig, eine Arbeit als Ärztin

80 Der Titel der Dissertation lautete: „Zur Entstehung der Scheidenfisteln mit besonderer Berücksichtigung der durch Geburtstraumen bedingten Fälle".

zu finden, da konnten auswärtige Zeugnisse so gut sein wie sie wollten. In Paris fand Elisabeth Winterhalter in Prof. Pierre Constantin Budin (1846–1907) und in München in Prof. Robert Ziegenspeck (1856–1918) verständnisvolle Mentoren, die sie in die Geheimnisse der Gynäkologie und Geburtshilfe einweihten und ihr die technischen Fertigkeiten beibrachten. Als sich Frau Dr. Winterhalter 1891 als Gynäkologin in Frankfurt am Main niederließ, war dies streng genommen illegal, wurde aber dank des Schutzes eines ortsansässigen Frauenarztes und eines Chirurgen toleriert; ihnen assistierte Frau Dr. Winterhalter auch beim Operieren. Es gilt als gesichert, dass Elisabeth Winterhalter 1895 als erste Operateurin in Deutschland eine Laparotomie durchgeführt hat. Manche meinen, es sei ein Kaiserschnitt gewesen (S. 687 [28]). Da ihre Praxis anfangs nicht gerade florierte und sie schon immer Interesse an wissenschaftlichen Fragestellungen gehabt hatte, arbeitete sie am Frankfurter Senckenberg-Institut mit dem Pathologen Prof. Carl Weigert (1845–1904) über die Neuroanatomie des Ovars. Dabei entdeckte sie „Ein sympathisches Ganglion im menschlichen Ovarium ...“ (1896), das als „Winterhalter-Ganglion“ seinen Platz in der medizinischen Terminologie fand. Im Alter von 47 Jahren unterzog sich Elisabeth Winterhalter in Heidelberg der ärztlichen Vorprüfung und dem Staatsexamen und erhielt 1904 endlich die deutsche Approbation. Ihre Aktivitäten gingen über das Medizinische hinaus: Frau Dr. Winterhalter zählte zu den Gründerinnen des Vereins „Frauenbildung – Frauenstudium“ und der Frauenpoliklinik in Frankfurt am Main. 1907 verlegten Winterhalter und ihre Gefährtin Roederstein ihren Wohnsitz nach Hofheim im Taunus, das beiden 1929 die Ehrenbürgerschaft verlieh. Dr. Winterhalter beendete 1911 ihre ärztliche Tätigkeit und erreichte das hohe Alter von 95 Jahren. Am 12. Februar 1952 ist sie in Hofheim/Taunus gestorben [9, 13].

Die Medizinerin und Frauenrechtsaktivistin **Yayoi Yoshioka** wurde am 29. April 1871 als Tochter eines Arztes in der Stadt Kakegawa geboren, zu einer Zeit als die moderne (europäische) Medizin in Nippon Einzug hielt. Die junge Frau war nach Absolvierung einer Spezialschule für Medizin die dritte Kandidatin in Japan mit offiziellem Staatsexamen, der es erlaubt war, als Ärztin zu praktizieren. Immerhin war sie schon 30 Jahre alt, als sie den „steinigen Pfad“, wie sie selbst sagte, verließ und anerkannte Ärztin der Tokioter Medizinischen Frauenuniversität (Tokyo Women's

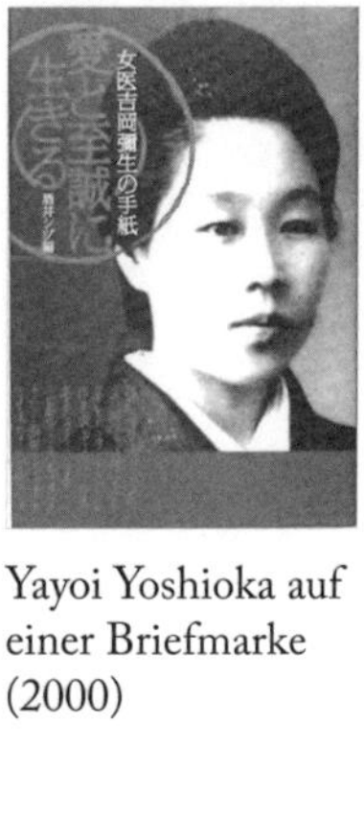

Yayoi Yoshioka auf einer Briefmarke (2000)

Medical University) wurde, eine Schule, die im Jahre 1900 von ihr persönlich gegründet worden war. Erst 1912 erlaubte die japanische Regierung Frauen das Staatsexamen und Praxis in Medizin. Um 1930 waren es an die tausend Frauen, die jene Hochschule absolvierten, an den Yoshioka inzwischen lehrte. Weitere Medizinuniversitäten für Frauen entstanden in Japan. Yayoi Yoshioka schickte eine Reihe japanischer Frauen zum Studium nach Deutschland [46]. Sie selbst hatte eine umfassende Ausbildung erhalten, auch in Chirurgie und Notfallmedizin, sah sich angesichts der gesellschaftlichen Situation in Japan aber auch verpflichtet, politisch tätig zu werden. Chirurgie war, wenn sie nicht im Kontext ihrer allgemeingesellschaftlichen Bemühungen stand, Vergangenheit. Sexualaufklärung, Frauenrechte, Frauenbildung und Sozialhygiene waren ihre Hauptthemen, und sie erreichte die Etablierung einer Regierungskommission für „modernes Leben", in die sie aufgenommen wurde. Yayoi Yoshiokas Arbeit trug Früchte, sie erhielt die höchsten Auszeichnungen, die der japanische Staat an Frauen zu vergeben hatte. „The Japan Medical Women's Association" trägt ihren Namen. Eine 80-Yen-Briefmarke hat ihr die japanische Post gewidmet.

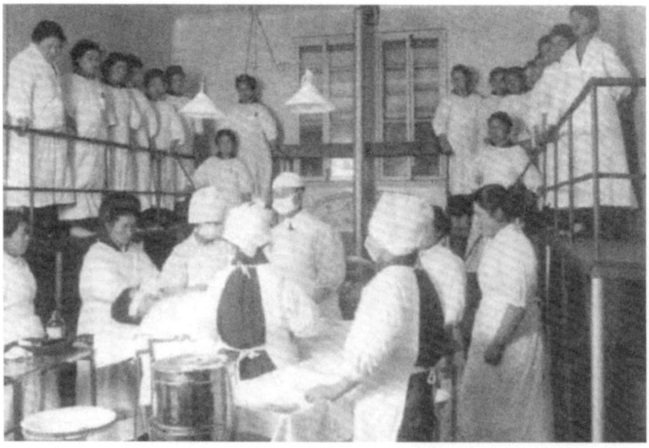

In der chirurgischen Klinik bei Yayoi Yoshioka (aus [46]).

Schlussbemerkungen

So viele Schicksale sind vorübergezogen, vielfältig in ihrer Art, berührend und Respekt gebietend gleichermaßen. Es sind aus dem Rahmen fallende Lebensläufe: Rebellinnen die einen, angepasster die anderen. Es ist heute unvorstellbar, wie schwer es Mädchen und junge Frauen einst hatten, eine höhere Schule zu besuchen, geschweige denn Medizin zu studieren und ihren Wunsch erfüllen zu können, Ärztin zu werden. Da musste eine vom Wohnort weit entfernte Stadt aufgesucht werden, um das Abitur machen zu dürfen, und selbst danach bestand die Möglichkeit des gesellschaftlichen Aufstiegs nur darin, Lehrerin zu werden. Viele der hier porträtierten historischen Chirurginnen haben sich davon nicht abhalten lassen und sich noch nach Jahren das Medizinstudium erkämpft. Hauptgegner war die bürgerliche Gesellschaft mit ihrem auf Kinder, Küche und Kirche beschränkten Frauenbild und ihren Gesetzen, die alle von Männern gemacht waren.

Inzwischen studieren mehr Frauen als Männer Medizin und die Chirurgie hat ein ernsthaftes Nachwuchsproblem: Jahrzehntelang gepflegte hierarchische Strukturen und Netzwerke sind in vielen Kliniken und berufsständischen Organisationen noch immer vorhanden. Viele Frauen leiden nicht nur darunter, sondern lehnen diese Art des beruflichen Umganges schlichtweg ab und wünschen sich einen zugewandten und sachorientierten Ton in ihrem Arbeitsumfeld. Auch wenn es heute garantierte Kitaplätze und Elternzeit für Männer gibt, so sind doch in vielen Familienfragen Frauen meist mehr beansprucht als ihre Kollegen. Und bis vor Kurzem bedeuteten die eigentlich gut intendierten Vorschriften des Mutterschutzes für Chirurginnen mit jeder Schwangerschaft einen erheblichen Karriereknick. An all diesen Fragen wird sich in der Zukunft entscheiden, ob Frauen nicht nur am Studienbeginn in der Mehrzahl sind, sondern ob sie es auch bis in die entscheidenden Positionen des Gesundheitswesens schaffen. Und in welchem Umfang man ihre Talente, ihren Fleiß, Umsicht und Durchhaltevermögen für das faszinierende Fach Chirurgie gewinnen kann.

Gerechterweise ist aber auch festzustellen, dass es vereinzelt doch immer wieder männliche Kollegen gegeben hat, die Frauen auf ihrem Weg zum Traumberuf Chirurgin unterstützt haben. Ferner fällt auf, dass zahlreiche Facharzt-Anwärterinnen berühmte Chirurgen zu ihren Lehrern zählten, dass sie Mitarbeiterinnen renommierter Ordinarien gewesen sind. Die Neigung zur Chirurgie zeigte sich bei manchen Kandidatinnen schon in der Wahl des Themas der Doktorarbeit. Sie zeigten auch anschließend wissenschaftliches Interesse und bearbeiteten die eine oder andere chirurgische Fragestellung.

Die entscheidende Gemeinsamkeit der hier vorgestellten Chirurginnen ist ihre Beharrlichkeit und ihr Durchsetzungsvermögen, welche dazu führten, dass sie häufig die Ersten waren in ihrem Beruf als Chirurgin, in chirurgischen Spezialdisziplinen, in ihrem Land und sogar in der Welt. Wir stellen fest, dass auch Chirurginnen in Spitzenpositionen Familie und Kinder haben und dieser Beruf nicht zwangsweise ein Zölibat erfordert. Erstaunlicher aber ist, dass sich schon vor rund 100 Jahren Chirurginnen zu einer gleichgeschlechtlichen Partnerschaft bekannten. Auch scheinen Karbol- und Ätherdämpfe entgegen landläufiger Meinung eine wohltätige Wirkung auf manche Operateurinnen entfaltet zu haben, denn es findet sich unter den Protagonistinnen eine große Anzahl Hochbetagter, die aus dem Rahmen der Lebenserwartung jener Zeit herausfallen. Zum Resümé gehört außerdem: Gute Chirurginnen hat es immer gegeben! Und: Die Männer der alten Schule sind längst nicht mehr die Gralshüter der Chirurgie! Chirurgie-Professorinnen gibt es längst. Die Relevanz des Themas brachte es mit sich, dass neben großen Chirurginnen der Vergangenheit auch eine beträchtliche Anzahl gegenwärtig in den operativ-chirurgischen Disziplinen tätiger Frauen Eingang in diese Schrift gefunden hat. Und wie immer ist es so: Je mehr man sich in ein Thema vertieft, je tiefer man gräbt, desto umfangreicher sind die Funde, neue Namen tauchen auf. Dennoch kann Vollständigkeit nie erreicht werden; irgendwann ist dann der Abschluss zu vollziehen. Lassen wir an diesem Schluss die große Sozialreformerin Alice Salomon (1872–1948) mit einer auch für die Chirurginnen gültigen Feststellung zu Wort kommen: „Das Leben der Menschheit ist – trotz aller irdischen Unvollkommenheit – gerechter und besser geworden, weil diese Frauen gewagt und gelitten haben“.

Chirurginnen in Führungspositionen

(Stand: 10/2020, ohne Gewähr auf Vollständigkeit)

Akhavanpoor, Mehrnoosh, Dr. med., seit 2020 Chefärztin der Klinik für Plastische, Ästhetische, Rekonstruktive und Handchirurgie an den Agaplesion Diakonie Kliniken in Kassel

Allgayer, Heike, Prof. Dr. med., MD, PhD, Fachärztin für Chirurgie, seit 2004 Leiterin der Experimentellen Chirurgie, Medizinische Fakultät Mannheim der Universität Heidelberg; Leiterin KKE Molekulare Onkologie Solider Tumoren am DKFZ Heidelberg. Seit 2008 Associate Editor des *International Journal of Cancer*

Altendorf-Hofmann, Annelore, Privatdozentin Dr. med. Dipl. math., 1997–2001 Professorin für Theoretische Chirurgie an der Friedrich-Schiller-Universität (FSU) Jena, zugleich bis 2005 Oberärztin der dortigen Klinik für Allgemeine und Viszerale Chirurgie, 2005–2009 Leiterin des Tumorzentrums der FSU Jena. 2009 Ruhestand

Altmann, Silke, Dr. med., seit 2017 Ärztliche Leiterin MVZ Plastische Chirurgie Magdeburg

Angst, Eliane, Privatdozentin Dr. med., 2013–2016 Leitende Ärztin in der Klinik für Chirurgie und Orthopädie der Spitäler Schaffhausen, seit 2017 Chefärztin der Chirurgischen Klinik am Kantonsspital Glarus, Schweiz

Augustin, Anke, Dr. med., seit 2007 Chefärztin der Abteilungen für Allgemein- und Gefäßchirurgie der Klinik Dr. Guth in Hamburg

Bareck, Evelyne, Dr., seit 2015 Primaria Chirurgie im Krankenhaus Oberpullendorf, Österreich

Barthmann, Alexandra, Privatdozentin Dr. med., 2008–2017 Leiterin der Klinik für Orthopädie, orthopädische Chirurgie und Wirbelsäulenchirurgie am Bezirksklinikum Obermain in Ebensfeld; 2018 Chefärztin der Klinik für Orthopädie und Unfallchirurgie an der Schön Klinik Nürnberg-Fürth; seit 2019 Chefärztin der Klinik für Traumatologie, Spezielle Chirurgie und Endoprothetik in Tirschenreuth

Baur, Eva-Maria, Dr. med., Chefärztin Plastische Chirurgie/Handchirurgie am Krankenhaus Penzberg und Praxis für Plastische Chirurgie und Handchirurgie Murnau, 2020 Präsidentin der Deutschen Gesellschaft für Handchirurgie

Beck-Kaltenbach, Nicole, Dr. med., 2012–2016 Chefärztin der Chirurgischen Klinik an der Rechbergklinik Bretten

Behnke-Mursch, Juliane, Prof. Dr. med., seit 1999 Chefärztin der Neurochirurgischen Klinik der Zentralklinik Bad Berka

Beißel, Doris, Dr. med., seit 2012 Chefärztin der Allgemein- und Viszeralchirurgie am Katholischen Krankenhaus Hagen, Betriebsstätte St.-Josefs-Hospital

Berger, Johanna, Dr., seit 2009 Primaria Unfallchirurgie am Salzkammergut Klinikum Bad Ischl. Erste Chefärztin für Unfallchirurgie in Österreich

Beuleke, Andrea, Dr. med., seit 2012 Chefärztin der Klinik für Allgemein- und Viszeralchirurgie, KRH Klinikum Großburgwedel, Burgwedel

Beutel, Simone, Dipl.-Med., Chirurgin, seit 1999 Chefärztin der Rettungsstelle, Immanuel Klinik Rüdersdorf

Bien, Heike, Dr. med., seit 2012 Chefärztin der Klinik Chirurgie und Orthopädie der Helios Bördeklinik Oschersleben

Bleiziffer, Sabine, Prof. Dr. med., seit 2019 Leitende Oberärztin der Klinik für Thorax- und Kardiovaskularchirurgie am Herz- und Diabeteszentrum Nordrhein-Westfalen – Universitätsklinik der Ruhr-Universität Bochum, Bad Oeynhausen; Vorstandsmitglied der Deutschen Gesellschaft für Thorax-, Herz- und Gefäßchirurgie

Blome-Eberwein, Sigrid, Dr. med., Chirurgin, Associate Director, Burn Center at Lehigh Valley Health Network, Allentown, Pennsylvania, USA

Bollschweiler, Elfriede, Prof. Dr. med., ehemalige Leiterin der klinischen Forschung, Klinik und Poliklinik für Allgemein-, Viszeral- und Tumorchirurgie am Universitätsklinikum Köln

Borisch, Nicola, Prof. Dr. med., Chefärztin Klinik für Handchirurgie und Plastische Chirurgie am Klinikum Mittelbaden Baden-Baden

Born, Susanne, Dr. med., seit 2017 Chefärztin der Abteilung für Allgemein-, Visceral- und Kinderchirurgie im St.-Clemens-Hospital Geldern

Brandt, Manuela, Dr. med., Chefärztin der Klinik für Chirurgie und Unfallchirurgie am Dietrich-Bonhoeffer-Klinikum Neubrandenburg, Standort Malchin

Breindl, Gisela, Dr. med., seit 2013 Chefärztin der Klinik für Handchirurgie, Helios Klinik München-Perlach

Brenner, Aeilke, Dr. med., bis 2019 Chefärztin der Neurochirurgie am Werner-Forßmann-Krankenhaus in Eberswalde

Brokmeier, Ulrike, seit 2019 Chefärztin der Klinik für Kinderchirurgie am Ev. Krankenhaus Oberhausen

Broscheit, Wiebke, Dr. med., seit 2020 Departmentleiterin Wirbelsäulenchirurgie am Capio-Krankenhaus Land Hadeln in Otterndorf. Zuvor Chefärztin der Wirbelsäulenchirurgie und Kinderorthopädie am Helios-Seehospital Sahlenburg in Cuxhaven

Bruns, Christiane, Prof. Dr. med., 2014–2016 Ordinaria (W3-Professur) und Direktorin der Klinik für Allgemein-, Viszeral- und Gefäßchirurgie am Universitätsklinikum Magdeburg, seit 2016 Ordinaria (W3-Professur) und Direktorin der Klinik und Poliklinik für Allgemein-, Viszeral- und Tumorchirurgie am Universitätsklinikum Köln

Buchert, Annette, Chefärztin Allgemein-, Viszeral- und minimalinvasive Chirurgie, Klinik Mallersdorf

Büchin, Petra, Dr. med., seit 2017 Chefärztin der Klinik für Wirbelsäulenchirurgie am Karl Olga Krankenhaus Stuttgart

Burchardt, Dagmar, Dr. med., seit 2007 Chefärztin der Klinik für Allgemein- und Viszeralchirurgie in den Zeisigwaldkliniken Bethanien, Chemnitz

Burtscher, Ariane, Dr. med., Chirurgin, seit 2014 Chefärztin des Zentrums für Schmerztherapie, Schön Klinik Bad Aibling-Harthausen

Büttner-Janz, Karin, Prof. Dr. med., 1990–2004 Leiterin der Orthopädie des Klinikums Berlin-Hellersdorf, 2004–2008 Direktorin der Klinik für Orthopädie am Vivantes Klinikum im Friedrichshain. 2008–2012 Leiterin der Klinik für Unfallchirurgie und Orthopädie im Vivantes Klinikum Am Urban Berlin. 2008–2009 Präsidentin der International Society for the Advancement of Spine Surgery. Ehrenmitglied der American Orthopedic Society for Sports Medicine. 2011 Verdienstorden des Landes Berlin. Büttner-Janz war mehrfache Olympiasiegerin im Geräteturnen

Cataldegirmen, Güllü, Dr. med., Chefärztin der Klinik für Chirurgie – Viszeral- und Gefäßchirurgie, Vivantes Augusta-Viktoria-Klinikum Berlin

Cedzich, Cornelia, Prof. Dr. med., 2005–2019 Chefärztin der Klinik für Neurochirurgie am Städtischen Winterberg-Klinikum Saarbrücken

Cho, Eun-Young, Dr. med., seit 2016 Chefärztin der Klinik für Allgemein- und Viszeralchirurgie am Hospital zum Heiligen Geist, Frankfurt/Main

Choi-Jacobshagen, Claudia, Dr. med., seit 2014 Chefärztin der Klinik für Plastische, Ästhetische und Rekonstruktive Chirurgie, Evangelisches Krankenhaus Göttingen-Weende

Citlak, Muazzez, seit 2019 Chefärztin für Allgemein- und Viszeralchirurgie (Nachfolgerin von Dr. med. Angelika Zeh) am Radprax-Krankenhaus Plettenberg

Claus, Alexandra, Privatdozentin Dr. med., seit 2008 Chefärztin der Klinik für Orthopädie und Orthopädische Chirurgie, Bezirksklinikum Obermain Kutzenberg, Ebensfeld

Clausen, Astrid, Dr. med., Chefärztin der Abteilung für Hand- und Mikrochirurgie der Sana Kliniken Ostholstein, Kliniken Eutin und Oldenburg

Cohnert, Tina, Prof. Dr. med., seit 2005 Leiterin der Klinischen Abteilung für Gefäßchirurgie und stellvertretende Klinikvorständin der Universitätsklinik für Chirurgie Graz, Österreich

Däbritz, Sabine, Prof. Dr. med., 2007–2008 W3-Professorin mit Ordinariatsnachfolge Herzchirurgie (unbefristet) an der Westfälischen-Wilhelms-Universität Münster; 2008–2015 Chefärztin der Herz- und Gefäßchirurgie des Herzzentrums des Evangelischen Klinikums Niederrhein Duisburg; arbeitet heute als Belegärztin bei der Hirslanden-Gruppe Zürich, Schweiz

Dahmen, Uta, Prof. Dr. med., Leiterin der Experimentellen Chirurgie am Universitätsklinikum Jena

de Mattia, Dolores, Dr. med., seit 2012 Chefärztin der Klinik für Allgemein-, Unfall-, Gefäß- und Endovaskularchirurgie am Krankenhaus Pfullendorf, SRH Kliniken Landkreis Sigmaringen

Deckwerth, Cornelia, Dr. med., 2011–2013 Chefärztin für Orthopädie und Unfallchirurgie am Heilig Geist Hospital Bensheim, 2013–2015 Chefärztin Unfallchirurgie/Orthopädie am Hochstift Worms; 2015–2018 Chefärztin für Unfallchirurgie/Orthopädie an der Paracelsusklinik Karlsruhe. Seit 2018 Chefärztin Orthopädie (Reha), SRH Gesundheitszentrum Nordschwarzwald Dobel

Degenhardt, Petra, Dr. med., Chefärztin, Klinik für Kinderchirurgie am Klinikum Ernst von Bergmann Potsdam

Dei-Anang, Jasmin, Dr. med., seit 2020 Chefärztin und Direktorin der Klinik für Thoraxchirurgie an den Helios Dr.-Horst-Schmidt-Kliniken Wiesbaden

Dé-Malter, Patricia Jane, Dr. med., seit 2017 Leitende Ärztin Chirurgie und Darmkrebszentrum am Gemeinschaftskrankenhaus Havelhöhe

Dereskewitz, Caroline, Dr. med., Leitende Ärztin Handchirurgie, Plastische, Mikrochirurgie und Brandverletzungen am BG Klinikum Hamburg

Dernedde, Jutta, Chirurgin, 2008–2012 kaufmännische Geschäftsführerin des Klinikums Bremen-Ost, 2012–2019 Vorsitzende der Geschäftsführung des Bremer Klinikverbundes Gesundheit Nord

Deubel, Ute, Dr. med., bis 2019 Chefärztin der Klinik für Plastische Chirurgie und Handchirurgie am Städtischen Krankenhaus Pirmasens. Seit 2019 im Ruhestand.

Deutinger, Maria, Prof. Dr. med. univ., zunächst Primaria der Abteilung für Plastische und Wiederherstellungschirurgie am Krankenhaus Lainz und Leiterin der Abteilung für Plastische Chirurgie der Krankenanstalt Rudolfstiftung. 2018 Wohnsitzärztin. 2007–2009 Präsidentin der Österreichischen Gesellschaft für Plastische, Ästhetische und Rekonstruktive Chirurgie (ÖGPÄRC)

Dienstl, Barbara, Dr. med. univ., seit Januar 2020 Primaria der Chirurgischen Abteilung am Landesklinikum Gmünd, Österreich

Diller, Ricarda, Privatdozentin Dr. med., seit 2008 Chefärztin Klinik für Allgemein- und Viszeralchirurgie des Brüderkrankenhauses St. Josef Paderborn

Döbrich, Dinah, Dr. med., Fachärztin für Chirurgie und Gefäßchirurgie, 2016–2019 Chefärztin des Shunt-Zentrum Helios Blankenhain, Mitte 2019 Wechsel an das Klinikum Weimar, als Leiterin des „Shunt-Zentrum Weimar"

Dörre, Annegret, Dr. med., seit 2012 Chefärztin der Klinik für Mund-Kiefer-Gesichtschirurgie/Ästhetische und wiederherstellende Chirurgie am Klinikum Chemnitz

Dotzenrath, Cornelia, Prof. Dr. med., Chefärztin der Klinik für endokrine Chirurgie am Helios Klinikum Wuppertal

Eckoldt, Felicitas, Prof. Dr. med., seit 2007 Direktorin der Klinik für Kinderchirurgie, Universitätsklinikum Jena

Edelhoff, Susanne, Dr. med., Chefärztin der Klinik für Plastische Chirurgie, Kliniken St. Antonius Klinik Vogelsangstraße, Wuppertal

Ehren, Gabriele, Dr. med., ehemalige Chefärztin der Abteilung für Allgemeine Chirurgie mit Handchirurgie, Krankenhaus Waldfriede Berlin – jetzt chirurgische Oberärztin am Krankenhaus Hedwigshöhe Berlin

Eisenmann-Klein, Marita, Prof. h.c. Dr. med. Dr. h.c., ehemalige Chefärztin für Plastische Chirurgie am Caritas-Krankenhaus St. Josef in Regensburg; 2005–2007 Präsidentin der DGPRÄC; ehemalige Generalsekretärin und Präsidentin der IPRAS

End-Pfützenreuther, Adelheid, Prof. Dr. med. univ., Klinische Abteilung für Thoraxchirurgie, Medizinische Universität Wien – AKH Wien; 2003–2010 Arbeitsgruppenleiterin Thorakale Malignome der ACO

Engel, Ursula, Dr. med., ab 1974 bis 1994 am ehemaligen AK Hamburg-Harburg bei V. Bay mit Schwerpunkt Endokrine Chirurgie, zuletzt als Leitende Oberärztin tätig; 1995 bis 2008 am AK Hamburg-Altona bei W. Teichmann – ab 1996 Leitende Oberärztin und stellvertretende Chefärztin

Engels, Kathrin, seit 2017 Chefärztin der Allgemein- und Viszeralchirurgie im Maria-Josef-Hospital in Greven

Fiedler, Cornelia, Privatdozentin Dr. med., 1995–2009 chirurgische Chefärztin am Krankenhaus Düren

Flügel, Margita, Prof. Dr. med., 1993–2007 Chefärztin der Klinik für Handchirurgie und Plastische Chirurgie am Friederikenstift Hannover

Fornoff, Andrea, Dr. med., seit 1994 Leiterin der Klinik für Plastische Chirurgie Degerloch in Stuttgart

Francke, Dagmar, Dr. med., 2010–2015 Chefärztin der Chirurgie an der Klinik Gransee; seit 2015 Chefärztin der Abteilung für Chirurgie der Oberhavel Kliniken, zunächst am Standort Henningsdorf, Ende 2019 Wechsel an den Standort Oranienburg

Frieß, Tanja, Dr. med., seit 2017 Chefärztin der Klinik für Gefäßchirurgie/ Gefäßchirurgisches Zentrum, Katholisches Klinikum Mainz

Frilling, Andreja, Prof. Dr. med., Chair in Endocrine Surgery at Imperial College London – Hammersmith Hospital London, Großbritannien

Fritze-Büttner, Frauke, Dr. med., Leitende Oberärztin der Klinik für Allgemein- und Viszeralchirurgie sowie Leiterin des Darmzentrums, Sana-Klinikum Lichtenberg, Berlin

Fromberg, Gaby, Dr. med., Chefärztin Plastische Chirurgie/Handchirurgie am Krankenhaus Penzberg und Praxis für Plastische Chirurgie und Handchirurgie Murnau

Fuchs-Winkelmann, Susanne, Prof. Dr. med., seit 2015 Medizinische Direktorin des Zentrums für Orthopädie und Unfallchirurgie (ZOU) am Universitätsklinikum Marburg. Die Fachärztin für Orthopädie und Unfallchirurgie, Kinderorthopädie, Sportmedizin, Physikalische Therapie, Spezielle Orthopädische Chirurgie ist seit 2005 Direktorin der Klinik für Orthopädie und Rheumatologie in Marburg

Fuhrmann, Renée Andrea, Privatdozentin Dr. med., Chefärztin der Klinik für Fuß- und Sprunggelenkchirurgie am Rhön-Klinikum Campus Bad Neustadt

Führer, Stephanie, Abteilungsleiterin Kinderchirurgie, Chirurgische Klinik am Carl-Thiem-Klinikum Cottbus

Ganzera, Silke, Dr. med., 2015–2018 Chefärztin der Chirurgischen Klinik des Helios St. Josefs-Hospital Bochum-Linden; seit 2018 im Coloproktologischen Zentrum Düsseldorf tätig (CPZ)

Geiger, Margita, Chirurgin, 2008–2018 zunächst Referentin der Geschäftsführung, dann Medizinische Direktorin am Schwarzwald-Baar-Klinikum Villingen-Schwenningen; 2018–2019 medizinische Leiterin des Klinikum Bayreuth: seit Anfang 2020 Geschäftsführerin des Medizin Campus Bodensee (MCB) mit den Kliniken Friedrichshafen, Tettnang und Weingarten

Gerber Popp, Ariane, Privatdozentin Dr. med., 2005–2010 Chefärztin, Orthopädische Chirurgie und Traumatologie am Regionalspital Emmental in Burgdorf, Schweiz; 2010–2011 Privatpraxis in Kirchberg; 2011–2018 Stellvertretende Chefärztin und Leiterin Schulter und Ellbogen, Orthopädie und Traumatologie, Kantonsspital Baselland; seit 2018 Belegärztin am Spital Langenthal

Gesang, Astrid, Dr. med., Chirurgin, 2006–2016 Geschäftsführerin des Klinikums Niederberg in Velbert, seit 2017 medizinische Geschäftsführerin der Trägergesellschaft der Kliniken Aurich, Emden, Norden

Gieselmann, Carola, Dr. med., stellvertretende Leiterin der Sektion Hand- und Plastische Chirurgie, Alb-Donau Klinikum, Ehingen/Blaubeuren

Gitter, Heidrun, Dr. med., Kinderchirurgin, seit 2004 leitende Oberärztin der Klinik für Kinderchirurgie und -urologie, Klinikum Bremen-Mitte; ehemalige Erste Vorsitzende des Landesverbandes Bremen des Marburger Bundes; ehemalige stellvertretende Vorsitzende des Ausschusses Ärztinnen der Bundesärztekammer. Seit 2012 Präsidentin der Ärztekammer Bremen, seit 2019 Vizepräsidentin der Bundesärztekammer

Glaser, Christine, Dr. med., 2005–2006 stellvertretende Chefärztin der Klinik Chirurgie in Liestal; 2007–2016 Chefärztin der Chirurgischen Klinik im GZ Fricktal; seit 2016 Co-Chefärztin der Klinik Chirurgie am Kantonsspital Baselland mit Leitung der Viszeralchirurgie an den Standorten Bruderholz und Laufen, Schweiz

Glavina, Ivanka, Dr. med., Chirurgin, Leitende Ärztin, Ambulante Rehaklinik Ortho-Mobile Hattingen

Glüer, Sylvia, Prof. Dr. med., Chefärztin der Kinderchirurgischen Klinik am St. Bernward-Krankenhaus Hildesheim

Gockel, Ines, Prof. Dr. med., seit 2014 Ordinaria (W3-Professur), Ärztliche Direktorin der Klinik für Viszeral-, Transplantations-, Thorax- und Gefäßchirurgie am Universitätsklinikum Leipzig

Goergen, Martine, Dr., seit 2009 Chef de service en chirurgie générale, Centre Hospitalier de Luxembourg (CHL), seit 2017 zugleich medizinische Direktorin der Spitalgruppe CHL, Luxemburg

Götze, Bettina, Dr. med., seit 2016 Chefärztin Chirurgie, EndoProthetik-Zentrum BDH-Klinik Waldkirch

Grasshoff-Derr, Sabine, Dr. med., Chefärztin der Kinderchirurgie am Bürgerhospital Frankfurt/Main

Grewe, Henny Annette, Prof. (FH) Dr. med., Fachärztin für Chirurgie, Unfallchirurgie und Plastische Chirurgie. Seit 1995 Professorin am Fachbereich Pflege und Gesundheit der Hochschule Fulda

Groll, Barbara, MUDr., FÄ Orthopädie und Unfallchirurgie, seit 2017 Ärztliche Direktorin und Chefärztin Amputationsmedizin, Fachklinik Osterhofen

Grüninger-Endres, Julia, Dr. med., 2015–2018 Chefärztin der Klinik für Allgemein-, Viszeral- und Gefäßchirurgie am Klinikum Salzgitter

Gürsoy, Dilek, Dr. med., Herzchirurgin und Medizinerin des Jahres 2019, setzte als erste Frau in Europa einem Patienten ein komplettes Kunstherz ein

Haas, Eva, Dr. med., Chefärztin der Phlebologie am Salus Gesundheitszentrum Bad Reichenhall

Habelt, Susanne, Dr. med. Dr. med. univ., 2018–2019 Leitende Ärztin der Chirurgischen Klinik, Spital Wattwil, Spital Region Fürstenland Toggenburg. Seit 2020 Oberärztin Hand- und Plastische Chirurgie am Spital Frauenfeld, Schweiz

Hahn, Regine, Dr. med., 2014–2016 Chefärztin und ärztliche Direktorin der Chirurgischen Klinik Seefeld (jetzt Starnberger Kliniken); seit 2016 Sektionsleiterin minimalinvasive Chirurgie und Leitende Oberärztin am Isarklinikum München

Hanschke, Stefanie, Dr. med., Chirurgin, Chefärztin der Zentralen Notaufnahme und Leiterin der Poliklinik, Klinikum St. Georg Leipzig

Harrer, Petra, Dr. med., seit 2008 Leitende Ärztin für Viszeralchirurgie am Klinikum Starnberg

Hase, Charlotte, Dr. med., zunächst Sektionsleiterin Fußchirurgie am Ortenau-Klinikum in Lahr-Ettenheim, seit Januar 2020 dort Chefärztin

Heidemann, Hannelore, Dr. med., 2006–2008 Direktorin des Zentrums für Endokrine Chirurgie, Martin-Luther-Krankenhaus Berlin; 2008–2014 Chefärztin, Abteilung für endokrine Chirurgie, Meoclinic Berlin; seit 2014 Chefärztin der Klinik für endokrine Chirurgie, Vivantes Humboldt-Klinikum Berlin

Henne-Bruns, Doris, Prof. Dr. med., 2001–2020 Ordinaria (C4-Professur), Ärztliche Direktorin der Klinik für Allgemein- und Viszeralchirurgie, Universitätsklinikum Ulm. Erste Ordinaria für Chirurgie in Deutschland

Herbig, Beate, Dr. med., Chirurgin, seit 2012 Chefärztin der Adipositas-Klinik, Schön Klinik Hamburg-Eilbek

Herbst, Barbara, Dr. med., Chirurgin, seit 2012 leitende Ärztin des BG Zentrums für Rehabilitation sowie Leiterin des Gutachten-Zentrums im BG Klinikum Duisburg

Herren, Irina, Dr. med., 2008–2012 Chefärztin der Abteilung für Plastische Chirurgie und Handchirurgie im Evangelischen Krankenhaus Oldenburg, seit 2012 Leitende Ärztin Plastische Chirurgie am St. Marien-Hospital Lüdinghausen

Hild, Stefanie, seit 2018 Chefärztin für Allgemein- und Viszeralchirurgie am Klinikum Oberberg in Waldbröl. Zuvor bis 2017 Chefärztin der Chirurgie am Elbe-Elster Klinikum Finsterwalde (dazwischen als leitende Oberärztin in Waldbröl)

Histing, Tina, Prof. Dr. med., seit September 2020 Ärztliche Direktorin und Direktorin der Klinik für Unfall- und Wiederherstellungschirurgie an der BG Klinik Tübingen und zugleich Lehrstuhlinhaberin für Unfallchirurgie an der Medizinischen Fakultät der Eberhard-Karls-Universität Tübingen – sie ist die erste Unfallchirurgin auf einem deutschen Lehrstuhl

Hohlfeld, Judith, Prof. Dr. med., bis 2014 Chefärztin der Abteilung für Kinderchirurgie, Hôpital Universitaire CHUV, Lausanne, Schweiz

Holm-Mühlbauer, Charlotte, Prof. Dr. med., Co-Leiterin des Zentrums für Plastische und Ästhetische Chirurgie an der ATOS Privatklinik München

Holoch, Gabriele, Dr. med., seit 2008 Chefärztin Orthopädie und Unfallchirurgie, Helios Klinik Titisee-Neustadt

Holzer, Katharina, Prof. Dr. med., Leiterin der Sektion Endokrine Chirurgie, Klinik für Visceral-, Thorax- und Gefäßchirurgie am Universitätsklinikum Marburg

Hornberger, Bärbel, Chefärztin der Klinik für Allgemeinchirurgie, Caritas-Klinikum Saarbrücken St. Josef Dudweiler, Saarbrücken-Dudweiler

Höß, Christiane, Dr. med., seit 2016 Direktorin der Klinik für Chirurgie am Marienhospital Letmathe

Huber, Rita, Privatdozentin Dr. med., seit 2003 Chefärztin der Gefäßchirurgie, SRH Klinikum Karlsbad-Langensteinbach

Hülsemann, Wiebke, Dr. med., Chefärztin der handchirurgischen Abteilung im Kinderkrankenhaus Wilhelmstift Hamburg

Hülsiep, Carla, Dr. med., seit 2008 Chefärztin für Unfallchirurgie und Orthopädie am St. Elisabeth-Hospital Iserlohn

Imhof, Adrienne, Dr. med., Chefärztin der Klinik für Chirurgie und Orthopädie, Spitäler Schaffhausen, Schweiz

Jahn, Christina, Dr. med., langjährige chirurgische Chefärztin in Bitterfeld-Wolfen

Jakob, Heike, Dr. med., seit 2017 Chefärztin der Unfallchirurgie am St. Josef-Krankenhaus Neunkirchen/Saar

Jansen, Marietta, Dr. med., Chefärztin für Unfallchirurgie am Albertinen Krankenhaus Hamburg-Schnelsen

Januschek, Elke, Dr. med., seit 2017 Chefärztin der Neurochirurgischen Klinik am Sana Klinikum Offenbach

Jobmann, Sabine, Dr. med., Chirurgin, seit 2013 Direktorin der Zentralen Notaufnahme am Klinikum Darmstadt

Johnen, Elke, Dr. med., 2005–2007 Chefärztin für Unfall- und Wiederherstellungs-Chirurgie im Krankenhaus Bethel Berlin, seit 2007 Chefärztin Orthopädie und Unfallchirurgie und Leiterin des Zentrums für Endoprothetik im St. Joseph-Krankenhaus Berlin

Jung, Carla, Privatdozentin Dr. med., seit 2018 Chefärztin der Klinik für Neurochirurgie des Agaplesion Bethesda Krankenhauses Wuppertal

Junk-Jantsch, Sabine, Dr., seit 2013 Primaria der Abteilung für Orthopädie und Rheumachirurgie am Evangelischen Krankenhaus Wien, Österreich. Erste Chefärztin für Orthopädische Chirurgie in Österreich

Kadmon, Martina, Prof. Dr. med., 2014–2017 Professur, Lehrstuhl für medizinische Ausbildung und Ausbildungsforschung an der Fakultät für Medizin und Gesundheitswissenschaften der Carl von Ossietzky Universität Oldenburg, auch Studiendekanin und später Dekanin – Oberärztin der Chirurgischen Klinik Oldenburg. Seit Mai 2017 Gründungsdekanin der neuen Medizinischen Fakultät der Universität Augsburg und Mitglied des Vorstands des Universitätsklinikums Augsburg

Kastl, Sigrid, Prof. Dr. med., seit 2013 Abteilungsvorständin der Chirurgischen Abteilung des Krankenhauses St. Josef in Braunau am Inn, Österreich. Kastl kam aus Deutschland und war zum Zeitpunkt ihres Beginns die einzige Chefärztin für Allgemein- und Viszeralchirurgie in Österreich

Kempf, Ursula, Dr. med., ist seit Januar 2012 neue Chefärztin der Klinik für Gefäßchirurgie am Helios Klinikum Siegburg.

Kipfmüller, Brigitte, Prof. Dr. med., seit 2012 Chefärztin Allgemein- und Viszeralchirurgie der Helios Klinik Köthen

Kischel-Augart, Gabriele, Dr. med., 2010–2016 Leitende Ärztin für Gefäßchirurgie am Marienhospital Gelsenkirchen, seit 2016 Chefärztin der Klinik für Gefäßchirurgie, Helios Klinikum Niederberg, Velbert

Klemp, Ulrike, Dr. med., Chefärztin der Gefäß- und endovaskuläre Chirurgie, Phlebologie am Marienkankenhaus Soest

Klinger, Margareta, Prof. Dr. med., über 40 Jahre Leiterin der Poliklinik der Neurochirurgischen Klinik des Universitätsklinikums Erlangen. Sie habilitierte sich 1980 als erste Frau in Deutschland für das Fach Neurochirurgie. In ihrem Ruhestand übt sie seit 2011 das Ehrenamt der Patientenfürsprecherin am Erlanger Klinikum aus und ist seit 2012 Mitglied des Klinischen Ethikkomitees. Anfang 2020 wurde sie mit dem Bundesverdienstkreuz am Bande geehrt

Knestele, Michaela, Dr. med., Chirurgin, 1996–2016 Chefärztin am Wundzentrum der Klinik Marktoberdorf – Klinikum Kaufbeuren; ab 2016 Chefärztin am Wundzentrum in Kaufbeuren, Kliniken Ostallgäu-Kaufbeuren

Köhler, Martina, Dr. med., bis Ende 2019 Chefärztin der Chirurgischen Abteilung am Krankenhaus Achim

König, Alexandra, Privatdozentin Dr. med., Chefärztin der Klinik für Allgemein-, Viszeral-, Thorax- und Gefäßchirurgie, Klinikum Wilhelmshaven

König, Kathrin, Dr. med., seit 2020 Chefärztin der Neurotraumatologie im Allgemeinen Krankenhaus Celle

König, Sarah, Prof. Dr. med., MME, Chirurgin, seit 2016 W3-Professur an der Julius-Maximilians-Universität Würzburg, verbunden mit der Institutsleitung für Medizinische Lehre und Ausbildungsforschung am Universitätsklinikum, seit 2019 Studiendekanin Human- und Zahnmedizin der Medizinischen Fakultät

Kopp, Ina, Prof. Dr. med., seit 2009 Leiterin des AWMF-Instituts für Medizinisches Wissensmanagement, c/o Philipps-Universität Marburg

Kopp, Susanne, Dr. med., Chefärztin der Klinik für Plastische, Rekonstruktive und Ästhetische Chirurgie, Vivantes Klinikum im Friedrichshain, Berlin

Kostuj, Tanja, Dr. med., 2018–2019 Chefärztin für Orthopädie/Unfallchirurgie am Klinikum Lippe Standort Lemgo; seit Ende 2019 Chefärztin des Orthopädisch-traumatologischen Zentrums (OTZ) am St. Marien-Hospital Hamm

Kötting, Martina, Privatdozentin Dr. med., seit 2017 Chefärztin Allgemein- und Viszeralchirurgie, Paracelsus-Klinik Bad Ems

Kraft, Barbara, Dr. med., 2009–2014 Chefärztin der Klinik für Allgemein- und Viszeralchirurgie des Bethesda-Krankenhauses Stuttgart, seit 2014 Ärztliche Direktorin der Chirurgischen Klinik und Chefärztin für Allgemein- und Viszeralchirurgie des Diakonie-Klinikums Stuttgart

Krajinovic, Katica, Privatdozentin Dr. med., seit 2020 Chefärztin des Zentrum Allgemeinchirurgie am Klinikum Fürth

Krause, Monika, Dr. med., Chefärztin der Abteilung für Kinderchirurgie im Klinikum Mutterhaus der Borromäerinnen Trier

Kreitschmann-Andermahr, Ilonka, Prof. Dr. med., Oberärztin und Leiterin der Ambulanz, Klinik für Neurochirurgie und Wirbelsäulenchirurgie am Universitätsklinikum Essen

Kremser, Heike, Dr. med., seit 2018 Chefärztin der Klinik für Allgemein-Viszeral- und Minimal-Invasive Chirurgie an der Asklepios Stadtklinik Bad Tölz

Kühne, Vera, Dr. med., Chirurgin mit der Zusatzbezeichnung Notfallmedizin, ATLS, PHTLS und Diplom in Tropenmedizin, Schiffsärztin, Flugärztin, seit 2008 selbständig und seit 2017 in Privatpraxis in Bischberg (bei Bamberg)

Laun, Christiane, Dr. med., 2012–2017 Chefärztin der Allgemein-, Unfall-, Gefäß- und Viszeralchirurgie des St. Josefs-Krankenhaus in Potsdam, seit 2017 Chefärztin der Gefäß- und Allgemeinchirurgie am Vivantes Klinikum Am Urban, Berlin

Lawrenz, Karin, Dr. med., bis 2019 Chefärztin der Kinderchirurgie am Helios Klinikum Krefeld, jetzt leitende Oberärztin daselbst

Leins, Sabine, Dr. med., Chirurgin, seit 2008 Leitende Ärztin der Notaufnahme am Klinikum Kulmbach

Leriche, Clothilde, Dr. med., bis 2018 Leitende Ärztin der Sektion Kinderchirurgie an der Klinik für Allgemein- und Viszeralchirurgie, Universitätsklinikum Ulm

Leschber, Gunda, Dr. med., seit 2003 Chefärztin der Klinik für Thoraxchirurgie, Evangelische Lungenklinik Berlin. Ehemalige Präsidentin der Deutschen Gesellschaft für Thoraxchirurgie (2015–2017) und der European Society of Thoracic Surgeons (2010–2011)

Leszinski, Cornelia, Dr. med., seit 2013 Chefärztin der Klinik für Allgemein- und Viszeralchirurgie am Sankt Vincentius Krankenhaus Speyer, seit 2020 auch Ärztliche Direktorin des Hauses

Liebau, Jutta, Prof. Dr. med., 2002–2005 Leitende Ärztin der Abteilung für Plastische Chirurgie der Fachklinik Hornheide in Münster; seit 2006 Chefärztin der Klinik für Plastische Chirurgie am Florence Nightingale Krankenhaus Düsseldorf – 2013–2015 Präsidentin der DGPRÄC

Liepold, Katja, Dr. med., Chirurgin, seit 2014 Chefärztin der Klinik für Wirbelsäulentherapie. Thüringen-Kliniken Georgius Agricola Saalfeld

Lindemann, Gudrun, Dr. med., seit 2017 Chefärztin der Allgemein-, Unfall- und Viszeralchirurgie am Kantonsspital Obwalden in Sarnen, Schweiz

Lindenblatt, Nicole, Prof. Dr. med., seit 2018 stellvertretende Klinikdirektorin der Klinik für Plastische Chirurgie und Handchirurgie, Universitätsspital Zürich; dort seit 2014 Leitende Ärztin

Lohse, Kerstin, Dr. med., seit 2013 Chefärztin der Klinik für Kinderchirurgie am Klinikum Frankfurt (Oder)

Lorenz, Kerstin, Prof. Dr. med., Stellvertretende Klinikdirektorin und Leiterin Endokrine Chirurgie, Klinik für Viszerale, Gefäß- und Endokrine Chirurgie des Universitätsklinikums Halle/Saale

Ludwig, Corinna, Prof. Dr. med., Chefärztin der Klinik für Thoraxchirurgie, Florence Nightingale Krankenhaus Düsseldorf

Ludwikowski, Barbara, Privatdozentin Dr. med., seit 2009 Chefärztin der Kinderchirurgie und -urologie am Krankenhaus Auf der Bult, Hannover

Malms, Christiane, Dr. med., Chirurgin, seit 2003 leitende Abteilungsärztin des Zentrums für interdisziplinäre Endoskopie am AKH Viersen

Manger, Regina, Dr. med., 2003–2019 Chefärztin der Allgemein- und Viszeralchirurgie der Wertachkliniken Schwabmünchen

Meier, Petra, Dr. med., seit 2012 Chefärztin der Chirurgischen Klinik des St. Marien- und St. Annastiftskrankenhauses Ludwigshafen

Meister, Ute, Dr. med., seit 2009 Chefärztin der Abteilung für Gefäßchirurgie, Klinikum Neumarkt i. d. Oberpfalz

Meuli-Simmen, Claudia, Prof. Dr. med., 2002–2020 Chefärztin der Klinik für Plastische, Wiederherstellungs- und Handchirurgie am Kantonsspital Aarau

Meurer, Andrea, Prof. Dr. med., 2008–2009 Chefärztin der Vulpiusklinik Bad Rappenau, seit 2009 Ärztliche Direktorin und Geschäftsführerin der Orthopädischen Universitätsklinik Friedrichsheim; Ordinaria für Orthopädie der J.-W.-Goethe-Universität Frankfurt am Main

Mittag-Bonsch, Martina, Dr. med., langjährige Ärztliche Direktorin und Chefärztin der Chirurgie am Kreiskrankenhaus Crailsheim, seit 2019 Ruhestand

Mohasseb, Jihan, Dr. med., Chefärztin der Klinik für Mund-Kiefer-Gesichtschirurgie und Plastische Operationen, Evangelisches Krankenhaus Hattingen

Möhlen-Albrecht, Susanne, Dr. med., Chefärztin der Klinik für Handchirurgie, St. Josef-Krankenhaus Kupferdreh, Essen

Morgner, Cornelia, Dr. med., seit Juli 2020 Chefärztin der Allgemein- und Viszeralchirurgie der Helios-Klinik Blankenhain

Moser, Viola, Dr. med., Chefärztin der Abteilung für Plastische und Ästhetische Chirurgie, Schlossparkklinik Berlin

Möslein, Gabriela, Prof. Dr. med., 2005–2015 Chefärztin der Chirurgischen Klinik des Helios St. Josefs-Hospital Bochum-Linden; 2015–2019 Chefärztin des Zentrum für hereditäre Tumorerkrankungen am Helios Klinikum Wuppertal

Muff, Brigitte S., Dr. med., 2005–2015 Chefärztin der Chirurgischen Klinik am Spital Bülach, Schweiz. Erste schweizerische Chefärztin für Chirurgie

Muhl, Elke, Prof. Dr. med., Universitätsklinikum S-H in Lübeck. Als Chirurgin zuletzt Leiterin der chirurgischen Intensivstation am UKSH Lübeck. 2013–2014 Präsidentin der DIVI (Deutsche Interdisziplinäre Vereinigung für Intensivmedizin)

Müller, Andrea Raffaella, Prof. Dr. med., war im Jahr 2006 Chefärztin der Abteilung Allgemein- und Visceralchirurgie an der Ilmtalklinik Pfaffenhofen und ging 2007 nach Neuseeland, wo sie heute als Consulting Surgeon an einer Klinik tätig ist

Müller, Anna, Dr. med., 2003/2004 leitende Ärztin/Teamleiterin auf der deutschen Forschungsstation Neumayer II in der Antarktis; 2005 Chefärztin der Chirurgie am Krankenhaus Forst, anschließend Oberärztin der Unfallchirurgie im Heidekreisklinikum Soltau; 2008–2012 Masterstudiengang Public Health, Verantwortliche für die Bordhospitäler der AIDA-Flotte Rostock; 2012–2013 chirurgische Oberärztin und Leiterin der Unfall- und Wiederherstellungschirurgie Templin; 2013–2018 chirurgische Oberärztin in

Hudiksvall, Schweden; seit 2019 Amtsärztin des Landkreises Havelland in Rathenow

Müller, Maike, Dr. med., seit 2018 Chefärztin, Klinik für Schulterchirurgie, Vivantes Humboldt-Klinikum und Vivantes Klinikum Spandau, Berlin

Nissen-Schmidt, Sabine, Dipl.-Med., seit 2004 Leiterin der Handchirurgischen Abteilung zunächst als Oberärztin, später als Leitende Ärztin mit Ausbildungsermächtigung, Kliniken des Muldentalkreises, Krankenhaus Wurzen

Nolting, Irina, Dr. med., seit 2017 Chefärztin der Klinik für Handchirurgie, Vivantes Klinikum Spandau, Berlin

Nüssler, Natascha, Prof. Dr. med., seit 2007 Chefärztin der Klinik für Allgemein-, Viszeral- und endokrine Chirurgie; Klinikum Neuperlach, Klinik München. 2012–2013 Vorsitzende des Konvents der Leitenden Krankenhauschirurgen (KLK); seit 2019 DGAV-Vizepräsidentin, wird 2021 Präsidentin der DGAV

Özcelik, Arzu, Prof. Dr. med., seit 2018 Leiterin Leberlebendspende-Programm an der Klinik für Allgemein-, Viszeral- und Transplantationschirurgie des Universitätsklinikums Essen. Zuvor war sie 2013–2017 stellvertretende Leiterin der Klinik für Gallenwegs- und Transplantationschirurgie im Florence Nightingale Krankenhaus, Universität Istanbul, Türkei

Olinger, Angela, Privatdozentin Dr. med., 2001–2009 Chefärztin für Unfallchirurgie am Klinikum Salzgitter und 2010–2016 am MediClin Krankenhaus Plau am See. Sie hat sich als erste Frau in der BRD für Unfallchirurgie habilitiert

Ossig, Ulrike, Dr. med., seit 2006 Chefärztin der Gefäßchirurgie am Caritas Klinikum Saarbrücken. 2017–2019 auch in gleicher Funktion am Knappschaftskrankenhaus Saar in Püttlingen tätig

Ott, Katja, Prof. Dr. med., Leiterin Oberbauchchirurgie am RoMed Klinikum Rosenheim

Pabst, Martina, Dr. med., seit 2018 Leitende Ärztin Chirurgie, Visceralchirurgie, Solothurner Spitäler AG, Standort Kantonsspital Olten

Paul-Promchan, Katharina, Dr. med., seit 2019 Chefärztin für Allgemeinchirurgie, Krankenhaus Bethel Berlin

Petsch, Gabriele, Dr. med., 2007–2015 Chefärztin für Allgemeinchirurgie an der Helios St. Elisabeth-Klinik Hünfeld

Pfister, Karin, Prof. Dr. med., seit 2017 Leiterin der Abteilung für Gefäßchirurgie, Universitätsklinikum Regensburg

Pietilä, Terttu A., Prof. Dr. med., 2004–2008 Chefärztin/Klinikdirektorin der Neurochirurgie am Klinikum Ingolstadt; 2009–2015 Chefärztin der Neurochirurgie am Krankenhaus Bethel Bielefeld, seit 2016 an der Meoclinic Berlin tätig

Pinnow, Evelin, Dr. med., Chefärztin Chirurgie am Standort Hagenow, Westmecklenburg Klinikum Helene von Bülow

Plesnar, Claudia, Chefärztin Viszeralchirurgie, Kliniken im Naturpark Altmühltal, Eichstätt und Kösching

Pohl, Gertrud, Prof. Dr. med., bis etwa 1993 Leiterin der Abteilung für Plastische und Wiederherstellende Chirurgie, Med. Akademie (heute Universitätsklinikum) Magdeburg

Povoden, Sabine, Dr. med., seit 2014 Chefärztin der Klinik für Orthopädie und Unfallchirurgie, Helios Klinikum Gifhorn

Presser, Sabine Jeanette, Dr. med., zunächst 2015 kurze Zeit Chefärztin der Chirurgie an der Klinik Neustadt a. d. Aisch; seit 2018 Chefärztin der Chirurgischen Klinik am SRH Zentralklinikum Suhl

Radtke, Christine, Prof. Dr. med., seit 2016 Ordinaria und Leiterin der Klinischen Abteilung für Plastische und Rekonstruktive Chirurgie, Universitätsklinik für Chirurgie Wien. Seit 2015 Präsidentin des European Plastic Surgery Research Councils

Rau, Beate, Prof. Dr. med., seit 2016 Leiterin des Referenzzentrums für die chirurgische Behandlung von bösartigen Erkrankungen des Peritoneums, Chirurgische Klinik Charité – Campus Mitte/Campus Virchow-Klinikum, Charité – Universitätsmedizin Berlin

Rau, Bettina, Prof. Dr. med., seit 2017 Chefärztin für Allgemein- und Viszeralchirurgie, Klinikum Neumarkt Oberpfalz

Rayes, Nada, Prof. Dr. med., Endokrine Chirurgie, Klinik und Poliklinik für Viszeral-, Transplantations-, Thorax- und Gefäßchirurgie, Universitätsklinikum Leipzig

Regel, Anja, 2017–2019 Chefärztin der Klinik für Allgemein- und Viszeralchirurgie am St.-Georg-Klinikum Eisenach, seit April 2020 Chefärztin der Abteilung für Allgemein- und Visceralchirurgie und Proktologie am Hufeland-Klinikum Bad Langensalza

Remmel, Eugenia, Dr. med., 2012–2019 Chefärztin der Abteilung für Plastische, Rekonstruktive, Ästhetische und Handchirurgie, St. Joseph-Hospital Bremerhaven (Ameos Klinikum Mitte), seit 2020 Chefärztin einer Privatklinik in Bonn

Richardt, Doreen, Privatdozentin Dr. med., war bis 2019 Geschäftsführende Oberärztin an der Klinik für Herz- und thorakale Gefäßchirurgie, UKS-H, Standort Lübeck. Beisitzerin im Vorstand der Ärztekammer Schleswig-Holstein

Riebe, Karin, Privatdozentin Dr. med., Chefärztin am Deutschen KinderUrologieZentrum Berlin, Kinderchirurgie, DRK Kliniken Berlin Westend

Rogers, Susanne, Dr. med., seit 2018–2020 Leiterin der Abteilung für Allgemein- und Viszeralchirurgie am Krankenhaus Penzberg – 10/2020 Beförderung zur Chefärztin

Roll, Maria F., Dr. med., Leiterin Kinderchirurgie, St. Marien- und St. Annastiftskrankenhaus Ludwigshafen

Roth, Helga Gudrun, Prof. Dr. med., Heidelberg, war die erste Professorin für Kinderchirurgie in Deutschland. Für ihre Habilitationsschrift wurde sie 1990 als erste Frau mit dem Richard-Drachter-Preis der Deutschen Gesellschaft für Kinderchirurgie geehrt

Roth, Irene, Dr. med., seit Anfang 2019 Chefärztin Allgemein- und Viszeralchirurgie, Malteser Krankenhaus St. Josefshospital Krefeld-Uerdingen

Rothe, Karin, Prof. Dr. med., 2008–2009 Leiterin des Funktionsbereichs Kinderchirurgie in der Klinik für Allgemein-, Viszeral- und Kinderchirurgie am Universitätsklinikum Düsseldorf, seit Herbst 2009 Direktorin der Klinik und Poliklinik für Kinderchirurgie, Campus Virchow-Klinikum, Charité – Universitätsmedizin Berlin

Röttgermann, Susanne, Dr. med., 2016–2019 Chefärztin und Direktorin der Klinik für Allgemein-, Unfall-, Viszeral- und Plastische Chirurgie im Evangelischen Krankenhaus Lippstadt; seit Anfang 2020 Oberärztin in der Allgemein-, Viszeral- und Gefäßchirurgie am Josephs-Hospital Warendorf

Rudisch, Susanne, Dr. med., seit 2012 Chefärztin der Abteilung Allgemein- und Viszeralchirurgie, Krankenhäuser Nürnberger Land, Standort Lauf

Rudroff, Claudia, Privatdozentin Dr. med., zunächst Chefärztin in Düren, ab 2012 der Allgemein- und Viszeralchirurgie am Evangelischen Klinikum Köln-Weyertal

Rüstemyan, Hripsime Hera, Dr. med., Chefärztin der Chirurgie an der Ubbo-Emmius-Klinik, Klinik Norden

Ryang, Yu-Mi, Privatdozentin Dr. med., seit 2019 Chefärztin der Neurochirurgischen Klinik, Helios Klinikum Berlin-Buch

Saft, Daniela, Chirurgin, ehem. Leitende Ärztin der Zentralen Notaufnahme am Klinikum Lippe in Lemgo. Jetzt als Allgemeinärztin tätig

Schackert, Gabriele, Prof. Dr. med., seit 1993 Direktorin der Klinik und Poliklinik für Neurochirurgie der Medizinischen Fakultät „Carl Gustav Carus“ der Technischen Universität Dresden, 2015/2016 erste Präsidentin der Deutschen Gesellschaft für Chirurgie. Seit 2020 erste Senatorin der DGCH

Schaffrath-Zimmer, Kerstin, Dr. med., seit 2018 Chefärztin/Sektionsleiterin Endokrine Chirurgie am St. Elisabeth Krankenhaus Lahnstein

Schaible, Anja, Privatdozentin Dr. med., Chirurgin, Oberärztin und Leiterin der Endoskopie der Chirurgischen Klinik und Leiterin des Interdisziplinären Endoskopiezentrums (IEZ), Universitätsklinikum Heidelberg

Schaltenbrand, Maren, Dr. med., Fachärztin für Orthopädie und Unfallchirurgie, Chefärztin Orthopädie und Rheumatologie, Vialife Schwertbad Aachen

Schättin, Hildrun, Dr. med., Chefärztin der Allgemein- und Viszeralchirurgie an den Haßberg-Kliniken in Haßfurt

Schaub, Patricia, Dr. med., Chefärztin der Klinik für Gefäßchirurgie, St. Vincenz-Krankenhaus Limburg

Schaumann, Ute, 2016–2019 Chefärztin der Chirurgie an den Hochtaunus-Kliniken Bad Homburg, Standort Usingen

Scheffer, Petra, Dr. med., Leitende Ärztin für Plastische und Handchirurgie, Sportklinik Hellersen, Lüdenscheid

Schick, Uta, Prof. Dr. med., seit 2011 Chefärztin der Klinik für Neurochirurgie am Clemenshospital Münster

Schilling, Astrid, Dr. med., 2014–2015 Chefärztin der Klinik für Allgemein-, Viszeral- und Minimalinvasive Chirurgie am Krankenhaus Mittweida; 2015–2017 Leiterin der Stabsstelle Perioperatives Management im Perioperativen Zentrum (POZ) der Universitätsmedizin Rostock; 2017–2020 leitende Oberärztin Allgemein- und Viszeralchirurgie am Rhön-Klinikum Neustadt/Saale

Schlosser, Katja, Prof. Dr. med., seit 2016 zunächst Co-Chefärztin für Endokrine- und Gefäßchirurgie an der Klinik für Allgemein-, Viszeral-, Endokrine und Gefäßchirurgie, ab 2019 Gesamtleitung der Klinik im Agaplesion Evangelisches Krankenhaus Mittelhessen in Gießen

Schmidtke, Claudia, Prof. Dr. med., Herzchirurgin und Politikerin (seit 2017 MdB). Seit 2014 leitende Oberärztin und Stellvertreterin des Chefarztes am Herzzentrum Bad Segeberg. Seit 2019 Patientenbeauftragte der Bundesregierung

Schmitt, Sabine, Dr. med., Chefärztin der Klinik für Orthopädie und Unfallchirurgie, Krankenhaus Martha Maria Halle

Schmitt-Opitz, Isabelle, Prof. Dr. med., seit 2020 Direktorin der Klinik für Thoraxchirurgie am Universitätsspital Zürich, Schweiz

Schnider, Annelies, Dr. med., seit 2003 Leitende Ärztin Schwerpunkt Viszeralchirurgie an der Chirurgischen Klinik des Stadtspitals Triemli, Zürich, Schweiz

Schoch, Beate, Privatdozentin Dr. med., seit 2010 Chefärztin der Klinik für Neurochirurgie, Gemeinschaftsklinikum Mittelrhein, Evangelisches Stift Koblenz

Schrader, Marianne, Prof. Dr. med., lange Jahre leitende OÄ für Plastische Chirurgie am Universitätsklinikum SH in Lübeck, Ehrenmitglied und Leiterin des Mentorinnennetzwerkes des Deutschen Ärztinnenbundes

Schröder, Kerstin, Dr. med., seit 2019 Chefärztin der Klinik für Fuß- und Sprunggelenkchirurgie an der Klinik Maingau vom Roten Kreuz der Frankfurter Rotkreuz-Kliniken

Schüwer, Ursula, Dr. med., Neurochirurgin, bis 2015 Chefärztin der Helios Schloss Klinik Pulsnitz

Schulze, Maren, Prof. Dr. med., seit Juli 2020 Chefärztin der Klinik für Allgemein- und Viszeralchirurgie im St. Marien-Hospital Mülheim an der Ruhr

Schwarz, Katharina, seit 2018 Chefärztin Endokrine Chirurgie, Lukaskrankenhaus Neuss

Seidenstücker, Katrin, Dr. med., Leitende Ärztin, Klinik für Plastische Chirurgie II der Sana Kliniken Düsseldorf, Krankenhaus Benrath, Düsseldorf

Seifert, Julia, Prof. Dr. med., leitende Oberärztin der Klinik für Unfallchirurgie und Orthopädie des Unfallkrankenhauses Berlin (UKB); Beauftragte für Hygiene und Weiterbildungsordnung beim BDC. Von 2012 bis 2019 war Seifert Vizepräsidentin des BDC. Seit 2020 erste Vorsitzende des AK Krankenhaus- und Praxishygiene der AWMF

Seyfert, Christine, Dr. med., 1995–2008 Chefärztin der Orthopädischen Klinik der KMG Kliniken Kyritz, 2008–2015 Chefärztin der Klinik für Orthopädie, Unfall- und Wiederherstellungschirurgie, Zeisigwaldkliniken Bethanien Chemnitz, seit 2016 Aufbau und Leitung einer Rheumachirurgie/-orthopädie in den Kliniken Erlabrunn

Siegers, Ulrike, Dr. med., seit 2010 Chefärztin Viszeral- und Allgemeinchirurgie, Allgemeines Krankenhaus Viersen

Siemann, Katrin, Dr. med., Chefärztin Fußchirurgie an der Helios Klinik Lengerich

Smolle-Jüttner, Freyja-Maria, Prof. Dr. med., seit 2003 Leiterin der Thorax-Chirurgie an der Medizin-Universität Graz, Klinische Abteilung für Thorax- und hyperbare Chirurgie. Seit 2020 Präsidentin der Ludwig Boltzmann-Gesellschaft

Soetje, Ulrike, Dr. med., seit 2015 leitende Ärztin der Abteilung Koloproktologie am St. Josefs-Hospital Wiesbaden

Sommerfeld, Annette, Dr. med., 2017–2019 Chefärztin der Abteilung für Gefäß- und endovaskuläre Chirurgie am Krankenhaus Buchholz, Januar bis Mai 2020 Chefärztin der Gefäßchirurgie am Kath. Marienkrankenhaus Hamburg, seit Juni 2020 Chefärztin der Gefäßchirurgie am St. Adolf-Stift in Reinbek

Staade, Katja, Dr. med., Chefärztin am Dominikus KH in Düsseldorf (2013–2017), dann am Helios Klinikum Niederberg in Velbert

Stark, Birgit, Prof. Dr. med., seit 2006 Dozentin am Institut und Department Plastische und rekonstruktive Chirurgie, Karolinska Universitätskrankenhaus Stockholm, Schweden. (MMK Forschung Molekulare Medizin und Chirurgie)

Staude, Christiane, Dr. med., seit 2018 Chefärztin der Kinderchirurgie in der Klinik für Allgemein-, Viszeral- und Kinderchirurgie am Universitätsklinikum Düsseldorf

Stein, Hendrike, Chirurgin, Chefärztin Zentrale Notaufnahme/Rettungsstelle und Interdisziplinäre Kurzaufnahmestation im Vivantes Klinikum Neukölln, Berlin

Steinbrink, Annika, Dr. med., seit 2015 Chefärztin der Kinderchirurgie, Helios Mariahilf Klinik Hamburg-Harburg

Stephan, Valérie, Dr. med., Chefärztin der Plastischen Chirurgie Viersen-Süchteln bis Ende 2019, seit 2020 als Gutachterin tätig

Stiebitz, Judith, Dr. med., Chefärztin zunächst im Johanniter-Krankenhaus Dohna-Heidenau und 2003–2020 Chefärztin der Allgemein- und Viszeralchirurgie am Helios Klinikum Pirna

Strick-Luttermann, Dorothee, Sektionsleiterin Abteilung für Plastische, Rekonstruktive und Ästhetische Chirurgie, Hand- und Mikrochirurgie, Adipositas-Zentrum, Caritas-Krankenhaus Lebach

Stroh, Christine, Prof. Dr. med., seit 2018 Chefärztin der Klinik für Adipositas und Metabolische Chirurgie am SRH Wald-Klinikum Gera

Stukenborg-Colsman, Christina, Prof. Dr. med., Chefärztin des Department Fuß- und Sprunggelenkschirurgie am Diakovere Annastift Hannover

Stüwe, Ursula, Dr. med., 1979–2010 als Chirurgin an den HSK Wiesbaden, 2003–2004 kommissarische Vizepräsidentin und 2004–2008 erste Präsidentin der Landesärztekammer Hessen. 2020 mit der Paracelsus-Medaille der BÄK ausgezeichnet

Sümmermann, Elisabeth, Dr. med., 2001–2010 Chefärztin in der Allgemeinen Chirurgie am St.-Walburga-Krankenhaus Meschede

Tanzer, Regina, Dr. med., Chirurgin, Chefärztin der Zentralen Notaufnahmestelle, Dietrich-Bonhoeffer-Klinikum Neubrandenburg

Tempka, Almut, Prof. h.c. Dr. med., Sektionsleiterin Rehabilitation und physikalische Therapie, Centrum für Muskuloskeletale Chirurgie, Charité Universitätsmedizin, Campus Virchow-Klinikum, Berlin

Tonus, Carolin, Prof. Dr. med., 2006–2010 Chefärztin für Chirurgie am Herz-Jesu-Krankenhaus Fulda; 2011–2016 Chefärztin der Chirurgie an der Asklepios Klinik Nord Hamburg; seit 2016 Chefärztin der Abteilung für Allgemein- und Viszeralchirurgie an der Asklepios Klinik St. Georg Hamburg

Trappe, Anna-Elisabeth, Prof. Dr. med., 1979–1995 kommiss. Leiterin der Neurochirurgischen Abteilung, Chirurgische Klinik, Klinikum rechts der Isar der TU München (TUM); 1995–2006 Ordinaria für Neurochirurgie TUM; 2006–2012 Chefärztin, Abteilung für Wirbelsäulenchirurgie und Neurotraumatologie, Klinikum Freising; seit 2012 dort Konsiliarärztin

Tremmel-Lehnert, Christina, Dr. med., 2008–2016 Chefärztin der Klinik für Gefäßchirurgie, Klinikum Pforzheim; seit 2016 Praxis in Pforzheim

Tröbs, Ute, Dr. med., Chefärztin der Abteilung Allgemein- und Viszeralchirurgie am Kreiskrankenhaus Delitzsch

Trojer, Mascha, Dr. med. univ., seit 2015 Chefärztin/Ärztliche Direktorin der Chirurgischen Klinik/Abt. Unfallchirurgie in Mühlacker

Trompler, Iris, Dr. med., 2007 ärztliche Leitung der Klinik für Orthopädie und Unfallchirurgie der Kreiskliniken Biberach, 2007–2011 Leiterin Unfallchirurgie und Orthopädie am Schwabacher Stadtkrankenhaus, 2012–2013 Chefärztin Unfallchirurgie Orthopädie am Krankenhaus Künzelsau

Trube-Kallen, Christiane, Dr. med., seit 2011 Leiterin der Klinik für Gefäßchirurgie, Kath. Krankenhaus Hagen, St.-Josefs-Hospital

Tsaknaki, Evagelia, seit 2012 Leitende Ärztin der Plastischen, Ästhetischen und Handchirurgie, Städtisches Klinikum Braunschweig

Tuong Van Nguyen, Vanilla, Dr. med., Leitende Ärztin der Abteilung für Handchirurgie, Plastische und Ästhetische Chirurgie, Asklepios Orthopädische Fachklinik Lindenlohe, Schwandorf

van Lengerich, Ulrike, Dr. med., 2009–2020 Chefärztin der Klinik für Gefäßchirurgie im Klinikum Osnabrück

Veit, Stefanie, Dr. med., seit 2016 Chefärztin der Klinik für Thoraxchirurgie am Krankenhaus Nordwest in Frankfurt/Main

Verheggen, Raphaela, Prof. Dr. med., Chefärztin der Klinik für Neurochirurgie am Agaplesion Ev. Bathildis-Krankenhaus Bad Pyrmont

Vogel, Ilka, Prof. Dr. med., seit 2004 Chefärztin der Allgemeinchirurgie am Städtischen Krankenhaus Kiel

Vögelin, Esther, Prof. Dr. med., Co-Klinikdirektorin Handchirurgie; 2002–2006 Stellvertretende Chefärztin Handchirurgie; seit 2007 Chefärztin und Co-Direktorin, Hand- und Plastische Chirurgie, Universitätsklinik für Plastische- und Handchirurgie am Inselspital Bern, Schweiz

Vollerthun, Maria, Dr. med., zunächst chirurgische Co-Chefärztin in Damme/Münsterland, jetzt chirurgische Chefärztin in Cuxhaven

Vollmar, Brigitte, Prof. Dr. med., seit 2002 Direktorin des Rudolf-Zenker-Institut für Experimentelle Chirurgie, Universitätsmedizin Rostock, Mitglied der Leopoldina

Vossen, Sandra, Dr. med., seit 2017 Leiterin des Departement Handchirurgie, Fachklinik 360 Grad, Ratingen
Wagler, Elke, Dr. med., ab 2005 chirurgische Chefärztin an der Pleißentalklinik Werdau, 2009–2011 am Krankenhaus Martha-Maria in Halle/Dölau, 2011–2013 Chefärztin der Abteilung Onkochirurgie am St. Elisabeth-Krankenhaus in Bad Kissingen, 2013–2020 erneut Chefärztin Chirurgie an der Pleißentalklinik in Werdau. Ab 2021 Chefärztin an den Muldentalkliniken in Grimma. Seit 2018 Vizepräsidentin des Verbandes der Leitenden Krankenhausärzte Deutschlands (VLK)
Wahler, Theodora, Privatdozentin Dr. med., seit 2019 Chefärztin die Klinik für Hand-, Plastische und Ästhetische Chirurgie der Medius Klinik Nürtingen
Waldecker, Ute, Privatdozentin Dr. med. Dr. univ. Budapest, seit 2011 Chefärztin Fußchirurgie und Chirurgie des diabetischen Fußes am St. Nikolaus-Stiftshospital Andernach
Weber, Theresia, Prof. Dr. med., seit 2014 Chefärztin für Endokrine Chirurgie am Katholischen Klinikum Mainz
Wehe, Katalin, seit 2012 Chefärztin für Fußchirurgie am St. Josefs-Hospital Rheingau, Rüdesheim; Vorstandsmitglied der Gesellschaft für Fußchirurgie
Wehrmann, Ursula, Dr. med., seit 1994 Bereichsleiterin der Abteilung Chirurgische Endoskopie, Klinik und Poliklinik für Viszeral-, Thorax- und Gefäßchirurgie am Universitätsklinikum Carl Gustav Carus der TU Dresden. 2001–2007 Vertreterin der Chirurginnen im Präsidium des BDC
Weick-Mayer, Evelyn, Dr. med., Chefärztin der Allgemein-, Viszeral- und Gefäßchirurgie der ANregiomed Klinik Dinkelsbühl
Weigel, Frauke, seit 2019 Chefärztin der Capio Mosel-Eifel-Klinik, Fachklinik für Venenerkrankungen und Rezidiv-Operationen, Bad Bertrich
Weigert, Nadja, Dr. med., stellvertretende Chefärztin an der Klinik für Allgemein-, Viszeral- und Gefäßchirurgie am Bergmannstrost BG Klinikum Halle/Saale
Weinberg, Annelie-Martina, Prof. Dr. med., Leiterin der Musculo-Skelettalen Forschungseinheit für Biomaterialien an der Universitätsklinik für Orthopädie und Traumatologie in Graz, Österreich; zuvor Chefärztin der Chirurgischen Klinik III – Unfallchirurgie, Orthopädie, Wirbelsäulenchirurgie am Mathias-Hospital Rheine
Weiner, Sylvia, Dr. med., seit 2019 Chefärztin der Klinik für Bariatrische und Metabolische Chirurgie am Krankenhaus Nordwest Frankfurt/Main
Weis-Müller, Barbara, Prof. Dr. med., Chefärztin der Klinik für Gefäßchirurgie und Angiologie, Kliniken Maria Hilf Mönchengladbach

Weiße-Lögering, Mechthild, Dr. med., bis 2017 Chefärztin der Plastischen Chirurgie, zunächst am Krankenhaus Heidenau, später am Krankenhaus Pirna

Welcker, Katrin, Dr. med., seit 2015 Chefärztin der Klinik für Thoraxchirurgie, Kliniken Maria Hilf Mönchengladbach

Weltzien, Alexandra, Dr. med., seit 2010 Chefärztin der Klinik für Kinderchirurgie am Klinikum Frankfurt Höchst

Weyerbrock, Astrid, Prof. Dr. med., 2016–2020 Chefärztin der Klinik für Neurochirurgie am Kantonsspital St. Gallen, Schweiz

Wicke, Corinna, Privatdozentin Dr. med., 2011–2016 Oberärztin und ständige Chefarztvertreterin im Referenzzentrum für Schilddrüsen- und Nebenschilddrüsenchirurgie, Klinikum Starnberg. Seit 2018 Leitende Ärztin Schilddrüsenzentrum, LUKS Luzern, Schweiz

Wiedner, Maria, Dr. med. univ., 2016–2019 Chefärztin im Zentrum für Plastische, Ästhetische und Rekonstruktive Chirurgie im Malteser Krankenhaus Bonn, 2019 Leiterin der Sektion Rekonstruktive Mikrochirurgie am Dreifaltigkeitskrankenhaus Wesseling

Wieskötter, Britta, Dr. med., Chefärztin der Abteilung Handchirurgie, Klinik für Chirurgie – Muskuloskelettaler Bereich, UKM Marienhospital Steinfurt

Wildhaber, Barbara, Prof. Dr. med., 2010–2014 Chefärztin der Kinderchirurgie am Universitätsspital Genf; seit 2014 Leiterin des Zentrums für Kinderchirurgie der Universitätsspitäler Genf und Lausanne, Schweiz

Winkelmann, Elisabeth, Dr. med., seit 2000 Chefärztin der Klinik für Chirurgie am Gertrudis-Hospital Herten-Westerholt

Winter, Beate, Dr. med., Chirurgin, Chefärztin Orthopädie, Klinik „Malchower See“, Malchow

Witte, Biruta, Privatdozentin Dr. med., seit 2015 Sektionsleiterin Thoraxchirurgie, Zentrum für Chirurgie der Justus Liebig-Universität Gießen

Witte, Maria, Privatdozentin Dr. med., Leitende Oberärztin und Koordinatorin des Darmkrebszentrums, Abteilung für Allgemein-, Viszeral-, Gefäß- und Transplantationschirurgie, Chirurgische Klinik und Poliklinik, Universitätsmedizin Rostock

Wurst, Christine, Dr. med., Sektionsleiterin Allgemein- und Viszeralchirurgie, Klinik für Allgemein-, Viszeral- und Gefäßchirurgie am Klinikum Crailsheim

Zanon, Elisabeth, Dr. med., plastische Chirurgin und ehemalige österreichische Politikerin (stellvertr. Obfrau ÖVP und Tiroler Volkspartei, Landesleiterin der Tiroler Frauenbewegung, ab 2006 erste Landeshauptmann-Stellvertreterin von Tirol, u.a. für Gesundheit, Familie, Frauen, zuständig. 2008 Rückzug aus der Politik, erneute Tätigkeit als Chirurgin, niedergelassen in Innsbruck und Wien. Vorstandsmitglied der ÖGPÄRC. Seit 2012 Vorsitzende Tiroler Hospiz-Gemeinschaft. Aktuell (bis 2023) Vorsitzende des Universitätsrates der Medizinischen Universität Innsbruck. Zeitweise als Bundesministerin für Gesundheit, Familie und Jugend gehandelt.

Zaspel, Nancy, Dr. med., Neurochirurgin, seit Ende 2019 Chefärztin des Departments für Wirbelsäulenchirurgie im Kreiskrankenhaus Greiz

Zdichavsky, Marty, Prof. Dr. med., seit 2017 Leitende Ärztin der Abteilung für Allgemein-, Viszeral-, Thorax-, Unfallchirurgie und chirurgische Orthopädie an der Filderklinik, Filderstadt

Zeh, Angelika, Dr. med., Chefärztin der Chirurgischen Abteilung zunächst in Attendorn, ab 2012 in Plettenberg. 2019 Ruhestand

Zimmermann, Felicitas, Dr. med., 2009–2020 Chefärztin der Klinik für Gefäßchirurgie, vaskuläre und endovaskuläre Chirurgie, Phlebologie im Krankenhaus Dresden-Friedrichstadt

Zink, Barbara, Dozentin Dr. med., 2019–2021 Präsidentin der Österreichischen Gesellschaft für Plastische, Ästhetische und Rekonstruktive Chirurgie ÖGPÄRC; seit 2006 niedergelassen in Klagenfurt, Konsiliarfachärztin der Krankenhäuser Elisabethinen Klagenfurt und Barmherzige Brüder St. Veit; 2001 Ernennung zur a.o. Professorin mit Lehrbefugnis für das Fach Chirurgie

Literatur

1. Anderson LG (1939) Elizabeth Garrett Anderson. 1836–1917. Faber and Faber, London
2. Anthuber M (2018) „Damenrede". Chirurgenkongress 2018. Passion Chirurgie 6/2018
3. Artemis Wegweiser zur Antike. Die Bibliothek der Alten Welt. Artemis, Zürich 1983, S 3/4
4. Bauer H, Kraas E, Steinau H-U; Hrsg (2019) Deutsche Gesellschaft für Chirurgie 1933–1945. Die Verfolgten. Kaden, Heidelberg
5. Bauer H; Hrsg (2003) Deutsche Gesellschaft für Chirurgie. Mitgliederverzeichnis. Redaktion: U Nitzsche. Thieme, Stuttgart
6. Berndt H (2004) Zum Geleit. In: Baumgarten R: Not macht erfinderisch. Drei Jahrzehnte Chefärztin in Ost und West. MDV, Halle/Saale
7. Bickel MH (2017) Die ersten Ärztinnen in Europa und Amerika und der frühe Feminismus (1850–1900). Lang, Bern
8. Bleker S (1996) Das Ende des männlichen Berufsmonopols in Deutschland. Die ersten „legitimen weiblichen Ärzte" werden approbiert. In: Schott H (Hrsg) Meilensteine der Medizin. Harenberg, Dortmund, S 396–402
9. Bleker S, Schleiermacher S (2000) Ärztinnen aus dem Kaiserreich. 1. Aufl. Beltz, Weinheim – *Das Werk bildet die Grundlage für die Datenbank mit über 1500 Biographien:* https://geschichte.charite.de/aeik/liste.php → *über die Recherchefunktion im Internet frei recherchierbar:* https://geschichte.charite.de/aeik/filter.php
10. Boch R, Karlsch R (2011) Uranbergbau im Kalten Krieg: Die Wismut im sowjetischen Atomkomplex, Bd 1. Links Verlag, Berlin, S 543
11. Borgwardt G (1997) Achtzigster Geburtstag von Ilse Krause, der ersten Kinderchirurgin Deutschlands und Gründerin der Kinderchirurgischen Klinik Berlin-Buch. Pädiatr Grenzgeb 36: 91–93
12. Bremer F (1856) Herta. Novelle. Bonniers, Stockholm
13. Brinkschulte E (1993) Weibliche Ärzte. Die Durchsetzung des Berufsbildes in Deutschland. Edition Hentrich, Berlin, S 10–11
14. Brohl I (1943) Dr. med. Katharina Freytag. Ärztin 19: 16
15. Buck-Gramcko D (2010) Leni Büchter – 12. Februar 1916–3. Juni 2010. Handchir Mikrochir Plast Chir 42: 325
16. Buck-Gramcko D; Hrsg (2007) Ein Leben für die Handchirurgie. 100 Lebensbilder. Steinkopff, Darmstadt, S 39–41
17. Cauer M (1909) Dr. med. Agnes Hacker. In: Die Frauenbewegung 15, H 18, S 193–140
18. Dally A (1991) Women under the knife – a history of surgery. 1. Aufl; Hutchinson Radius, London
19. Deutsche Gesellschaft für Neurochirurgie; Hrsg (2001) Neurochirurgie in Deutschland: Geschichte und Gegenwart. 50 Jahre Deutsche Gesellschaft für Neurochirurgie. Blackwell, Berlin, S 487
20. DGCH (1969) Chirurgenverzeichnis. Hrsg: H Bürkle de la Camp. Springer, Berlin, S 566 [Vorauflage: Hrsg A Hübner, Springer, Berlin 1958]

21. DGCH (1980) Chirurgenverzeichnis. Biographie und Bibliographie. Hrsg: H Junghanns; Springer, Berlin, S 546
22. DGCH (1990) Chirurgenverzeichnis. Biographie und Bibliographie. Hrsg: E Ungeheuer, Springer, Berlin, S 131
23. Diemer S (1994) Patriarchalismus in der DDR. Strukturelle, kulturelle und subjektive Dimensionen der Geschlechterpolarisierung. Leske + Budrich, Opladen, S 267–268
24. Dunn N, Sutcliffe J (1993) Geschichte der Medizin. Von der Antike bis zum Jahr 2020. vgs, Köln
25. Eckart WU, Gradmann C (1995) Ärztelexikon. Von der Antike bis zum 20. Jahrhundert. Beck, München
26. Elkin R (1993) Das Jüdische Krankenhaus in Berlin zwischen 1938 und 1945. Edition Hentrich, Berlin
27. Engelhardt D v, Hartmann F; Hrsg (1991) Klassiker der Medizin. 2 Bde. Beck, München
28. Engelhardt D v; Hrsg (2002) Biographische Enzyklopädie deutschsprachiger Mediziner. 2 Bde. Saur, München
29. Engelhardt D v; Hrsg (2002) Biographische Enzyklopädie deutschsprachiger Mediziner, Bd 1. Saur, München
30. Fabian S (2019) Luise Ebmeier. In: Frauen in Sachsen-Anhalt 2. Ein biographisch-bibliographisches Lexikon vom 19. Jahrhundert bis 1945. Hrsg: E Labourie. Böhlau, Köln, S 141 ff
31. Fölsing U (1990) Nobel-Frauen. Naturwissenschaftlerinnen im Porträt. Beck, München
32. Fontaine K (2003) Nationalsozialistische Aktivistinnen (1933–1945). Hausfrauen, Mütter, Berufstätige, Akademikerinnen. Königshausen & Neumann, Würzburg, S 71 ff
33. Fuchs J (2017) Damenrede. Passion Chirurgie 5/2017: 85–86
34. Füglistaler I, Stoll L (2015) Chirurgin und Mutter – das geht! CHAZ 16: 224–226
35. Gdanietz K (2018) Meine Oberärztin wurde 85 – Frau Dr. med. Grete Reuter zum 23.1.2018. Eur J Pediatr Surg 28: 8–9
36. Gerste RD (2007) Chirurgie und Feminismus: Lousia Garrett Anderson, Flora Murray und das Woman's Hospital Corps. CHAZ 8: 137–140
37. Gerste RD (2010) Fabricius von Hilden – Zum 450. Geburtstag des größten deutschen Chirurgen seine Epoche. CHAZ 11: 367–373
38. Gerste RD (2017) Elisabeth Winterhalter – Deutschlands erste Chirurgin. CHAZ 18: 538–540
39. Hahn S (1993) Frauenstudium. In: Czeike F (Hrsg) Historisches Lexikon Wien, Bd 2. Kremayr & Scheriau/Orac, Wien, S 385–386
40. Harder F, Rosetti M; Hrsg (1997) 100 Jahre Rudolf Nissen. (Basler Beiträge zur Chirurgie, Bd 9). Schwabe, Basel, S 26
41. Hartel W; Hrsg (2001) Panta Rhei – Umdenken. Kapitel: Ist die Chirurgie männlich? (Koordination: A. Bühren) Kongressbericht 118. Kongress der Deutschen Gesellschaft für Chirurgie, 1.–5. Mai 2001 in München. Präsident: K. Schönleben. Springer, Berlin, S 745–748
42. Hastedt RM (1954) Ein Herz schlägt weiter. Leben und Wirken des Verdienten Arztes des Volkes Dr. med. Gertrud Korb. Neues Leben, Berlin

43. Helfer O, Winau R (1986) Männer und Frauen der Medizin. Illustrierte Kurzbiographien zur Geschichte der Medizin. 6. Aufl; de Gruyter, Berlin
44. Henne-Bruns D (2018) Haben Chirurginnen weniger Komplikationen als männliche Kollegen? CHAZ 19: 47–48
45. Hervé F, Nödinger I (1996) Lexikon der Rebellinnen. edition ebersbach, Dortmund
46. Hiki S (2004) Chirurginnen in der japanischen Medizin – 120 Jahre Geschichte bis zur Gegenwart. DGCH Mitt Nr 4: 364–366
47. Hine DC (1993) Logan, Myra Adele (1908–1977). In: Hine DC, Barkley Brown E, Terborg-Penn R (eds) Black women in America: an historical encyclopedia. Carlson, Brooklyn NY
48. Hintzsche E (1972) Guilelmus Fabricius Hildanus. 1560–1634. Lindopharm Rönsberg, Hilden, S 42–44
49. Hirche Z, Donner S, Niethard M (2015) Schwangere Chirurginnen dürfen operieren. CHAZ 16: 221–222
50. ISOR aktuell 15(10): 6
51. Jäckle R (1988) Schicksale jüdischer und „staatsfeindlicher" Ärztinnen und Ärzte nach 1933 in München. Das Freie Buch, München
52. Kaminsky A (2016) Frauen in der DDR. Links Verlag, Berlin
53. Kiene S, Reding R, Senst W; Hrsg (2009) Getrennte Wege – ungeteilte Chirurgie. Beiträge zur Chirurgie in der DDR. Pro Literatur, Augsburg, S 115–119
54. Kienle E (1932) Frauen. Aus dem Tagebuch einer Ärztin. Kiepenheuer, Berlin [Nachdruck 1989 Schmetterling, Stuttgart, S 166]
55. Kieselbach K (1988) Köpfe. 400 Porträts namhafter Persönlichkeiten aus dem Gesundheitswesen. WVG, Bonn, S 90–91
56. Killian H (1980) Meister der Chirurgie und die Chirurgenschulen im gesamten deutschen Sprachraum. 2. Aufl. Thieme, Stuttgart
57. Kirchhoff A (1897) Die akademische Frau. Gutachten hervorragender Universitätsprofessoren, Frauenlehrer und Schriftsteller über die Befähigung zum wissenschaftlichen Studium und Beruf. Steinitz, Berlin, S 69
58. Klimpel V (1995) Eberhard Hasche (1920–1973). Eine bio-bibliographische Studie. Würzburger Medizinhistor Mitt 13: 459–467
59. Klimpel V (1998) Dresdner Ärzte. Historisch-biographisches Lexikon. Hellerau, Dresden, S 160–161
60. Klimpel V (2001) Frauen der Medizin. Historisch-biographisches Lexikon von den Anfängen bis zum zwanzigsten Jahrhundert. Pressler, Hürtgenwald
61. Klimpel V (2006) Lexikon fremdsprachiger Schriftsteller-Ärzte. Lang, Frankfurt/Main, S 589
62. Klimpel V (2018) Skalpell und Feder. Unbekannte und vergessene Schriftsteller-Ärzte. Weißensee Verlag, Berlin, S 147–148
63. Klimpel V (2018) Zugeeignet. Medizinhistorische und andere Erinnerungen aus fünf Jahrzehnten. Kaden, Heidelberg, S 53–57
64. Kluger M (2014) Die Gehilfin. DuMont, Köln, Kap 9
65. Koopmann C (1989) Die Chirurgin Charlotte Mahler (1894–1973). Diss med dent, Frankfurt/Main
66. Korb G (1985) Chirurgie in Chemnitz. In: Seidel K, Büttner L, Köhler C (Hrsg): Im Dienst am Menschen. Erinnerungen an den Aufbau des neuen Gesundheitswesens 1945–1949. Dietz, Berlin, S 141–147

67. Krischel M, Moll F, Bellmann J, Scholz A, Schultheiss D; Hrsg (2011) Urologen im Nationalsozialismus. Zwischen Anpassung und Vertreibung. Biographien und Materialien. Hentrich & Hentrich, Berlin, S 44–45
68. Krug A (1993) Heilkunst und Heilkult – Medizin in der Antike. Beck, München, S 195–197
69. Krüger J (2015) Hoffnung und Absturz: Die Medizinische Akademie Erfurt 1990–1994. Bericht und Dokumentation einer Zeitzeugin. BoD, Norderstedt
70. Kruse B-J (1996) Verborgene Heilkünste. Geschichte der Frauenmedizin im Spätmittelalter. de Gruyter, Berlin, S 116–117
71. Kruse B-J (2005) Frauenstudium, medizinisches. In: Gerabek WE, Haage BD, Keil G, Wegner W (Hrsg) Enzyklopädie Medizingeschichte. de Gruyter, Berlin
72. Kühne V (2013) Grenzenlos: Mein Leben als Ärztin in Krieg und Frieden. Pattloch, München
73. Künzl E (2001) Chirurginnen gab es bei den Römern schon im 1. Jahrhundert. Ärztin 48: 14–15
74. Künzl E (2004) Ärztinnen der Antike. Zu einem Frauenberuf im Altertum. HNO aktuell 12: 155–159
75. Künzl E (2004) Ein Frauenberuf im Altertum. CHAZ 5: 340–344
76. Künzl E (2013) Medica. Die Ärztin. Nünnerich-Asmus, Mainz, S 56 ff
77. LaRoe EK(ienle) (1971) Mit Skalpell und Nadel. Das abenteuerliche Leben einer Chirurgin. Heyne, München, S 5
78. Lesky E (1981) Meilensteine der Wiener Medizin. Maudrich, Wien, S 211
79. Lichtenthaeler C (1974) Geschichte der Medizin. Die Reihenfolge ihrer Epochen-Bilder und die treibenden Kräfte ihrer Entwicklung. 2 Bde. DÄV, Köln
80. Liebermann-Meffert D, Stein H (1999) Rudolf Nissen and the world revolution of fundoplication. Barth, Heidelberg
81. Lyons AS, Petrucelli II RJ (1980) Die Geschichte der Medizin im Spiegel der Kunst. DuMont, Köln
82. McGregor Hellstedt L; Hrsg (1978) Women physicians of the world. Autobiographies of medical pioneers. Hemisphere, London, S 10–15
83. Meyers Konversations-Lexikon 4. Aufl/Bd 6 (1887). Bibliographisches Institut, Leipzig, S 624–625
84. Moog FP (2005) Agnodike. In: Gerabek WE, Haage BD, Keil G, Wegner W (Hrsg) Enzyklopädie Medizingeschichte. de Gruyter, Berlin, S 17
85. Morscher E, Harder F, Rutishauser G, Frede KE; Hrsg (1983) Entwicklungen in der Chirurgie. Das Department Chirurgie der Universität Basel 1967–1983. Schwabe, Basel, S 21
86. Mothes H, Settmacher U (2016) Nachruf für Professor Dr. Gisela Adam. Ärztebl Thüringen 27: 565–566
87. Mühlbauer W Biemer E, Steinau H-U, Olbrisch RR, von Mallinckrodt G, Giunta RE (2017) Frau Em. Univ.-Prof. Dr. med. Ursula Schmidt-Tintemann, 19. Juni 1924 bis 26. Juli 2017. Ein persönlicher Nachruf aus unterschiedlichen Perspektiven. Handchir Mikrochir Plast Chir 49: 374–379
88. Müller RA (1990) Geschichte der Universität. Von der mittelalterlichen Universität zur deutschen Hochschule. Callwey, München, S 87–88
89. NN (1970) In memoriam. Maud Frances Forrester-Brown 1885–1970. J Bone Joint Surg Br 52: 578–580

90. Oehme J (1993) Pioniere der Kinderheilkunde. (Themen der Kinderheilkunde 7). Hansisches Verlagskontor, Lübeck, S 8
91. Pagel J (1905) Grundriss eines Systems der Medizinischen Kulturgeschichte. Nach Vorlesungen an der Berliner Universität (Wintersemester 1904/5). Karger, Berlin
92. Pagel JL (1901) Biographisches Lexikon hervorragender Ärzte des neunzehnten Jahrhunderts. Urban & Schwarzenberg, Berlin
93. Payr E (1994) Am Wege. Erinnerungen und Betrachtungen eines Chirurgen. Hrsg: J Krebs. Barth, Leipzig, S 106
94. Penzoldt F (1898) Das Medizinalstudium der Frauen. Zum IX. Gegenstand der Tagesordnung der Verhandlungen des XXVI. Deutschen Ärztetages. Beilage, Ärztl Vereinsbl 25: 34–44
95. Peters H (1900) Der Arzt und die Heilkunst in der deutschen Vergangenheit. Diederichs, Leipzig, o Pag
96. Pohl G (oD) Mein Leben und die Plastische und Wiederherstellende Chirurgie. Unveröff Mskr
97. Probst E (2001) Superfrauen 6 – Medizin: Biografien berühmter Ärztinnen, Krankenschwestern, Hebammen und Stifterinnen. GRIN, Mainz-Kostheim
98. Pross C, Winau R; Hrsg (1984) nicht misshandeln. Das Krankenhaus Moabit 1920–1945. Hentrich, Berlin, S 146–148
99. Raute M (2014) Jude – venia entzogen 1934. Schicksale deutsch-jüdischer Chirurgen nach 1933. Leipziger Universitätsverlag, Leipzig, S 119–121
100. Reichsmedizinalkalender für Deutschland (RMK) auf die Jahre 1926–1937. Thieme, Leipzig, 1937 ff
101. Riegler M (2009) Die medizinische Versorgung der Bezirkshauptstadt Mistelbach a. d. Zaya vom 14. bis 20. Jahrhundert. Diplomarbeit, Universität Wien
102. Rosenstein P (1954) Narben bleiben zurück. Lebenserinnerungen eines großen jüdischen Chirurgen. Kindler und Schiermeyer, Bad Wörishofen
103. Rueß S (2009) Stuttgarter jüdische Ärzte während des Nationalsozialismus. Königshausen & Neumann, Würzburg, S 221 ff
104. Sachs M (1997) Historisches Ärztelexikon für Schlesien. Biographisch-bibliographisches Lexikon schlesischer Ärzte und Wundärzte (Chirurgen), Bd 1. Scholl, Wunstorf
105. Schmidt-Tintemann U (1997) Frauen in der Chirurgie. Chirurg 68: 583–585
106. Schumkowa-Trubina C (1914) Die Abderhaldensche Reaktion beim Carcinom (Teil 5–6). Dtsch Z Chir 131: 520–530
107. Selbig M (2018) Mutterschutz im stationären Gesundheitswesen. Ärztebl Sachsen Nr 10: 451–454
108. Spitzy KH, Lau I (1982) Van Swietens Erbe. Die Wiener Medizinische Schule in Selbstdarstellungen. Maudrich, Wien, S I
109. Steenken H, Steenken S (1990) Biografie einer deutschen Klinik. 100 Jahre Leben und Sterben im Evangelischen Krankenhaus zu Oldenburg. Holzberg, Oldenburg, S 174–175, 234–258
110. Steinau H-U, Bauer H; Hrsg (2011) Deutsche Gesellschaft für Chirurgie 1933–1945. Die Präsidenten. Sachs M, Schmiedebach H-P, Schwoch R (Autoren). Kaden, Heidelberg
111. Sudhoff K (1922) Kurzes Handbuch der Geschichte der Medizin. Karger, Berlin
112. Theopold W (1983) Paul Julius Möbius (1853–1907). Med Hist J 18: 114–116

113. Tiburtius F (1929) Erinnerungen einer Achtzigjährigen. Weibliches Schaffen und Wirken, Bd 1. 3. Aufl; Schwetschke & Sohn, Berlin, S 192
114. Usbeck W, Topf B, Usbeck B (1985) Die Entwicklung der Chirurgie in Erfurt bis zum Jahre 1983. In: Beiträge zur Hochschul- und Wissenschaftsgeschichte Erfurts, Bd 20. Hrsg v Rektor. Barth, Leipzig, S 180
115. Vare E, Ptacek G (1989) Patente Frauen. Große Erfinderinnen. Zsolnay, Wien
116. Voigt J, Lohff B (1986) Ein Haus für die Chirurgie 1802–1986. Zur Geschichte der einzelnen Kliniken und ihrer Professoren an der Christian-Albrechts-Universität zu Kiel. Wachholtz, Neumünster, S 149–150
117. Völker PG (1974) Der Arzt und das Heilwesen im Mittelalter. Robugen, Esslingen, S 103
118. Wall R (1995) Lexikon der deutschsprachigen Schriftstellerinnen im Exil 1933 bis 1945. Bd 2. Kore, Freiburg/Br, S 42–45
119. Wehrmann U (2001) Grußwort – für die Frauen in der Chirurgie. Chirurg BDC 40: 8
120. Wiench P; Hrsg (1982) Die großen Ärzte. Geschichte der Medizin in Lebensbildern. Kindler, München
121. Wissenbach J (2003) „Diese Frau ist geballte Energie". „Tante Lotte" starb vor 30 Jahren. Rund um das Uhrtürmchen aus dem Bürgerhospital Frankfurt am Main 13 (Nr 34): 20–21
122. Wolff H-P, Kalinich A (2006) Zur Geschichte der Krankenanstalten Berlin-Buch, 2. Aufl. Mabuse, Frankfurt/Main, S 171–176
123. Yan H (2018) A day in the life of surgical intern: women in surgery. Lancet 391(10123): 830–831
124. Themenblock: Frauen in der Medizin: Bühren A (2019) Chefärztinnen in der Chirurgie – Rollenvorbilder für Medizinstudentinnen und junge Chirurginnen. Unterschiede zwischen männlichen und weiblichen Chefärzten aus Sicht der seltenen Chefärztinnen. Ärztebl Sachsen Nr 8: 13–19 <QI97>

Quellen aus dem Internet

<QI1> www.bdc.de/nachwuchsmangel-und-nachwuchsfoerderung-in-der-chirurgie/

<QI2> https://de.wikipedia.org/wiki/Chirurgie#Berühmte_Chirurgen [3.8.2018]

<QI3> http://global-help.org/products/surgery-an-illustrated-history/ [Volltext]

<QI4> https://en.wikipedia.org/wiki/Magistra_Hersend [29.7.2018]

<QI5> https://en.wikipedia.org/wiki/Guillemette_du_Luys [29.7.2018]

<QI6> https://en.wikipedia.org/wiki/Peretta_Peronne [29.7.2018]

<QI7> https://de.wikipedia.org/wiki/Josepha_von_Siebold [5.3.2018]

<QI8> http://www.uni-heidelberg.de/institute/fak5/sonstigesTimeline/frauenstudium [30.10.2017]

<QI9> https://de.wikipedia.org/wiki/über_den_physiologischen_Schwachsinn_des_Weibes [2.3.2018]

<QI10> *Datenbank mit über 1500 Biographien:*
https://geschichte.charite.de/aeik/liste.php
→ *über die Recherchefunktion im Internet frei recherchierbar:*
https://geschichte.charite.de/aeik/filter.php Literaturverzeichnis Nr. 9

<QI11> https://www.thieme.de/viamedici/arzt-im-beruf-aerztliches-handeln [9.10.2017]

<QI12> www.chirurgie-thueringen.de/historie [25.4.2018]

<QI13> http://www.bbc.com/news/blogs-trending-33935375 [7.2.2018]

<QI14> https://www.aerzteblatt.de/archiv/54624/ [26.3.2018]

<QI15> https://www.spiegel.de/spiegel/print/d-7956952.html [27.10.2017]

<QI16> https://idw-online.de/de/news611655 [26.10.2017]

<QI17> https://aerzteblatt.de/archiv/54402/ [27.10.2017]

<QI18> http://chirurg-werden.de/de/chirurgie/saeulen/viszeral.html [27.10.2017]

<QI19> https://kurier.at/chronik/wien/akh-chirurgin-fuehlt-sich-gemobbt-und-klagt/129.204.598 [13.4.2018]

<QI20> https://www.aerzteblatt.de/archiv/127241/ [13.4.2018]

<QI21> https://www.bzb-online.de/juni13/22_23.pdf [19.10.2020]

<QI22> https://www.uni-augsburg.de/de/fakultaet/med/fakultaet/dekanat-med/kadmon/ [17.10.2020]

<QI23> https://chirurgenwelpe.wordpress.com/2015/05/05/republica [23.3.2018]

<QI24> htpps://www.bdc.de/nur-mut-kein-durchschnittsjob-chirurgin [11.4.2018]

<QI25> https://www.spiegel.de/gesundheit/diagnose/nachwuchsmangel-chirurgie-zu-wenig-maenner-am-op-tisch-a-962736.html [19.10.2020]

<QI26> https://www.aerzteblatt.de/archiv/187356/ [9.10.2020]

<QI27> https://www.franceculture.fr/oeuvre/chirurgiens-au-feminin-des-femmes-dans-un-metier-dhommes [9.2.2018]

<QI28> https://www.toutpourlesfemmes.com/archive/francine-leca-femme-de-coeur [27.7.2018]

<QI29> https://www.stern.de/gesundheit/aelteste-chirurgin-russlands---alla-wird-90--steht-jeden-tag-am-operationstisch-und-denkt-nicht-ans-aufhoeren-7310472.html [11.4.2018]

<QI30> https://de.wikipedia.org/wiki/Agnodike [27.4.2018]

<QI31> https://en.wikipedia.org/wiki/Lovisa_%C3%85hrberg [25.4.2018]
<QI32> https://en.wikipedia.org/wiki/Louisa_Aldrich_Blake [25.4.2018]
<QI33> https://en.wikipedia.org/wiki/Lilian_Helen_Alexander [25.4.2018]
<QI34> https://de.wikipedia.org/wiki/Louisa_Garrett-Anderson [25.4.2018]
<QI35> https://de.wikipedia.org/wiki/Virginia_Apgar [26.10.2017]
<QI36> https://de.wikipedia.org/wiki/Helmtraut_Arzinger-Jonasch [15.5.2018]
<QI37> htpps://en.wikipedia.org/wiki/Nina_Starr_Braunwald [24.10.2017]
<QI38> https://en.wikipedia.org/wiki/Dorothy_Lavinia_Brown [24.10.2017]
<QI39> https://de.wikipedia.org/wiki/Dora_Brücke_Teleky [3.8.2018]
<QI40> https://de.wikipedia.org/wiki/James_Barry [25.10.2017]
<QI41> https://en.wikipedia.org/wiki/Constance_Calenda [24.10.2017]
<QI42> https://en.wikipedia.org/wiki/Maud_Chadburn [24.10.2017]
<QI43> https://de.wikipedia.org/wiki/Marie_Colinet [29.10.2017]
<QI44> https://en.wikipedia.org/wiki/Eleanor_Davies-Colley [24.10.2017]
<QI45> https://en.wikipedia.org/wiki/Lucille_Teasdale-Corti [24.10.2017]
<QI46> https://link.springer.com/chapter/10.1007/978-3-642-56458-1_265 [7.10.2017]
<QI47> https://de.linkedin.com/in/dr-med-dilek-gürsoy-878769105 [30.4.2018]
<QI48> https://en.wikipedia.org/wiki/Anita_Figueredo [16.9.2018]
<QI49> https://en.wikipedia.org/wiki/Laura_Forster [24.10.2017]
<QI50> https://en.wikipedia.org/wiki/Maud_Forrester-Brown [30.4.2018]
<QI51> https://en.wikipedia.org/Wiki/Vera_Gedroits [18.6.2018]
<QI52> https://www.womenscollegehospital.ca/about-wch/wch-history [20.10.2020]
<QI53> https://de.wikipedia.org/wiki/Anna_Heer [31.7.2019]
<QI54> https://en.wikipedia.org/wiki/Gertrude_Herzfeld [16.9.2018]
<QI55> https://en.wikipedia.org/wiki/Ruth_Jackson [16.9.2018]
<QI56> https://de.wikipedia.org/wiki/Else_Knake [5.8.2018]
<QI57> http://www.upenn.edu/ermeritus/memoriam/Holst.html [8.11.2019]
<QI58> https://de.wikipedia.org/wiki/Women's_Hospital_Corps'#Rosalie_Jobson [4.5.2018]
<QI59> https://en.wikipedia.org/wiki/Honoria_Somerville_Keer [17.5.2018]
<QI60> http://www.chemnitzgeschichte.de/pers-kat-liste-top/115-gertrud-korb [24.8.2018]
<QI61> https://de.wikipedia.org/wiki//Gertrud_Korb [24.8.2018]
<QI62> https://www.dgkch.de/87-kat-kinderchirurgie/kat_personen/577-ilse-krause-zum-100-geburtstag-2017-04 [11.10.2020]
<QI63> https://de.wikipedia.org/wiki/Ilse_Krause [24.10.2017]
<QI64> https://kinderchirurgie.med.uni-rostock.de/ueber-uns/geschichte [19.10.2020]
<QI65> http://www.frauenorte-brandenburg.de/index.php?article_id=95 [17.10.2020]
<QI66> https://de.wikipedia.org/wiki/Kusumoto_Ine [22. 8.2018]
<QI67> http://www.nevpont.hu/view/10717 [17.10.2020]
<QI68> www.berliner-aerzte.net/pdf/bae0602_35.pdf [17.10.2020]
<QI69> https://de.wikipedia.org/wiki/Dorothea_Liebermann-Meffert [17.10.2020]
<QI70> https://en.wikipedia.org/wiki/Myra_Adele_Logan [24.10.2017]
<QI71> https://de.wikipedia.org/wiki/Charlotte_Mahler [27.10.2017]
<QI72> https://en.wikipedia.org/wiki/Louisa_Martindale [16.9.2018]
<QI73> www.chirurgie-ges.at/images/texts/nachruf_prof_menardi.pdf [7.5.2018]

<QI74> https://www.anb.org/view/10.1093/anb/9780198606697.001.0001/anb-9780198606697-e-1200612 [11.10.2020]
<QI75> http://www.frauenorte-brandenburg.de/index.php?article_id=113 [17.10.2020]
<QI76> https://en.wikipedia.org/wiki/Suzanne_Noël [8.5.2018]
<QI77> https://wikipedia.org/wiki/Ogina_Ginko [22.8.2018]
<QI78> https://www.univie.ac.at/biografiA/daten/text/bio/Frischauf-Pappenheim_Marie.htm [11.11.2017]
<QI79> https://de.wikipedia.org/wiki/Inge_Petersen [20.10.2020]
<QI80> https://en.wikipedia.org/wiki/Grethe_Rask [10.7.2018]
<QI81> https://globalhealth.ku.dk/news/2020/after-hard-working-days-she-rested-by-the-beautiful-river-ebola/ [10.10.2020]
<QI82> https://www.volksstimme.de/lokal/schoenebeck/ehrenbuerger-von-hermann-bis-malkowski [10.10.2020]
<QI83> https://enwikipedia.org/wiki/Jennie–Smillie_Robertson [24.10.2017]
<QI84> https://de.findagrave.com/memorial/109554127/alice-ellen-rost [8.11.2019]
<QI85> https://de.wikipedia.org/wiki/Galian_Sergejewna_Schatalowa [21.11.2017]
<QI86> http://de.wikipedia.org/wiki/Trude_Schiff-Löwenstein [8.11.2019]
<QI87> http://de.wikipedia.org/wiki/Ursula_Schmidt_Tintemann [24.11.2017]
<QI88> http://www.dagobert-lindlau.com/ [Vita, 9.5.2018]
<QI89> http://www.stadtwikidd.de/wiki/Hildegart_Bienert [26.10.2017]
<QI90> https://en.wikipedia.org/wiki/Mary_S_Sherman [24.10.2017]
<QI91> https://en.wikipedia.org/wiki/Sheila_Sherlock [12.1.2018]
<QI92> https://source.wustl.edu/2016/07/obituary-jessie-l-ternberg-professor-emerita-surgery-surgery-pediatrics-92/ [19.11.2018]
<QI93> https://wayback.archive-it.org/5417/20190620194704/https://www.nlm.nih.gov/locallegends/Biographies/Ternberg_Jessie.html [19.11.2018]
<QI94> https://de.wikipedia.org/wiki/Mary_Edwards_Walker [27.10.2017]
<QI95> https://en.wikipedia.org/wiki/Emma_Willits [24.10.2017]
<QI96> https://www.womensurgeons.org/page/FemaleSurgeryChairs
<QI97> https://www.bdc.de/chefaerztinnen-in-der-chirurgie-rollenvorbilder-fuer-medizin-studentinnen-und-junge-chirurginnen/

Relevante Verbände für Chirurginnen

BDC – Berufsverband der Deutschen Chirurgen e. V.
Themen-Referat Familie & Beruf im BDC
Dr. med. Frauke Fritze-Büttner, Leitende Oberärztin der Klinik für Allgemein- und Viszeralchirurgie, Sana Klinikum Lichtenberg, Fanningerstraße 32 10365 Berlin
f.fritze@sana-kl.de
www.bdc.de

Der Berufsverband der Deutschen Chirurgen e.V. (BDC) engagiert sich in vielfacher Weise für Chirurginnen, so ist u.a. ein Themenreferat eingerichtet und die BDC|Akademie bietet spezielle Seminare für Chirurginnen an (www.bdc.de/BDCAkademie). Neben Veröffentlichungen z.B. zum Thema „Operieren in der Schwangerschaft“ in der Verbandszeitschrift PASSION CHIRURGIE führt der BDC regelmäßig Befragungen zur Zufriedenheit von Chirurginnen durch und veröffentlicht die Ergebnisse.

DGCH – Deutsche Gesellschaft für Chirurgie e. V.
Perspektivforum Junge Chirurgie
Dr. med. Tobias Fritz, Klinik für Unfall-, Hand- und Wiederherstellungschirurgie, Uniklinikum des Saarlandes, Kirrberger Straße 1, 66421 Homburg/Saar
tobias.fritz@uks.eu
www.dgch.de

DGOU – Deutsche Gesellschaft für Orthopädie und Unfallchirurgie e. V.
Sektion Familie & Beruf
Dr. med. Maya Niethard, Leiterin Sektion Familie & Beruf c/o Junges Forum der DGOU, Zentrum für Orthopädie und Unfallchirurgie, Helios Klinikum Berlin-Buch, Schwanebecker Chaussee 50, 13125 Berlin
familie@jf-ou.de
www.dgou.de

Deutscher Ärztinnenbund e. V.
Junges Forum
Dr. med. Viyan Sido, Dr. med. Wajima Safi, Vorsitzende
jungesforum@aerztinnenbund.de
www.aerztinnenbund.de

Marburger Bund
Referat Krankenhauspolitik
Referatsleiterin Susanne Renzewitz, Marburger Bund,
Reinhardtstraße 36, 10117 Berlin
krankenhauspolitik@marburger-bund.de
www.marburger-bund.de

Weitere „Junge Foren" unter
www.perspektivforum.net/kopie-von-junges-forum

Namensverzeichnis

Abkürzungen

AKH	Allgemeines Krankenhaus
a.a.O.	an angegebenem Orte
a.o.	außerordentlich
Aufl.	Auflage
BA	Bundesarchiv
BDC	Berufsverband der Deutschen Chirurgen
CHAZ	Chirurgische Allgemeine Zeitung
DGCH	Deutsche Gesellschaft für Chirurgie
DGOU	Deutsche Gesellschaft für Orthopädie und Unfallchirurgie
DGPRÄC	Deutsche Gesellschaft der Plastischen, Rekonstruktiven und Ästhetischen Chirurgen
FSJ	Friedrich-Schiller-Universität Jena
FU	Freie Universität Berlin
HU	Humboldt-Universität Berlin
Jhdt.	Jahrhundert
KMU	Karl-Marx-Universität Leipzig
LÄK	Landesärztekammer
Lkr.	Landkreis
MD	Medical Doctor
MMW	Münchner Medizinische Wochenschrift (1853–1999)
MUDr.	Medicinae Universalis Doctor (entspricht dem Dr. med.)
OA/OÄ	Oberarzt/Oberärztin
oD	ohne Datum
ÖGCH	Österreichische Gesellschaft für Chirurgie
ÖGPÄRC	Österreichische Gesellschaft für Plastische, Ästhetische und Rekonstruktive Chirurgie
RMK	Reichs-Medizinal-Kalender
RWTH	Rheinisch-Westfälisch Technische Hochschule
StGB	Strafgesetzbuch (deutsches)
TU	Technische Universität

Bildnachweis

Die Abbildungen stammen, sofern nicht gesondert vermerkt, aus Wikipedia gemeinfrei und dem Archiv des Autors/Kaden Verlagsarchiv Chirurgie/BA. – Titelbild: Aus-, Weiter-, und Fortbildungsreferat (AWF) der Österreichischen Gesellschaft für Plastische, Ästhetische und Rekonstruktive Chirurgie; S. 27 Prof. Dr. Doris Henne-Bruns (privat); S. 31 SV Österr. Sozialvers., S. 35 BDC; S. 37 FamSurg, DGCH; S. 47, 48 Universitätsarchiv Leipzig; S. 71 Gosteli-Stiftung/UZH Zürich; S. 73 Leo Baeck Institute NY; S. 79 Ev. Krankenhaus Oldenburg i.O. [109]; S. 97 ÖGCH; I. Rutkow <QI3> S. 492; S. 103 U. Engel (privat); S. 109 EANS; S. 111 Hans Schiff; CHAZ 21: 543 (2020).

Volker Klimpel

Zugeeignet – Medizinhistorische und andere Erinnerungen aus fünf Jahrzehnten

17 × 24 cm, Broschur, VIII, 248 Seiten, 80 Abb.
ISBN 978-3-942825-68-9

Volker Klimpel hat nicht nur viele Jahre als Chirurg gewirkt, sondern sich auch mit über 100 medizinhistorischen Einzelarbeiten zur Geschichte der Chirurgie, Literatur und Medizin und insbesondere der sächsischen Medizingeschichte mit ihrer Metropole Dresden einen Namen gemacht. Für sein neuestes Werk schöpft er aus dem reichhaltigen Fundus seiner persönlichen Beziehungen zu Persönlichkeiten aus der Medizin, dem Verlagswesen, der Geisteswissenschaften, der Literatur und Musik, die mit ihm über Jahrzehnte in Kontakt waren und ihm in der Kommunikation Autographisches und auf anderem Wege kaum zugängliche Literatur zugeeignet haben.

Das Kernstück dieser Veröffentlichung bilden die in zufälliger Reihenfolge gewählten rund 90 „Blätter der Erinnerung". Es sind persönliche Andenken aus einer vergangenen Zeit, geprägt von einem Leben in zwei politischen Systemen: Der DDR und dem wieder vereinten Deutschland. So ergibt sich ein authentisches Zeitbild mit vielen Einblicken in die medizin-literarischen Verhältnisse der vergangenen Jahrzehnte in Deutschland.

Volker Klimpel

Chirurgie in Dresden – Streiflichter ihrer Geschichte

17 × 24 cm, gebunden, X, 198 Seiten, 89 Abb.

ISBN 978-3-942825-47-4

Dresden ist weltberühmt für seine einzigartigen Kulturschätze. Es besitzt aber auch eine bemerkenswerte lange heilkundliche Tradition. Volker Klimpel hat viele Jahre als Chirurg in Dresden gewirkt und die Entwicklungen in der jüngeren Vergangenheit hautnah miterlebt. Als passionierter Medizinhistoriker hat er sich zudem ausführlich mit der Geschichte seines medizinischen Fachgebietes beschäftigt und legt nun eine aktuelle zusammenfassende Darstellung der Chirurgie in Dresden vor.

Nach Ausführungen über den einzigartigen Charakter der Stadt und die Ursprünge des Chirurgenhandwerks befasst sich das Werk detailliert mit der Dresdener Chirurgie in Klinik und Praxis sowie in Lehre und Forschung. Den Abschluss bildet ein Dresdener Chirurgenlexikon. Das Werk ist auch ein Memento mori für die vielen ungenannten Vertreter der schneidenden Zunft, die in Jahrhunderten je nach Wissen und Kenntnisstand ihrer Zeit und oft unter den schwierigsten Bedingungen ihr Bestes zum Wohle der Kranken gegeben haben.

Dr. Reinhard Kaden Verlag GmbH & Co. KG
Maaßstraße 32/1, 69123 Heidelberg
Telefon (06221) 1377600, Telefax (06221) 29910
info@kaden-verlag.de, www.kaden-verlag.de